U0346333

国家中医药领军人才岐黄学者支持计划项目

中国针灸临床技法丛书

# 临床腧穴特种疗法备要

主编

王富春　周　丹

上海科学技术出版社

**图书在版编目（CIP）数据**

临床腧穴特种疗法备要 / 王富春，周丹主编. -- 上
海：上海科学技术出版社，2021.1
（中国针灸临床技法丛书）
ISBN 978-7-5478-5189-0

Ⅰ. ①临… Ⅱ. ①王… ②周… Ⅲ. ①穴位－针灸疗
法 Ⅳ. ①R224.2

中国版本图书馆CIP数据核字(2020)第260048号

----------------------------------------------------------------

临床腧穴特种疗法备要
主编　王富春　　周　丹

上海世纪出版(集团)有限公司
上 海 科 学 技 术 出 版 社　出版、发行
（上海钦州南路 71 号　邮政编码 200235　www.sstp.cn）
当纳利（上海）信息技术有限公司印刷
开本 889×1194　1/16　印张 10
字数 250 千字
2021 年 1 月第 1 版　2021 年 1 月第 1 次印刷
ISBN 978 - 7 - 5478 - 5189 - 0/R · 2227
定价：85.00 元

----------------------------------------------------------------

# 内容提要

本书由上、下两篇组成。上篇为腧穴特种疗法基础,介绍了常用腧穴特种方法的工具、操作方法、作用机制和注意事项;下篇为腧穴特种疗法临床,全面、系统地整理了临床百余种疾病的治疗方法。全书结构简洁,语言表达生动、具体、清晰明了,使学习者易于学习和掌握。

本书内容丰富而全面,可供中医针灸医疗、教学、科研工作者参考。

中国针灸临床技法丛书

# 编委会

## 总主编

王富春

## 副总主编

李　铁　王朝辉　周　丹　徐晓红

## 编　委
（按姓氏笔画排序）

于　波　马天姝　刘成禹　刘晓娜　张红石　张茂祥

单纯筱　治丁铭　赵树明　赵晋莹　胡英华　哈丽娟

洪嘉婧　高　颖　郭晓乐　董国娟　蒋海琳　路方平

## 编委会秘书

蒋海琳　赵晋莹

临床腧穴特种疗法

# 编委会

## 主 编
王富春　周　丹

## 副主编
哈丽娟　单纯筱　张红石　路方平　蒋海琳　王朝辉

## 编 者
（按姓氏笔画排序）

丁　冰　于尚多　马天姝　王　鹤　王学东　王鹤燃
刘　武　刘柏岩　李亚勤　杨娇娇　陈　路　郁　傲
高　姗　梁　颜　智沐君

# 主编简介

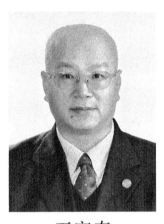

王富春

　　王富春，现任长春中医药大学针灸临床中心主任，二级教授、博士研究生导师。国家中医药领军人才——岐黄学者，长白山学者特聘教授，第六批全国老中医药专家学术经验继承工作指导老师，全国优秀教师，吉林省有突出贡献专家，吉林省名中医，吉林省优秀专家，吉林省教学名师。中国针灸学会常务理事、中国针灸学会穴位贴敷专业委员会会长，世界中医药学会联合会手法专业委员会副主任委员及外治技术专业委员会副主任委员，吉林省针灸学会会长，国家中医药管理局重点学科带头人，国家科学技术进步奖评审专家，国家自然基金项目二审专家。《中国针灸》《针刺研究》杂志编委，《世界华人消化杂志》专家编委，《中国中医骨伤科杂志》专家编委，《亚太传统医药》编委，美国《TCM》杂志编委。

　　学术方面，发表学术论文200余篇，主编出版学术著作160余部，代表作有《针法大成》《针法医鉴》《灸法医鉴》《经络脏腑相关理论与临床》《针灸诊治枢要》《针灸对症治疗学》《实用针灸技术》和"中国新针灸大系丛书""现代中医临床必备丛书""中医特诊特治丛书"等。完成省部级科研成果20余项，获中华中医药学会科学技术奖一等奖1项、二等奖1项，国家中医药科技进步奖三等奖1项，中国针灸学会科学技术进步奖二等奖1项、三等奖1项，吉林省科学技术进步奖二等奖5项，吉林省科学技术进步奖三等奖5项，吉林省自然科学成果一等奖2项、二等奖3项。

　　教学方面，主讲的《刺法灸法学》为省级精品课程，曾获得国家教学成果二等奖1项，吉林省优秀教学成果二等奖1项、三等奖2项。主编《刺法灸法学》《中医针灸妇科学》教材和国际中医药从业人员指导用书《经络腧穴学》，副主编《针灸学》等教材10余部。培养博士、硕士研究生200余名。

科研方面，长期从事特定穴理论与临床应用研究，在全国率先提出了"合募配穴治疗六腑病""俞原配穴治疗五脏病""郄会配穴治疗急症"等特定穴配伍理论，并总结得出"远近配伍"是腧穴配伍的最佳方案。创新性提出"同功穴"新概念，为"一穴多症"到"一症多穴"的研究提供新思路，为腧穴配伍研究奠定基础。还首次提出了"主症选主穴、辨证选配穴、随症加减穴、擅用经验穴"的针灸处方选穴思路，得到国内外专家学者的认同。目前主持国家 973 计划项目 2 项，国家自然科学基金项目 3 项，教育部博士点基金项目及省部科研项目 10 余项。

临床方面，通过 30 余年的临床经验，总结出"镇静安神针法"治疗失眠、"振阳针法"治疗阳痿、"调胱固摄法"治疗小儿遗尿等独特的针灸治疗方法，其临床疗效显著。擅长运用古典针法治疗骨性关节疾病，尤其是应用"苍龟探穴"针法治疗肩周炎，"青龙摆尾"针法治疗网球肘，"白虎摇头"针法治疗腰痛，"赤凤迎源"针法治疗坐骨神经痛、腰椎间盘突出等，皆具有独特疗效。擅长针药并用，对胃肠病、颈肩腰腿痛、鼻炎、面瘫、头痛、中风、肥胖症、痛经、痤疮、视网膜静脉阻塞、带状疱疹和各种疑难杂症都有其独特的治疗方法。发明创制"艾络康"系列穴贴(减肥贴、活络止痛贴、暖宫止痛贴、镇静安神贴、清肝降火贴、清毒贴、靓眼贴、振阳贴等)，取得良好的社会效益和经济效益。

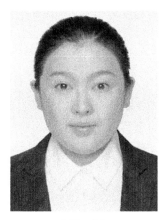

周 丹

　　周丹，医学博士，副教授，硕士研究生导师。长春中医药大学针灸推拿学院实验针灸教研室主任，吉林省针灸学会办公室主任、副秘书长，世界中医药学会联合会中医手法专业委员会常务理事，中国针灸学会针麻专业委员会理事、实验针灸委员会理事，国家中医药管理局适宜技术职业化培训中心讲师。

　　有10余年的临床、教学、科研经历。主编、副主编《刮痧疗法手册》《针法大成》《针灸诊治枢要》等20余部著作，发表学术论文10余篇。作为主要参与者的研究项目获中华中医药学会科学技术进步奖一等奖1项、二等奖1项，吉林省科学技术进步奖二等奖3项，中国针灸学会科学技术进步奖二等奖1项、三等奖3项。

　　主讲的《实验针灸学》为省级优秀课程，参编《实验针灸学》等教材6部。

# 序言

　　针灸阅邃，荣出远古，参天地，验人物，本性命，渐臻至妙，蜚声中外。通观古今，哲匠合四诊，辨八纲，明选穴，善针法，笃获大愈。其临证根于选穴，精于技法。笔者曾遇一名顽固呃逆患者，其已在某年轻医生处诊治，选取中脘、内关、足三里，留针半小时，但起针后病情如故。次日遂找笔者诊治，余仍选取上述三穴，然施术时持续提插、捻转，令患者针感强烈，屏息数秒，呃声立止，留针半小时，其间行针 1 次，针后呃逆消失。当时年轻医生感悟道：针灸技法实为重要，光取穴不施术很难取效。

　　疴疾有卒痼，邪中有法度，治则殊异，折郁扶运，补弱全真，泻盛蠲余，欲除其斯苦，当须究其刺法。如提插之幅度，用力之轻重，捻转之频率，进退之疾徐，皆需技巧了然于心。擅用针者功底过硬，心灵手巧，一刺即入，患者仅感微痛或不痛，运用手法则得气迅速，酸麻重胀的感传出现快、放散远，疗效高且安全可靠。因此，针灸技法要练到轻巧纯熟，得心应手，才可成为针灸医者。

　　石学敏院士是提倡技法的"国医大师"，他创立的醒脑开窍法，在选穴上以阴经和督脉穴为主，并强调针刺手法量学规范，有别于传统的取穴和针刺方法。韩济生院士在针刺镇痛研究方面发现，针刺可动员体内的镇痛系统释放出阿片肽、单胺类神经递质等，而不同频率的电针可释放出不同种类的阿片肽，足以证明针灸技法的重要性。

　　针灸之法尚矣，然常折于"竞今疏古""厚穴乏术""重针轻灸"，今研通古典针法之医甚少，酌论针灸技法之文鲜有。恐湮其辉华，笔者带领岐黄学者团队，从"启古纳今，厚技博术"角度出发，编著"中国针灸临床技法丛书"，旨在从临床出发，系统总结古今各种针灸技法，为业内人士在本领域的进一步研究打下良好的基础，也为广大的针灸爱好者提供针灸技法的知识。本套丛书分为《临床针法备要》《临床灸法备要》《临床腧穴特种疗法备要》，既有丰富多彩的针灸技法，又有宝贵的名医大师的临床经验，还有现代针灸技法的研究，以及临床各科疾病针灸技法的应用。将科学性、系统性、实用性贯穿始终，提供了诸多有价值的文献。纵观本套丛书,博古纳今,内容丰富,学术性强,具有较高的参考价值。主要读者对象是中医针灸医疗、教学、科研工作者,以及医学院校学生和广大针灸爱好者,使学习者易于学习和掌握。相信本套丛书的出版,将为针灸技法的进一步发展产生积极的推动作用。

王富春

2020 年 9 月

# 前言

腧穴特种疗法是针灸疗法的补充和扩展,是中医学中独具特色的一种治疗疗法。其运用各种针灸工具和操作手法作用于人体经脉腧穴处,起到调整阴阳、疏通气血、扶正祛邪的作用,从而达到预防、治疗和康复的目的。同时,还具有操作简便、适应证广的特点,尤其是在民间广泛流传,一直受到广大人民群众的欢迎。

很多种腧穴特种疗法是我国古代劳动人民在不断地与疾病的长期斗争中创造发明的。在旧石器时代,人们在日常生活和劳动实践中发现,用手或石片刮身体表面的某些部位可以使疾病减轻或消失,是现在的刮痧法的雏形。人们在生产生活中还发现用泥土、草根、树皮外敷伤口可以止血,在马王堆汉墓出土的《五十二病方》、晋代葛洪《肘后备急方》和明代李时珍的《本草纲目中》均记载有许多外敷方剂,逐渐在医疗实践中发展成为腧穴敷贴疗法。

随着科学技术的发展,现代的各种物理因素(如机械、电、声、光、热、磁等)、化学因素(如中、西药物等)在中医学理论指导下,作用于腧穴,通过各种方法刺激经络腧穴,从而对机体进行调整,达到预防和治疗疾病的一种医疗方法。因此,除传统的针法、灸法之外的腧穴刺激方法,一般都属于腧穴特种疗法的范畴。如将电刺激作用于腧穴以治疗疾病的方法,称腧穴电针法;将激光作用于腧穴以治疗疾病的方法,称为腧穴激光照射法;将磁场作用于腧穴以治疗或预防疾病的方法,称腧穴磁疗法等。

由于腧穴特种疗法可以广泛地借助各种现代科学技术的最新研究成果,通过热、光、电、磁、药等刺激方法,发挥腧穴与物理、化学刺激的双重治疗作用,达到治疗和保健的作用。可以说腧穴特种疗法是中西医结合较好的切入点,这为进一步发展针灸学术起到积极的推动作用,而广大针灸医务工作者也需要了解和掌握更多的腧穴特种治疗技法。有鉴于此,我们组织编写了《临床腧穴特种疗法备要》一书,旨在系统总结古今各种腧穴特种疗法,为业内人士在本领域的进一步研究打下良好的基础,也为广大针灸爱好者提供各种腧穴治疗技法的知识。

本书共两篇。上篇为腧穴特种疗法基础,叙述拔罐法、刮痧法、腧穴埋线法等常用方法;下篇为腧穴特种疗法临床,对腧穴特种治疗的临床疾病进行全面、系统筛选和整理。纵观全书,博古纳今、内容丰富、学术性强,具有较高的参考价值。

本书主要读者对象是中医针灸医疗、教学、科研工作者,医学院校学生和广大针灸爱好者。全书结构简洁,文字叙述清晰明了,使学习者易于学习和掌握。相信本书的出版,将为腧穴特种疗法技术的进一步发展,产生积极的推动作用。

编 者

2020 年 10 月

# 目录

# 下篇 · 腧穴特种疗法临床

## 第十六章 · 内科疾病

050

# 第十七章 · 外科疾病

087

# 第十八章 · 骨、关节科疾病

092

# 第十九章 · 皮肤科病

099

# 第二十章 · 妇产科疾病

104

# 第二十一章 · 儿科疾病

# 第二十二章 · 眼科疾病

# 第二十三章 · 耳鼻喉口腔科疾病

# · 参考书目

上篇

腧穴特种疗法基础

# 第一章
# 拔罐法

拔罐法又称火罐法、吸筒疗法,古称角法,是在中医脏腑经络理论的指导下,运用各种罐具,经过排除其中的空气产生负压,使之吸附于皮肤表面,通过局部的负压和温热作用,引起局部组织充血和皮内轻微的瘀血,促使该处的经络畅通、气血旺盛,从而达到治疗作用的一种外治方法,具有调节阴阳、疏通经络、活血行气、温经散寒、消肿止痛的作用。

早在《五十二病方》中,即有"小角角之"的记载。《外台秘要》中首次记载了用竹筒煮罐的治疗方法和刺血拔罐等疗法治疗痈疽。宋代《太平圣惠方》中除记载了角法治疗痈疽的方法以外,还对其适应证和禁忌证进行了阐述。明清时期,吴谦在其《医宗金鉴》中首次提出将辨证用药和罐法紧密结合的主张。中华人民共和国成立以后,罐具、拔罐方法、治疗范围、辅助手段都有了新的发展。拔罐法因其操作简单、易于掌握、疗效显著,深受人们的喜爱,成为中医学的一门独立的治疗方法。

## 【工具】

### 1. 按材质分类

(1)牛角罐:是最为古老的拔罐治疗工具,多以牛角制成(图1-1)。取牛角角质部分,将中间制成空桶,截断处边缘打磨平滑作为罐口。牛角罐取材容易,制作方便,吸附力强,易于操

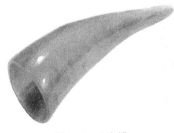
图1-1　牛角罐

作,但不易消毒且不透明,不易观察罐内情况,一般不作为刺络拔罐使用。

(2)竹罐:多用毛竹制成(图1-2),常作为药罐使用,使用前将竹罐泡在中药中,煎煮一段时间以后使用。优点是取材容易,制作简便,价格低廉,轻巧,不易损坏。缺点在于容易爆裂漏气,吸附力并不大。

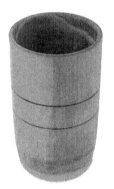
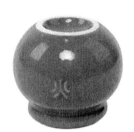
图1-2　竹罐　　　　　图1-3　陶罐

(3)陶罐:是用陶土烧制而成(图1-3),吸附力较大,但重量重,不易携带,且容易破碎。

(4)玻璃罐:是用玻璃制成(图1-4),质地透明,十分方便进行罐内皮肤的充血、瘀血程度的观察,便于随时掌握情况,进行调整。在临床上应用广泛,但缺点是容易破碎。

(5)塑料罐:用耐热塑料压制而成(图1-5)。其规格和型号与玻璃罐相似,适用于抽气排气法,十分便于携带,且不易破裂。但由于塑料的特性,长期使用会引起老化。

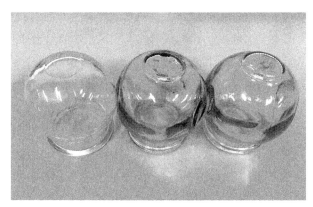

图 1-4　玻璃罐

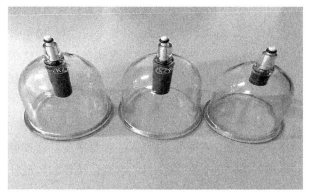

图 1-5　塑料罐

（6）橡胶罐：是用具有良好伸缩性能的橡胶制成（图 1-6），主要依据玻璃罐的形状和规格而制作。根据治疗的不同需要，还可将罐内做一个凹斗，放入不同的药物，以增强拔罐治病的效果。优点在于消毒便利、携带方便、不必点火、不破损，适用于耳、鼻、眼、头皮、腕深部和稍凹凸不平等特殊部位。但其价格相对较高，负压吸引力不够强，无温热感，且不能用高温消毒，不透明，不便于观察。

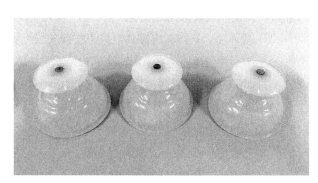

图 1-6　橡胶罐

**2. 按器具分类**

（1）电热罐：罐内安有电热元件，有艾灸效应。配红外线灯管、紫外线灯管、激光发生器的罐具分别命名为红外线罐、紫外线罐、激光罐，各具有相应治疗

作用。

（2）刺血罐：将刺血器安置于罐顶中央，可在拔罐过程中起刺血作用。

（3）灸罐：罐内可架设艾条，是待灸后再排气的罐具。

**3. 按罐具型号大小及用途分类**

（1）微罐：用于眼、耳、头皮、腕踝部的口径很小的罐具，多为橡胶制成，最小者口径仅 1 mm。

（2）肢体罐：可容纳指、趾、上肢、下肢、半个身躯的罐具，考虑应用部位的特殊性，罐体用有机玻璃制成，与人体接触需封闭的部位用具有良好伸缩性能的橡胶制成，上肢、下肢、躯体部位的罐具形状各异。

**【操作方法】**

**1. 拔罐方法**

（1）单罐法：若病位范围较小，可根据病变或压痛的范围选择单个适当口径的罐具进行治疗，如胃痛单拔中脘穴、头痛单拔太阳穴、落枕单拔肩井穴等。

（2）多罐法：治疗时多罐并用，适用于治疗病变范围较广泛、病变部位肌肉丰满、敏感点较多的部位。采用多罐法进行治疗时，可根据经络走向或解剖形态等情况，酌情吸拔数个或数十个罐子。因罐具距离与罐数不同，又分为密排法（罐距＜3.5 cm）、疏排法（罐距＞7 cm）。用多罐拔罐时，宜采用先上后下和从外向内的顺序，罐具的型号应当是上面小、下面大。若患者身体强壮、症状明显，可沿肌肉走向位置成行排列，吸拔多个火罐，成为排罐法。但若患者身体弱、症状不明显，拔罐排列时需较稀疏，成为散罐法。

（3）留罐：又称坐罐法，是指罐具拔在应拔部位后留置一段时间的拔罐方法。为应用最广泛的一种拔罐法，在医院治疗及家庭保健中都经常被使用。拔罐后，常留置 10～15 min 直到皮肤潮红、充血或瘀血，若患者皮肤娇嫩可适当减少吸拔时间。在留罐期间也可以结合提按、摇动等手法来增强刺激，提高疗效。脏腑病、久病、病位局限或固定者，多选用本法。

（4）闪罐法：是指将罐具吸拔在应拔部位后随即取下，如此反复一拔一取至皮肤潮红为止的拔罐法。医者用镊子或止血钳夹住蘸有适量乙醇的棉球，点燃后迅速送入罐底，将罐具拔于施术部位，然后将罐立即取下。按上述方法再次吸拔于施术部位，如此反复多次至皮肤潮红为止。医者应随时掌握罐体温度,如感觉罐体过热,可更换另一罐继续操作。通过反复的拔起,使皮肤反复地松、紧,反复地充血,形成物理刺激。凡以风邪为主的疾患,或肌肉萎缩、局部皮肤麻木或功能减退的病证及中风后遗症等,多采用本法。此外,由于本法属于充血拔罐法,拔后在皮肤上不留瘀紫斑,故较适合于面部拔闪。皮肤不太平整、容易掉罐的部位也多用本法。

(5)走罐法:又称拉罐法、移罐法、滑罐法等,是指在罐具吸拔住后,再反复推拉、移动罐具,扩大施术面积的拔罐方法。本法兼有按摩作用,在临床上较为常用。所采用的罐具口径应在 3 cm 以上,罐口宜宽且光滑,以玻璃罐为宜。润滑剂可依病情需要而选温水、酒类、油类、乳剂、油膏等。可用于经络、脏腑功能失调,沉寒痼冷、积聚,经脉气血阻滞、筋脉失养、外感等疾病,如高血压、胃肠功能紊乱、心悸、失眠、坐骨神经痛、痛风等。操作时在皮肤或罐口涂抹一些润滑剂,将罐具吸拔在皮肤上后,医者用手握住罐体,根据病情需要和走罐部位的解剖结构,进行上下、左右或圆周方向的往返推拉移动,直至走罐部位皮肤潮红、充血甚至瘀血。需加大刺激时,可以在推拉旋转过程中对罐具进行提按,可稍推拉或旋转,随即用力将罐具取下重拔,反复多次。走罐法操作的关键在于当罐具吸住之后,要立即进行推拉或旋转移动,不能先试探是否吸住,否则推拉时就难以移动。

(6)药罐法:分为煮药罐、贮药罐和药酒罐三种。煮药罐用纱布将中药包好放入砂锅内,加入适量的水煎煮。煮沸后,将竹罐或木罐放入煮 3~5 min,迅速用干毛巾捂住罐口,降低罐口温度,保持罐内的温度并有药液。然后趁热迅速将罐具扣在患处或穴位上,稍加压按压一会,使其吸牢。本法将拔罐和中药疗法结合在一起,发挥了罐与药的双重作用,又具有温热的作用,常用来治疗风寒湿痹证。贮药罐一般用真空罐操作,在抽气罐中装入 1/2~2/3 的药液,如紫苏水、生姜汁、风湿酒等,然后用抽气枪抽去空气,使罐吸拔在皮肤上。药酒罐具是将泡好的药酒滴入罐内,按火罐法进行操作。

(7)温罐法:是指在罐具吸定后留罐的同时,在治疗部位上加用红外线灯、白炽灯、频谱仪等照射,或用艾条温灸患部及罐体四周的拔罐方法。温罐法兼有拔罐和热疗的双重作用,既可提高疗效,又可防止患者着凉,

多用于寒冷潮湿的季节,或虚寒、湿寒等病证。

(8)水罐法:在罐具内装入 1/3~1/2 的温水,闪火后迅速将罐具扣在治疗的部位上的拔罐方法。多用于治疗外感风寒、高热无汗、咳嗽、胃痛、风湿痛、腰痛等。

(9)针罐法:全称为留针拔罐法,是指用毫针刺入穴位行针得气之后留针,并以针刺处为中心进行拔罐的方法,一般留罐 10~15 min。待皮肤红润充血或瘀血时,将罐具轻轻启下,然后将针拔出。针罐法操作常选择玻璃罐,这样方便对罐内情况进行观察。在操作过程中应特别注意,选择的针具应长度适中,避免触及罐底。在胸背部操作的时候尤应注意,避免引起气胸。本法是针刺与拔罐的双重结合,可提高临床疗效,多用于单独拔罐疗法治疗欠佳的顽固性痛痹和各种软组织急、慢性损伤等。

(10)刺血拔罐法:又称为血罐法或刺络拔罐法。根据刺血的工具不同分为两种,一种是用皮肤针或梅花针进行叩刺出血后拔罐,另一种为三棱针或粗毫针浅刺后拔罐。叩刺出血拔罐常用于治疗丹毒、乳痈等疾病,而浅刺出血拔罐常用于治疗腰腿痛、风湿痛等疾病,但不适用于虚寒体质的患者。

(11)刮痧罐法:是指在施术部位先涂上润滑油,用牛角刮痧板进行刮痧,至皮肤发红甚至紫斑出现后,再行拔罐的方法。本法适用于病变范围较小处。

(12)指罐法:是指在需要拔罐的穴位或患处,先用手指点按或点揉,然后进行拔罐的方法。本法兼有拔罐和按摩的双重作用,扩大了疾病治疗范围,临床上多用于治疗病情较急、疼痛剧烈的病证,对软组织扭挫伤和劳损等症效果尤为显著。

(13)摇罐法:是指先将罐具吸拔于皮肤上,然后手握罐体,节奏均匀地摇动或来回转动 20~30 次的拔罐方法。在操作时,动作要平稳,用力要柔和,以增加对穴位或皮肤的刺激量,促进血液循环,增强治疗效果。力求做到手腕放松,力量柔和适度,动作协调均匀,切忌快与生硬,以患者感到放松、舒适、能耐受为度。

(14)提罐法:是指将罐吸拔于皮肤上,然后反复轻柔均匀地提拉火罐,直至皮肤出现瘀血点为止的拔罐方法。操作时,提按罐体的力量应逐渐加大,以罐体不脱落肌表为度,如此反复提拉 20~30 次。本法可震荡相应的经络腧穴,促进脏腑气血运行,振奋五脏六腑。常用于腹部,对胃脘不适、消化不良、小儿疳

积、泄泻、痛经等症有较好疗效。

（15）转罐法：是指罐具吸定后，用手握着罐体，慢慢使罐体向左水平旋转90°～180°，然后向右水平旋转80°～180°，一个左右为1次，反复旋转10～20次的拔罐方法。本法的扭转力较大，可造成更大的牵拉，比摇罐法的刺激更强烈，可放松局部肌肉组织，促进气血流动，增强治疗效果。操作时，需要在施术部位的皮肤或罐口涂抹润滑剂，手法要轻柔，以患者能耐受为度，切忌用强力。多用于软组织损伤、腰肌劳损等深部无菌性炎症所导致的局部疼痛。

2. 吸附方法

（1）闪火法：以止血钳或镊子夹住酒精棉球，在酒精灯上点燃后，伸入罐内，在底部或中部迅速绕2～3圈后退出，再迅速将罐具扣在选择好的部位，这样就可以吸住（图1-7）。操作原则是动作要快，罐口离要拔罐的部位不要太远，火焰在罐内的停留时间不能过长。

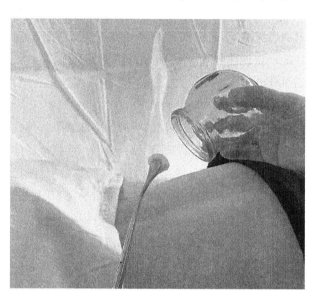

图1-7　闪火法

（2）水煮法：将水加入铝锅或陶瓷锅煮沸，放入竹罐煮3～5 min，然后用镊子将罐具夹出，迅速用干毛巾捂住罐口，将水吸干，以降低罐口温度，保持罐内热气，再速将罐具扣在选定部位，稍加压力使之吸牢（图1-8）。也可选用药物进行煎煮。

（3）抽气法：是指直接抽出罐内空气形成负压的一种拔罐方法（图1-9）。操作时，将罐口紧按在选定的部位，然后根据抽气罐的不同类型选用注射器或抽气筒等将罐内空气抽出，形成负压吸附在皮肤上。本法使用方便，不用点火，不会造成烫伤，但也没有温热感。比较适合初学者在家中操作。

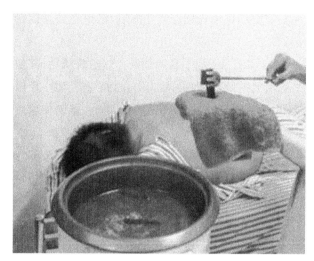

图1-8　水煮法

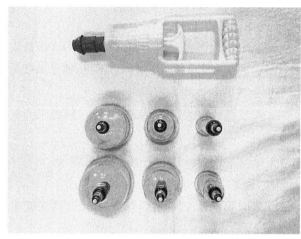

图1-9　抽气法

（4）投火法：将燃烧的纸条或点燃酒精棉球后，迅速投到罐内，将罐具拔在需要治疗的部位（图1-10），本法适用于身体侧面的部位。但应避免纸片或酒精棉球掉在皮肤上，引起灼伤。

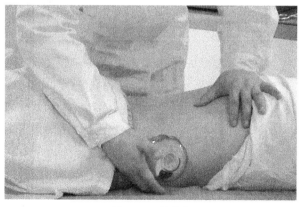

图1-10　投火法

（5）滴酒法：拔罐前，将95%乙醇滴少许在罐底部，注意不能太多，也不能沾到罐口，并滚动使乙醇均匀沾湿罐壁,再用火柴点燃乙醇后,迅速将罐具拔在治疗部位。

(6)架火法:用不易燃烧及传热的块状物,如橡皮盖、姜片等隔热好的物品为中介物。直径要小于罐口,将酒精棉球放置在摆好的中介物上,点燃棉球后迅速扣罐在其上。

(7)贴棉法:将脱脂棉撕成薄薄一片,浸入95%乙醇,但不宜过多,贴在罐内上中段,点燃后立即将罐具扣在治疗部位上。本法吸力强,操作也简单。

### 3.不同罐象的临床意义

罐象可以在一定程度上反映疾病的部位、病情的严重性和疾病的预后转归。

▨ 若局部没有瘀斑,或虽有潮红但起罐后立即消失,说明病邪尚轻、病情不重。

▨ 罐象紫黑而暗或发紫且有斑块,说明有瘀血或是寒证。如瘀血性痛经或心脏供血不足,感受风寒的罐象也会如此。

▨ 罐象呈散在的紫点,深浅不一,一般提示为气滞血瘀证。

▨ 罐象颜色为淡紫色,一般提示是虚证;如果伴有斑块,则提示虚证伴有血瘀。

▨ 罐印颜色鲜红,一般为热证,提示体内脏腑有积热。

▨ 罐象如果在大面积走罐后集中在某穴及其附近,提示与该穴相关的脏腑出现异常或在病变。

▨ 一般阳证、热证多呈现鲜红色瘀斑,阴证、寒证多呈现紫红色或淡红色瘀斑;寒证、湿证多呈现水疱、水珠,虚证多呈现潮红或淡红。

### 4.起罐方法

根据罐具和排气方法不同,分为手工起罐法和自动起罐法。

(1)手工起罐法:临床上常用,用一手轻按罐具向一侧倾斜,另一手示指、中指按住倾斜对侧罐口处的皮肤,使罐口与皮肤之间形成空隙,让空气进入罐内,罐具可自行脱落。切不可生拉硬拽或旋转罐具,以免伤及皮肤。

(2)自动起罐法:在起罐时,需要先卸掉气嘴上的螺丝帽,释放抽气门芯使空气从气嘴进入罐内,罐具可自行脱落。

### 【作用机制】

#### 1.机械刺激作用

拔罐法是一种中医外治法,通过罐内的负压,使局部组织充血、水肿,产生刺激作用和生物学作用。负压也可以使局部毛细血管破裂而产生组织瘀血、出血,发生溶血现象,通过红细胞的破坏、血红蛋白的释放,对机体产生良性刺激作用。同时,负压形成可牵拉神经、肌肉、血管及皮下的腺体,从而引起一系列的神经内分泌反应。

#### 2.温热刺激作用

拔罐法对局部皮肤有温热刺激作用,在拔罐过程中应采用火罐法、煮罐法、药罐法,其温热刺激能使局部血管扩张,促进局部血液循环,加速新陈代谢,改善局部组织的营养状态。因而,增强组织的活力、血管壁的通透性、白细胞及吞噬细胞的吞噬力,也增强局部的耐受性和机体的抵抗力,从而达到促使疾病好转的目的。

#### 3.负压刺激作用

拔罐法由于有很强的负压吸附力量,能使拔罐部位的毛细血管破裂,导致局部组织的瘀血和溶血,释放组胺和5-羟色胺等神经递质。对机体各部位功能产生良性刺激作用,有效调动免疫系统功能,增强机体的抗病能力。

#### 4.提高吞噬细胞的功能

临床研究表明,拔罐法的吸拔刺激能激发人体吞噬细胞的吞噬作用。拔罐前后的比较表明,拔罐后体内的白细胞总数略有增加,其吞噬细菌指数(反映白细胞对细菌的吞噬能力)及血清补体效价都有明显的提高。这充分说明了拔罐法可增强白细胞和网状内皮系统的功能,增强机体的抗病能力。

#### 5.促进神经的调节作用

拔罐法对神经系统的良性刺激可通过神经系统的末梢感受器传导至大脑皮层,对皮肤的良性刺激可通过皮肤感受器和血管感受器传导至中枢神经系统,从而调节大脑皮层的兴奋与抑制过程,使之趋于平衡,因而加强了大脑皮层对身体各部位的调节和管制功能,促进病灶部位组织代谢增强,使疾病痊愈。

#### 6.促进血液淋巴循环

拔罐法能调节人体微循环,促进人体血液与组织间的物质交换;调节毛细血管的舒缩功能,促进局部血液循环,调节新陈代谢,改善局部组织营养;调节淋巴循环功能,使淋巴细胞的吞噬能力加强,从而提高机体的抗病能力。

## 7.抗炎作用

吸拔火罐后引起的神经-体液调节,可反射性地改善病变部位的血液循环和新陈代谢,促进病变部位组织的恢复和再生。吸拔火罐可引起局部血液循环的改善,并迅速带走炎性渗出物及致痛因子,消除肿胀和疼痛。吸拔火罐之后,局部白细胞数量可轻微增多,细菌和病毒被迅速吞噬,故有消炎作用。

## 8.其他

在火罐共性的基础上,不同的拔罐法各有其特殊的作用。例如,走罐具有与按摩法、保健刮痧法相似的效应,可以改善皮肤的呼吸和营养,有利于汗腺和皮脂腺的分泌,促进周围组织的血液循环;可增强关节、肌腱的弹性和活动性,增加肌肉的血流量,增强肌力和耐力,防止肌萎缩;可兴奋支配腹内器官的神经,加深呼吸,增强胃肠蠕动,增进胃肠等脏器的分泌功能;可加速静脉的血液回流,降低体循环的阻力,减轻心脏负担,调整肌肉与内脏血液流量及储备的分布情况。循经走罐还能改善各经络的功能,有利于经络整体功能的调整。药罐法在管内负压和温热作用下,使局部毛孔、汗腺开放,毛细血管扩张,血液循环加快,药物可更多地被直接吸收,根据所用药物的不同,发挥不同的药效,对于皮肤病来说局部治疗作用更为明显。另外,水罐法以温经散寒为主,刺络拔罐法以逐瘀化滞、解闭通结为主,针罐结合则因选用的针法不同而产生多种效应。

## 【注意事项】

(1)拔罐时应保持室内空气清新、温度适中,尤其对需宽衣暴露皮肤的患者应令其避开风口,以免受凉感冒。

(2)拔罐工具必须常规消毒;必须边缘光滑,没有破损。

(3)拔罐过程中,若患者出现面色苍白、出冷汗、头晕目眩、心慌心悸、恶心呕吐、四肢发冷等症状,为晕罐。应立即停止拔罐,让患者平卧,饮温开水,休息片刻。严重者,应针刺或点掐水沟、百会、内关等穴位,必要时送到医院进行急救。

(4)拔罐后出现水疱较大或皮肤有破损,应先用消毒细针挑破水疱,放出水液,再涂上防腐生肌药即可。嘱咐患者拔罐后3 h内不宜洗澡。

(5)拔罐法虽然简单易学,但并不是任何情况下都能适用。皮肤局部破溃或高度过敏和患皮肤传染病的患者不宜拔罐,抽搐、痉挛、醉酒者等不宜拔罐。形体消瘦、皮肤失去弹性而松弛者,及毛发多的部位不宜拔罐。急性软组织损伤,局部忌用拔罐法。有重度水肿、病情严重和心功能衰竭、呼吸功能衰竭、肾功能衰竭者不宜拔罐。妊娠妇女的下腹部、腰骶部及合谷、三阴交等穴位不宜拔罐。有出血倾向,如血友病、血小板减少、紫癜、白血病等患者,不宜用拔罐法。在体表大血管、静脉曲张、癌肿、外伤处不宜拔罐。

# 第二章
# 刮痧法

刮痧法是以中医皮部理论为基础,用牛角、玉石等在皮肤相关部位刮拭,达到疏通经络、活血化瘀目的的一种外治方法。它可以扩张毛细血管、增加汗腺分泌、促进血液循环,对于高血压、中暑、肌肉酸痛和风寒痹证都有较好效果。

刮痧治病的病历记录最早见于《史记·扁鹊仓公列传》中,在明代《医学正传》中亦有记载:"治痧证,或先用热水搭臂膊而已萱麻刮之。"中医学称这种方法为戛掠,"戛"就是刮的意思。在《痧胀玉衡》中对痧证的病因、病机、证候分类,症状表现及治法用方,以及刮痧、放痧、焠痧等具体方法和适应证,均进行了详细的记载。中华人民共和国成立以后,中医学者对刮痧法做了继承和整理工作。近年来,刮痧法因为无毒副作用、操作方便,被人们用来进行家庭医疗和自我保健,成为了一门独特的临床保健治疗学科。

刮痧法以中医学理论为宏观指导,以西医学微循环理论探讨微观变化,通过综合分析,判断机体的健康状况。中医学认为,气血是组成生命体的基本物质,气血运行的状态决定人体的健康状况。这与西医学所讲的"血液是生命的源泉"不谋而合。通过观察气血运行的状况,可以了解机体的健康状态,刮痧的作用原理在于出痧、退痧或无痧。

## 【工具】

### 1.刮痧工具选择

刮痧工具的选择直接关系到刮痧治病保健的效果,常用工具包括刮痧板、润滑剂及毛巾等。古代用铜钱、汤勺、嫩竹板等作为刮痧工具,用水、香油、酒作为润滑剂。这些工具虽然取材方便,能起到一定的刮痧治疗作用,但因为其简陋的制作,本身又没有药物治疗作用,现在已很少应用。现在多选用的是经过加工的既有药物治疗作用又没有不良反应的工具,如选用天然水牛角为材料制成的刮痧板,对人体肌表无毒性刺激作用和不良的化学反应。

(1)刮痧板:是刮痧的主要工具,目前各种形状的刮痧板都相继问世,其中最为常见的是水牛角制品。水牛角质地坚韧,光滑耐用,药源丰富,加工简便,药性与犀牛角相似,常为犀牛角的代用品。水牛角味辛、咸,性寒,辛可以发散行气、活血润养,咸能够软坚润下,寒能清热解毒。因此,水牛角具有发散行气、清热解毒、活血化瘀的功效。

标准的水牛角刮痧板呈长方形(图2-1),长10 cm,宽6 cm,厚的一边为0.5 cm,薄的一边为0.2 cm,四角钝圆,宽侧的一边成凹型。以强身健体为目的进行刮痧时用厚的一侧,治疗疾病时用薄的一侧刮按。半凹陷的一侧,用于刮按脊柱部位及四肢的手指、足趾等部位。钝圆的四角则用于按压经脉、穴位、敏感点等部位。

水牛角刮痧板如长时间放置在潮湿的地方,或浸泡在水里,或者长期暴露在干燥的空气中,均可以发生裂纹,影响其使用寿命。因此在刮痧板洗净后应立即擦干,放在塑料袋或皮套中保存。

(2)硬币:选取边缘较厚钝而光滑,没有残缺的

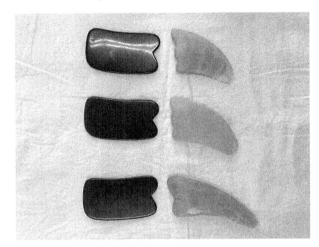

图 2-1 刮痧板

铜钱、银圆、铝币等作为刮痧器具。

(3) 陶器：选取边缘光滑无破损的汤匙、瓷碗、瓷杯、瓷盘等，利用其边缘进行刮痧。

2. 刮痧润滑剂

刮痧之前，为了防止划破皮肤，需要在皮肤表面涂一层润滑剂，如香油、色拉油都可以用。当然，有条件的话，最好采用专门的刮痧油，一般都是采用天然植物油加入中药后提炼加工而成的，多具有清热解毒、活血化瘀、开泄毛孔、疏通经络、排毒驱邪、消炎止痛等作用。常用的刮痧润滑剂还包括以下几种（图 2-2）。

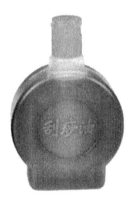

图 2-2 刮痧油

(1) 麻油：也可用其他植物油代替，适用于久病劳损、年老体弱及婴幼儿等。

(2) 冬青膏：用冬绿油（水杨酸甲酯）和凡士林按 1∶5 的比例混合均匀，适用于一切跌打损伤的肿胀、疼痛，以及陈旧性损伤和寒性病证。

(3) 葱姜汁：取葱白、鲜生姜切碎、捣烂，按 1∶3 的比例浸入 95% 乙醇中，放置 3～5 日，可取汁使用。适用于风寒引起的感冒、头痛等，以及因寒凝气滞而致的脘腹疼痛等。小儿刮痧时常用生姜汁，因小儿皮肤柔嫩，姜汁十分润滑，刮拭时不易伤及皮肤。

(4) 白酒：用浓度较高的粮食白酒或药酒。适用于损伤后疼痛日久或麻木不仁，或手足挛缩、腰膝酸软无力及痹痛等，对发热患者有降温的作用。

(5) 鸡蛋清：适用于热病、久病的后期，以及手足

心热、烦躁失眠、嗳气吐酸等。

(6) 薄荷水：新鲜薄荷叶放在适量的开水中，加盖放置 1 日，去渣取汁使用，适用于一切热病（如发热或局部红肿热痛诸症），以及夏季时应用。

(7) 滑石粉：医用滑石粉或爽身粉均可使用，适用于婴幼儿或皮肤娇嫩者，以及在炎热夏季时应用。

(8) 其他：如止痛灵、透解刮痧油、清解刮痧油、活血刮痧油和通络刮痧油等都是较好的刮痧润滑剂。

【操作方法】

1. 刮痧前准备

■ 刮痧前一定要保持良好的心理状态，避免紧张、恐惧心理，要全身心放松，与医者积极配合。

■ 刮痧器具和用品准备齐全。检查刮具边缘是否光滑、安全，刮痧板一定要消毒。

■ 根据患者所患疾病的性质与病情确定治疗部位，将治疗部位尽量暴露，并用毛巾擦洗干净，选择合适的体位，在刮痧部位均匀地涂抹刮痧油。

2. 刮痧运板方法

医者一般用右手拿住刮板，拇指放在刮板的一侧，其余四指放在刮板的另一侧。治疗时刮板厚的一面对手掌，强身健体时刮板薄的一面对手掌。灵活利用腕力、臂力，切忌生硬用蛮力，硬质刮具的平面与皮肤之间角度多以 45° 为宜。切不可呈推、削之势。用力要均匀、适中、由轻渐重，不可忽轻忽重，并保持一定的按压力，以患者能耐受为度，使刮拭的作用力传达到深层组织，而不是在皮肤表面进行摩擦。刮拭面尽量拉长，点线面三者兼顾，综合运用，点是刺激穴位，线是循经走络，面是作用皮部。需要医者注意的是，身体平坦部位和凹陷部位的刮拭手法不同，持板的方法也有所区别，但是无论用什么手法，手指末端离刮痧板接触皮肤的位置越近，刮拭越省力，效果越好。

3. 刮痧刮拭角度

刮板与刮拭方向保持 45°～90° 进行刮痧，以 45° 应用得较多，这个角度可以减轻刮痧过程中的疼痛感，增加舒适感。刮痧时用力要均匀，由上而下或由中线向两侧刮拭。

4. 刮拭方法

(1) 面刮法：为刮痧治病最常见的刮拭方法。是手持刮痧板，用刮板的 1/2 边缘或整个边缘接触皮肤，向刮拭的方向倾斜 45° 左右，用腕力自上而下或从

内到外均匀地向同一方向直线刮拭（图2-3）。本法适用于身体比较平坦部位。

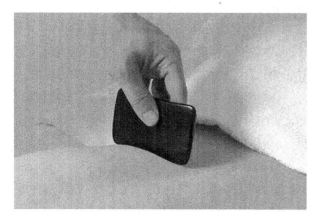

图2-3　面刮法

（2）角刮法：是指用刮痧板的一个角部或两个角部在穴位处自上而下刮拭（图2-4），刮痧板向刮拭方向倾斜45°左右，可分为单角刮法和双角刮法。单角刮法适用于颈部风池穴，肩部肩贞穴，胸部膻中、中府、云门穴。双角刮法常用于脊椎部位的诊断和治疗。

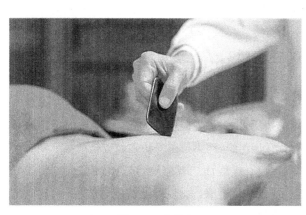

图2-4　角刮法

（3）点按法：是指将刮痧板角部与穴位呈90°角，向下按压，力度由轻到重，片刻后多次重复此操作，手法要连贯（图2-5）。本法适用于关节部位、骨骼凹陷处、肌肉丰满处，以及水沟、膝眼等穴位。

（4）按揉法：可分为垂直按揉法和平面按揉法两种。垂直按揉法是将刮痧板的边缘以90°角按压在穴位上，刮痧板始终不离开所接触的皮肤，做柔和的慢速按揉，适用于骨缝部穴位和第2掌骨桡侧全息穴位的诊断、治疗。平面按揉法是指刮痧板角部的平面＜20°角按压在穴位上，做柔和、缓慢的旋转运动，适用于足三里、合谷、内关等穴位。

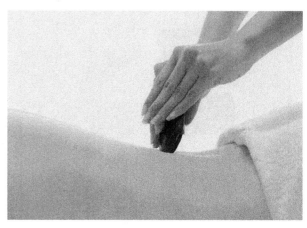

图2-5　点按法

（5）拍打法：将刮痧板一端的平面或将五指和手掌弯曲成弧状拍打体表部位的经穴。拍打前要在拍打部位涂上刮痧油，用力要适度，位置要准确，不要移动。本法多用于四肢，特别是肘窝或腘窝处，可治疗四肢疼痛、麻木及心肺疾病。

（6）厉刮法：将刮痧板的一个角与刮痧部位呈90°角，刮板始终不要离开刮痧皮肤，并施以适度的压力，做大约3 cm长的前后或左右刮拭，本法适用于头部全息穴区。

（7）梳理经气法：按照经络走向，用刮痧板自上而下或自下而上循经刮拭，用力轻柔均匀，平稳和缓，连续不断，一次刮拭面宜长。本法一般适用于上肢、下肢及背部的刮痧。

5. 刮痧的补泻操作

刮痧法分为补法、泻法、平补平泻法。它的补泻作用，取决于操作力量的轻重、速度的缓急、时间的长短、刮拭的快慢、刮拭的方向等诸多因素。

（1）补法：指能鼓舞人体的正气，使低下的功能恢复旺盛的方法。刮拭按压力小、轻，速度慢，刺激时间较长，往心脏方向的手法，为补法，适用于年老、体弱、久病、重病或体型瘦弱之虚证患者。

（2）泻法：指能疏泄病邪，使亢进的功能恢复正常的方法。刮拭按压力大、重，速度快，刺激时间较短，背离心脏方向的手法，为泻法，适用于年轻、体强、新病、急病或形体壮实之实证患者。

（3）平补平泻法：介于补法和泻法之间，有以下三种刮拭方法。第一种按压力大，刮拭速度慢；第二种按压力小，刮拭速度快；第三种按压力中等，速度适中。常用于正常人强身健体或虚实兼见证的治疗。

另外，选择痧痕点个数少者为补法，选择痧痕点数量多者为泻法。操作的方向顺经脉运行方向者为补法,操作的方向逆经脉运行方向者为泻法;刮痧后加温灸者为补法,刮痧后加拔罐者为泻法。

6.刮痧的反应

刮痧治疗后,由于病情不同,刮拭部位可出现不同颜色、不同形态的痧。痧的颜色有鲜红色、暗红色、紫色和青黑色。痧的形态有散在、密集或斑块状,湿邪重者多出现水疱样痧。有的皮肤深层表现为隐约可见的青紫色,大小不一的包块状或结节状,或伴有局部发热感。

刮痧治疗半个小时后,皮肤表面的痧点逐渐融合成片,深部色块样痧慢慢消失,并逐渐由深部向体表扩散;12 h左右,色块样痧表面皮肤逐渐呈青紫色或青黑色;24～48 h,出痧皮肤表面有触痛感,微微发热感,可能是刮拭手法过重或刮拭时间过长。体质虚弱者会出现短时间疲劳感、全身低热,休息后可恢复正常。

刮痧5～7日,痧点即可消退。消退时间与病情轻重、出痧部位、痧色和深浅有关。一般来说,胸背部和上肢部的痧,或颜色浅及皮肤表面的痧消退较快。而腹部和下肢部的痧或颜色深和皮下深部的痧消退较慢。另外,阴经部的痧较阳经部的痧消退慢,慢者一般延长到2周左右。

(1)出痧:有畅达气血,调节阴阳的作用。

用刮痧板在皮肤上刮拭,凡血液流动缓慢而出现瘀滞的部位,皮肤表面就会出现红、紫、黑斑或黑疱的现象,这种现象被称为“出痧”。这些“痧”是渗漏毛细血管壁外的含有大量代谢产物的血液,由于皮肤的屏障作用,这些血液就会停留在皮肤和肌肉之间形成痧。同时,在这些部位刮痧,会出现痧斑或者发现刮痧板下有不平顺、疼痛等异常反应。红斑颜色的深浅通常是病情轻重的反应,较重的病则痧出的就多、颜色也深。正是因为刮痧法所独有的这个特点,使它具有快速诊断的作用,能够帮助我们在身体还没有出现明显症状之前,就发现亚健康或疾病的蛛丝马迹。

(2)退痧:增强人体免疫功能的作用。

实际上,刮痧是将含有大量代谢产物的血液驱逐出血管之外。出痧后,血管本身的弹性作用会使其瞬间收缩,故刮痧停止时,出痧也会立即停止。随着时间的推移,出痧所出现的痧象颜色会逐渐变浅,并慢慢消退。这个过程称为退痧,退痧并不意味着体内毒

素以原有的形式被机体再次吸收,而是激活了人体内具有免疫功能的细胞,提高了自身清除毒素的能力,增强了机体的免疫功能。

(3)无痧:说明经脉气血顺畅。

如果刮痧没有出现痧斑,也没有疼痛或刮痧板下不平顺的感觉,则提示经脉气血通畅,身体健康。因无气血瘀滞,故而刮拭不出痧,但经脉气血虚弱、身体太虚弱的人也不易刮出痧。

7.刮痧常用体位

(1)俯伏坐位:适宜于头颈项部、肩背部及上肢部、下肢部及后侧部的刮痧治疗。

(2)仰卧位:适宜于头面部、胸腹部、下肢内侧、前侧部的刮痧治疗。

(3)站立位:适宜于背部、腰部、下肢后侧部的刮痧治疗。

(4)仰靠坐位:适用于前头、颜面、颈前和上肢部的刮痧治疗。

(5)侧伏坐位:适用于侧头部、面颊、颈侧、耳部的刮痧治疗。

(6)侧卧位:适用于侧头部、面颊一侧、颈项和侧腹、侧胸,以及上下肢该侧部位的刮痧治疗。

(7)俯卧位:适用于头、颈、肩、背、腰、四肢后侧的刮痧治疗。

8.其他刮痧方法

(1)撮痧法:不需要刮痧板,这在民间应用十分广泛。即用拇指和示指在选定部位挤、挟、扯、抓,使皮肤出现紫红色的痧痕。本法适用于印堂穴、太阳穴和胸腹部、颈部等。

(2)挑痧法:用针挑刺患者体表皮肤后,同时用双手挤出紫暗色的瘀血,反复五六次,皮肤会出现紫红色的痧痕。本法适用于头颈项部、胸腹部、腰背部、腰背部两侧腧穴和委中穴。挑痧的针可以选用医用的三棱针,也可以用缝衣针。操作之前应做好消毒工作。

(3)放痧法:刮痧后在皮肤出现的痧痕处,用消毒过的三棱针或普通缝衣针刺入,放出少量瘀血。本法常用于肘窝、腘窝和太阳穴等处的浅表静脉处。

9.刮痧的顺序

任何病证都宜先刮拭颈部。一般原则是先刮拭头颈部、腰背部,再刮拭胸腹部,最后刮拭四肢和关节部。每个部位一般先刮拭阳经,后刮拭阴经;先刮拭

身体左侧，然后刮拭身体右侧。顺一个方向刮拭，不要来回刮，原则上由上而下、由内侧向外侧。面部由内侧刮向外侧，头部由头顶向四周，项部由上向下，背腰部由上而下及由内侧向外侧，胸部由内侧向外侧，腹部由上而下，四肢由上而下。应刮完一处后，再刮另一处，不可无次序地东刮一下西刮一下。

（1）头部刮痧：头部两侧的刮痧方向是由头维穴刮到下鬓角处，沿耳上发髻向后方刮至后发髻处。头顶部的刮痧方向是以百会穴为界限，头顶前部由头顶向前额发际处刮拭，后头部从头顶正中向后发际刮拭，都是从左到右进行。也可在百会穴向四周放射状刮拭。

（2）面部刮痧：面部的刮痧顺序应由内向外按肌肉走向刮拭，前额部、面颊部是由正中线向两侧水平刮拭，眼周和口周则沿着眼（口）轮匝肌由内向外刮拭。面部出痧有碍美观，因此刮拭手法必须轻柔，忌用大力、大面积刮拭。

（3）背部刮痧：背部的刮痧顺序是由上向下刮拭。

（4）颈部刮痧：颈部的刮痧顺序是后脑发际处沿肌肉走行向两侧肩峰处刮拭。

（5）胸部刮痧：胸部刮痧的方向主要遵循从上到下、从内向外的原则。刮拭胸部正中线时，从天突穴经膻中穴向下刮至鸠尾穴，刮痧时使用刮痧板的角部进行。刮拭胸部两侧时，从正中线由内向外刮，先左后右，用刮板整个边缘沿着肋骨走向刮拭。乳头禁刮。

（6）腹部刮痧：刮拭腹正中线时，从鸠尾穴刮至曲骨穴。刮拭腹部两侧是从内向外进行。

（7）四肢刮痧：刮拭四肢时，遇到关节部位不可强力重刮。刮痧方向都是从近心端向远心端进行刮拭。

**【作用机制】**

1. 中医作用机制

（1）活血通络，祛瘀生新：人体肌肉、韧带及其他软组织一旦受到损伤，肌肉就会处于紧张、收缩，甚至痉挛状态，导致经络气血流通不畅。若瘀血不消，则疼痛不止。这时在局部或相应腧穴刮痧，可调节肌肉的收缩和舒张，增强局部血液循环，使局部组织温度升高，从而消除疼痛病灶、解除肌紧张，起到活血通络、祛瘀生新的作用。

（2）扶助正气，调整阴阳：正气代表机体的调节适应能力、防御疾病能力和病后的康复能力。正气充足，抗病能力自然强。刮痧对人体功能有双向调节作用，可以改善和调整脏腑功能，扶助正气，增强抗病能力，使其恢复阴阳平衡。

（3）清热消肿，软坚散结：通过刮痧手法的刺激，可使热邪疾出，以达清热的目的，使内部阳热之邪透达体表，最终排出体外，以清体内之蕴热、肿毒。

2. 西医作用机制

（1）镇痛：刮痧法是消除疼痛和肌肉紧张、痉挛的有效方法。主要通过加强局部循环，使局部组织温度升高；刮痧板的直接刺激，可提高局部组织的痛阈；紧张或痉挛的肌肉通过刮痧板的作用得以舒展，从而解除痉挛，消除疼痛。

（2）排除毒素：刮痧法可使局部组织的血管扩张及黏膜的渗透性增强，使血液得到净化，增强全身抵抗力，减轻病势，恢复机体的代谢活力。其适应证有感冒、发热、中暑、头痛、胃肠病、落枕、肩周炎、腰肌劳损、肌肉痉挛、风湿性关节炎等。

（3）自身溶血：刮痧、出痧的过程是一种血管扩张渐至毛细血管破裂、血液外溢、皮肤局部形成瘀血斑的现象。血凝块（出痧）不久即能溃散，从而起到自体溶血的作用。这样可使局部组织血液循环加快，新陈代谢旺盛，营养状况改善，同时使人体的防御能力增强，起到预防和治疗疾病的作用。

（4）促进新陈代谢：对循环系统来说，刮拭可以增强血管和淋巴液的循环，使肌肉和末梢神经得到充分的营养，从而促进全身的新陈代谢；对呼吸系统来说，刮拭具有镇静作用；对神经系统，刮拭可以刺激神经末梢而增强人体的防御能力；对免疫系统，刮拭可以增强细胞的免疫能力。

**【注意事项】**

1. 刮痧过程中的事项

（1）避风保暖：刮痧时要选择空气清新、冷暖适宜的室内环境，注意避风、保暖，尤其在冬季应避风寒与风口，夏季刮痧是应避免风扇直接吹刮拭部位。因为刮痧时，人体皮肤的毛孔是张开的，如遇风寒之邪，邪气就会直接进入体内，不但影响刮痧效果，而且还会引发新的疾病。

（2）不可强求出痧：刮痧时以出痧为度，但不可强求出痧，只要刮至皮肤毛孔清晰可见，无论出痧与否,都会起到平衡阴阳、疏通经络、畅达气血的作用。一般刮拭后半个小时左右,皮肤表面的痧点会逐渐融合成片,刮痧后24～48 h出痧,触摸表面皮肤时,会有痛感或自觉局部皮肤微微发热。这些都属于正常反应,休息后即可恢复正常。一般深部出现的包块样痧或结节样痧在皮肤表面逐渐呈现深紫色或青黑色,消退较缓慢。室温低时不易出痧,血瘀证、实证、热证容易出痧,虚证、某些寒证或肥胖症或服激素类药物后也不易出痧。对于不容易出痧的病证和部位,只要刮拭方法和部位正确,就都有治疗效果。片面追求出痧而过分刮拭,不仅消耗正气,还会造成软组织损伤。

(3)刮痧时限和疗程:根据不同疾病的性质和患者体质状况进行灵活掌握。一般每个部位刮痧20次左右,以患者能耐受或出痧为度,每次刮痧时间20～25 min为宜。通常连续治疗7～10次为1个疗程,每疗程间隔5～7日。

2.晕刮的处理

在刮痧过程中,出现头晕、目眩、心慌、出冷汗、面色苍白、四肢发冷、恶心欲吐或神昏仆倒等晕刮现象,应及时停止刮拭,迅速让患者平卧,取头低脚高体位,让患者饮用一杯温糖开水,注意保温。并迅速用刮痧板刮拭患者百会(重刮)、水沟(角轻刮)、内关(重刮)、足三里(重刮)、涌泉(重刮),静卧片刻即可恢复。

对于晕刮应注意预防。如初次接受刮痧治疗、精神过度紧张或身体虚弱者,应做好解释工作,消除患者对刮痧的顾虑,同时手法要轻,即用补法。若饥饿、疲劳、大渴时,不要对其刮痧,应令其进食、休息、饮水后再进行刮痧治疗。医者在刮痧过程中要精神专注,随时注意患者的神色,询问患者的感受,一旦有不适情况应及时纠正或及早采取处理措施,以防出现晕刮的现象。

3.禁忌证

(1)患有重度的心脏病出现心力衰竭者,肾脏病出现肾功能衰竭者,肝硬化腹水者的腹部,全身重度水肿者,禁忌刮痧法。精神病患者禁用刮痧法,因为刮痧可能会刺激这类疾病发作。

(2)大血管处禁用重刮,可用棱角避开血管用点按轻手法刮拭;下肢静脉曲张、下肢水肿的患者,刮拭方向应从下向上,用轻手法。

(3)有出血倾向的疾病如白血病、血小板减少等应慎刮;久病年老、极度虚弱、消瘦者亦需慎刮。

(4)皮肤高度过敏,或皮肤病患者有破溃疮疡、疮头,或有新鲜或未愈合的伤口,或有外伤、骨折处禁刮。

(5)小儿囟门未合,头颈部禁用刮痧法。对尿潴留患者的小腹部慎用重力刮痧,以轻力揉按为好。

(6)孕妇的腹部、腰骶部和妇女的乳头禁刮;眼睛、耳孔、鼻孔、舌、口唇等五官和前后二阴、肚脐处禁刮。

(7)过度饥饱、过度疲劳、过度饮酒者不可接受重力、大面积刮痧,否则会引起虚脱。刮痧出痧后30 min内忌洗冷水澡。

# 第三章
# 腧穴埋线法

腧穴埋线法是一种新兴的穴位刺激疗法,是针灸疗法在临床上的延伸和发展,也是中西医结合的成果。

20世纪60年代初,产生了穴位埋藏法,埋藏的物品种类很多,有动物的组织、药物、钢圈、磁块等。除了利用动物组织及药物内含有的有效成分以外,主要就是为了延长对经络、穴位的刺激时间,起到持续刺激作用,这就弥补了一般针刺治疗时刺激时间短、疗效不持久、疾病治愈后不易巩固的缺点。其中,使用羊肠线埋植到穴位内的穴位埋线法,就是通过异体蛋白组织对穴位产生持久而又柔和的生物物理和生物化学的刺激而达到治疗疾病的目的。它与其他埋藏疗法相比,具备很多特有的优点,不仅羊肠线来源广、消毒容易、操作简便、反应相对较轻、术后身体对肠线可自行吸收,而且肠线本身为动物组织加工而成,既保持了动物组织异体蛋白的特性,又具有一定的硬度,兼具动物组织和钢圈等其他埋藏物的优点,可提高疗效,现腧穴埋线已成为针灸疗法的一个独立的分支。

腧穴埋线法在临床上除了用于传统的慢性病和虚证的治疗之外,还扩大到治疗急症、实证等各种疾病,病种达到100多种,涉及传染、内、外、妇、儿、皮肤、五官等各科。

## 【工具】

### 1.埋线针具

埋线针具平时浸泡于75%乙醇或苯扎溴铵中备

用,也可放置在消毒盒中高温消毒后备用。

(1)埋线针:是一种特制的专用于埋线的坚韧的金属钩针,长12~15 cm,针尖呈三角形,底部有一个缺口用于钩挂羊肠线(图3-1)。

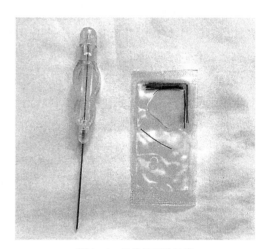

图3-1 埋线针和羊肠线

(2)三角缝合针:使用大号三角缝合针,有时还用大圆缝针。

(3)穿刺针:一般选用9号、12号腰椎穿刺针,有时可用18号穿刺针。将针芯尖端磨平,使其不易与线端缠粘,将针管磨短,使针芯稍长于针管尖端1 mm,以保证将肠线推出针管,并将针管尖端斜度磨大,磨锐,使之更易进针。

### 2.埋植用羊肠线

埋植用羊肠线一般选用00号、0号、1号、2号,有时选用000号、3号、4号铬制羊肠线等,注射及植线用的羊肠线按照型号分别剪成 0.5 cm、1 cm、1.5 cm、2 cm、2.5 cm、3 cm、4 cm 长短不等（图 3-1），分别存放在 75% 乙醇中浸泡备用。临用时再用生理盐水浸泡至软，以利于吸收，也可装在特制的药液中浸泡。

**【操作方法】**

1. 埋线前的准备

先将埋线器材准备好，在埋线穴位做出标记，然后严格消毒。若用穿线法和结扎法，医者需洗手、戴消毒手套，铺洞巾，然后在标记处用利多卡因做皮内麻醉使之呈 1 cm 宽所需进针与出针长度的局麻皮丘。

（1）心理准备：患者在埋线前，应平心静气，不要恐惧，不宜激动，对医者充分信任。医者在埋线治疗中应掌握和重视患者的精神状态、心理变化，既要观察疾病的表现，又要了解患者的情绪变化。在施术时应精神集中，全神贯注，专心致志，手法应轻巧，刺激要适量。

（2）体位选择：埋线法取穴和操作的正确性、治疗效果的取得均与选择合适的体位有密切的联系。选择合适的体位，可以显露埋线部位便于操作，患者也觉得舒适安稳，减少晕针的发生。患者体位的选择一般应根据其体质、病情、心理状态及埋线部位来确定，如体虚、病重或精神紧张的患者应尽量采用卧位；颈部埋线，则采取俯伏坐位等。一旦确定体位后，施术过程中不可随便改变，以免影响操作，引起疼痛、弯针、断针等事故。

2. 埋线方法

（1）穿刺针埋线法：将一段已消毒好备用的羊肠线，放置在腰椎穿刺针套管的前端或 9 号注射针针头前端，从针尾插入一段针芯。常规消毒后，医者用左手拇指和示指绷紧进针部位皮肤，右手持针，快速穿过皮肤，进针角度和深度要根据患者胖瘦及埋线部位确定，灵活采用直刺、斜刺或平刺，刺到所需深度。当出现针感后，边推针芯，边退针管，将羊肠线注入穴位皮下组织或肌肉层中，用酒精棉片紧压针孔并用创可贴包扎固定。

（2）缝合针埋线法（图 3-2）：在穴位两侧或上下两端 1～2 cm 处，用甲紫做进出针点标记。局部皮肤消毒后，在标记处用 0.25%～0.5% 盐酸利多卡因做皮内麻醉，医者用左手拇指和示指捏起皮丘间皮肤，用持针器夹住有羊肠线的皮肤缝合针，从一侧局麻点

刺入，穿过穴位下方的皮下组织或肌肉层，从对侧局麻点穿出，捏起两端肠线来回牵拉，使穴位处产生酸、麻、胀感后，将羊肠线贴皮剪短，提起两针孔间皮肤，使线头缩入皮内，用无菌敷料包扎固定 5～7 日。

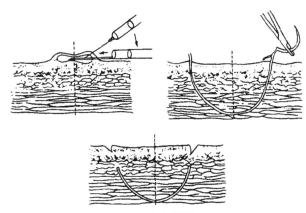

图 3-2 缝合针埋线法

（3）埋线针埋线法（图 3-3）：常规消毒后，以 0.25%～0.5% 盐酸利多卡因做局部麻醉，剪取羊肠线一段（一般约 1 cm 长），套在埋线针尖缺口上，两端用血管钳夹住。右手持针，左手持钳，针尖缺口向下以 15°～45° 方向刺入，当针头缺口进入皮内后，左手即将血管钳松开，右手持续进针直至羊肠线头完全埋入皮下，再进针 0.5 cm，随后把针退出，用无菌干棉球或纱布压迫针孔片刻，再用无菌敷料敷盖保护 3～5 日。

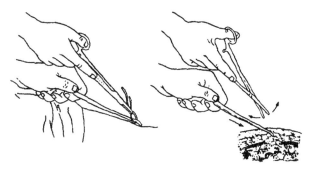

图 3-3 埋线针埋线法

3. 操作要领

■ 稳：指稳定心神、呼吸、体位、持针四个方面。进针前医者与患者均要稳定的心理状态。进针时，医者要专心致志，令志在针，意守针尖；同时要随时注意患者的神情变化，并嘱患者仔细体察针下感觉，体位一定要舒适自然，使埋线部位的肌肉尽量放松，有助于进针；医者持针的手要稳，将指力集中在针尖。

■ 快：指进针时动作要快。快速将针刺入皮下，然后主要靠右手拇指、示指、中指轻巧柔韧的作用，用

中等力度将针下压,并做轻微的提插动作,使针下得气有感觉。

■ 缓:包括两个动作,一是指缓退针;二是指用埋线针缓缓向内推进。当针刺入预定深度后,一边用针芯将针管内的羊肠线缓缓挤出,一边缓慢退针,要出皮肤时,用左手将消毒纱布或棉片按压针孔,如有出血,再放出一些后再按压止血。

■ 查:是将压住埋线穴位的纱布轻轻抬起,仔细查看羊肠线线头是否暴露在外。如未露,则用胶布将纱布固定,以免感染。

#### 4. 埋线刺激量的选择

根据患者的病情、体质和所选择穴位针刺深度采用不同的刺激方式、强度,如对于炎症、热证、痛证及疾病发作期,应加大刺激量,以在大脑皮层形成强烈的刺激灶来压抑、消除和替代病理兴奋灶,即用"快"(局麻时加快推药速度来增强刺激)、"挤"(在针眼处加以挤压出血以泄其邪热)、"粗"(选较粗羊肠线以延长吸收时间)、"动"(埋线时反复用埋线工具加以提插,埋线后在穴位处每日按压1～2次)的方法来泻实泄热,加强其抑制作用。对于虚证、寒证、体弱和疾病缓解期,则采用相反的"慢压"(按压针眼时不使出血)和"细""静"的弱刺激方法,以起扶正补虚的兴奋作用。

#### 5. 治疗疗程

埋线疗法的疗程确定,一是根据疾病的性质、程度而定;二是根据埋线方法和羊肠线吸收情况而定。

(1)病情状况:一般急性患者可以3～5日埋线1次,亚急性可7～10日埋线1次,慢性病可15～30日埋线1次。疗程也是根据病情灵活掌握,一般病情可2～3次为1个疗程,慢性病也可3～5次为1个疗程,顽固性疾病甚至可以10次为1个疗程。1个疗程治疗完后可间隔一定的时间,一般间隔1～2次埋线时间,如每7日埋线1次,疗程间隔期为15天;如每个月埋线1次,则疗程间隔周期为2个月。

(2)埋线方式:根据埋线方式确定频率及疗程,主要是按羊肠线吸收情况而定,但如病情需要而羊肠线还未吸收,则应在离开原埋线点1～2 cm处埋线。

#### 6. 穴位埋线法的常见反应

穴位埋线法在机体不同的经络穴位上给予长久的刺激,使人产生长效针感,导致局部或全身出现不同的反应,这些反应的产生常常与患者经络感传的敏感性和机体的适应性有着较为密切的关系。

(1)局部及全身反应:埋线后1～5日,少数患者可出现局部胀痛、疼痛及硬结,施术处可有乳白色渗液等。部分患者可在埋线后4～24 h内体温上升,一般在38℃左右,局部无感染现象,或伴有周身不适、食欲不佳。这是穴位受到刺激后及经络敏感的正常反应,均属于正常现象,无须处理,一般在1周左右可自行消失。

(2)即时效应:对多种疾病,穴位埋线时往往症状立即获得缓解,甚至消失。常见于各种痛性疾病、运动功能障碍疾病等,如神经血管性头痛、三叉神经痛、坐骨神经痛、腰扭伤、腰腿痛、肩周炎、强直性脊柱炎等。

(3)远期效应:埋线法治疗疾病,不仅能收到立竿见影的近期效果,而且远期疗效甚佳,如治疗妇女功能性子宫出血,多在第24～36 h止血,且多年不易复发。消化性溃疡病亦往往有如此疗效。

(4)连锁效应:采用埋线法治疗某种疾病时,往往使患者其他一些疾病同时获得缓解或痊愈,也称为额外效应。如治疗癫痫病,患者的长期头痛、痛经、月经不调等,均可一并治愈。又如治疗强直性脊柱炎,患者伴有多年的神经衰弱和顽固性失眠等可同时治愈。

### 【作用机制】

#### 1. 中医作用机制

(1)协调脏腑,平衡阴阳:穴位埋线法具有良好的双向调节功能,对各个脏腑阴阳都有调整、修复和平衡的作用。不但可以控制临床症状,而且能够促使病理变化恢复正常。据观察,在足三里、中脘穴埋线,不加用任何手法,结果发现胃肠蠕动强者减弱,蠕动弱者加强。在上巨虚、天枢埋线,对因肠蠕动过慢所导致的便秘和肠蠕动亢进所致的腹泻均有疗效。产生这种作用的原因,一是穴位埋线法本身是一种符合性治疗方法,刺激方法和效应呈多样化,对脏腑功能的调节呈多向性;二是埋线初期刺激强而短暂,后期刺激柔和而持久,对疾病治疗有平衡协调的作用。埋线的整个过程刚柔相济,形成一种复杂的刺激信息,通过经络作用于机体,导致功能亢进者受到抑制,衰弱者产生兴奋,起到调整人体脏腑功能、纠正阴阳的偏胜或偏衰的作用,使之恢复相对平衡,即阴平阳秘的状态。

（2）疏通经络，调和气血：这主要依靠其所具有的针刺效应。一般来说，疼痛与经络闭塞、气血失调有关，有通则不痛、痛则不通的说法，而疏通经络、调和气血就可达到通则不痛的目的。埋线用的针具多为穿刺针，其针体粗大，刺激性强，对许多由于经脉不通的疾病，特别是痛症有良好的效果。有研究表明，穴位埋线法能够转移或抑制与疼痛有关的神经的活动，使经气畅通而达到镇静止痛的效果。故本法可通过疏通经络中瘀滞的气血，使气血调和、经络通利，气滞血瘀的病理状况得以恢复正常。

（3）补虚泻实，扶正祛邪：穴位埋线法的补虚泻实作用与其短期速效和长期续效的特点有关。穴位埋线法前期的穴位封闭效应、针刺效应和刺血效应具有较强的刺激性，往往对实邪造成的病理信息具有强烈的抑制、排除、取代作用，这实际上就起了对病邪的泻的作用。埋线后期的组织损伤的后作用效应、留针及埋针效应、组织疗法效应的刺激则较为缓和，一般具有兴奋的作用，对身体功能减退、免疫力降低者有一定的效果。

2.西医作用机制

（1）穴位封闭效应：埋线开始操作时，首先进行局部麻醉，其作用部位在皮肤。皮肤是十二经脉在皮肤的分区，皮肤通过经络沟通和联系脏腑，它们之间可以相互影响，故局部麻醉产生刺激冲动通过皮部-孙络-络脉和经脉对脏腑产生影响，起到调整脏腑的虚实、平衡阴阳、调和气血的作用。局部麻醉是对中枢与末梢神经的一种综合作用，在整个过程中，有三个阶段的不同变化与效应。

▓ 针刺入皮内及注射药物时产生的疼痛信号传到相应节段脊髓后角，抑制相同节段所支配内脏器官的病理信号传递，并使相应内脏得到调整。

▓ 注药后1~3 min即可选择性地阻断末梢神经及神经干冲动的传导，使患病部位对穴位及中枢神经产生的劣性刺激传导受阻，从而使神经系统获得休息和修复的机会，逐渐恢复正常功能活动。

▓ 局部麻醉后期，穴位局部血管可轻度扩张，促使血液循环及淋巴回流，使局部新陈代谢正常化，改善其营养状况。这些变化产生的特殊刺激经过经络及神经-体液反作用于相应患病部位，使之也得到改善和调整。

（2）针刺效应：穴位埋线作为一种穴位刺激法，同样可起到针刺效应以治疗疾病。埋线时，需要针具刺入穴位、埋入羊肠线，此时即可产生酸胀感觉，由于埋线针具较毫针更加粗大，其刺激感应也更强烈，这与针刺产生的针感及传导是一致的，它通过经络作用于机体，起到协调脏腑、调和气血、疏通经络的作用。

（3）穴位处机体组织损伤的后作用效应：埋线针刺入穴位后，会使局部组织受到一定程度的损伤，受损伤组织释放出的某些化学因子可造成无菌性炎症反应，使局部组织发生一系列生理变化，为损伤的修复创造条件。根据生物泛控制原理，通过神经将损伤穴位需要修复和调整的信息传到神经中枢，激发体内特定的生化物质组合，产生一种特有的泛作用，并通过体液循环在体内广泛分布。由于埋线选取的穴位与患病部位生物学特性相似程度较大，属于一个同类集。所以，当泛作用在修复或调整受损穴位时，患病部位就同时被修复和调整，从而使疾病得到治疗。由于埋线时局部组织的损伤及修复过程较长，其积蓄的作用也较为持久，故其针刺效应和修复时的泛作用得以维持较长时间，使疾病部位得到更完善的调整和修复。

（4）留针及埋针效应：在针灸治疗中，留针和埋针对提高疗效有重要作用。而埋线后，羊肠线在体内软化、分解、液化及吸收的过程，对穴位产生的生理、物理及生物化学刺激可长达20日及4个月，持续时间与羊肠线的粗细成正比。其刺激感应维持时间是任何留针和埋针法所不能比拟的，从而弥补了针刺时间短而易复发及就诊次数多等缺点，使疾病在较长时间里依靠这种良性刺激不断得到调整和修复，故能起到比留针和埋针更好的疗效。

（5）组织疗法效应：羊肠线是羊的肠衣加工制作而成，为异体组织蛋白，将其埋植人体内，有如异种移植，可使人体淋巴细胞致敏，其细胞又配合体液中的抗体、巨噬细胞等反过来破坏、分解、液化羊肠线，使之变为多肽、氨基酸等，最后被吞噬吸收，同时产生多种淋巴因子。这些抗原刺激物对穴位产生的物理及生物化学刺激，使局部组织发炎，甚至出现全身反应，从而提高人体的应激能力，激发人体免疫功能，调节身体有关脏腑器官功能。

**【注意事项】**

1.埋线注意事项

（1）严格无菌操作，防止感染。埋线时操作要轻、准，防止断针。埋线中切记任何生理腔隙都不可埋线，避免损伤组织。

（2）羊肠线最好埋入肌层，不宜埋入脂肪组织中，以防脂肪液化；线头不可露出皮肤；如局部化脓时，有液渗出，或线头露出，可抽出羊肠线，处理好伤口，无菌包扎，并用抗感染处理。

（3）根据不同部位掌握埋线的角度和深度，不要伤及大血管和神经干，更不要直接扎在神经干和大血管上，以免造成不良后果。

（4）皮肤局部有感染或溃烂处不宜埋线，发热、结核活动期、急性心脑血管病患者和意识不清、身体极度衰弱者等不宜使用本法。孕妇妊娠期、月经期和有出血倾向的疾病患者应慎重使用。

（5）埋线后应适当休息，局部不要浸入生水，个别患者对羊肠线有过敏现象时应及时处理。

（6）埋线后1~3日内个别患者出现红、肿、热、痛等无菌炎症性反应现象，应积极进行抗感染处理。

（7）若埋线后出血不止，或神经分布区域皮肤感觉障碍，或所支配的肌群出现瘫痪，应及时抽出羊肠线并给予适当处理。

2．异常情况及处理

（1）类晕针现象：类同晕针，是由于患者体质弱、精神紧张或者过饥、过饱、过劳或体位不当，或医者手法过重等引起患者突然头晕目眩、面色苍白、心慌气短、恶心欲呕、多汗，重者四肢发冷、神志昏迷、唇甲青紫、二便失禁、脉微细欲绝、血压下降。此时应该立即停止埋线，让患者平卧，头部稍低，松开衣带，注意保暖。轻者静卧片刻，嘱咐患者饮温开水或糖水后，即可恢复正常。重者可在上述处理的基础上，针刺水沟、素髎、内关、足三里等，灸百会、关元、气海等穴即可恢复正常。仍然不省人事可考虑配合其他治疗或采用急救措施。

（2）血肿：埋线进出针时误伤血管，导致局部肿胀疼痛，继而局部皮肤呈青紫色。若微量的皮下出血而出现局部小块青紫时，一般不必处理，可自行消退。若局部肿胀疼痛较重、青紫面积大，且影响到活动功能时，可先进行冷敷加压止血，再进行热敷。或者进行局部轻轻揉按，以促进局部瘀血消散、吸收，必要时可结合使用止痛药。

（3）感染：少数患者因为治疗中无菌操作不严格或者手术后伤口保护不好，造成感染。一般在术后3~4日出现局部红肿疼痛加剧，并可伴有发热，应给予局部热敷及抗感染处理。

（4）过敏：个别患者对羊肠线过敏，埋线后出现局部红肿、瘙痒、发热等反应，甚至切口处脂肪组织液化，羊肠线溢出，可进行适当的抗过敏处理。

（5）刺伤神经：如感觉神经损伤，会出现神经分布区皮肤感觉障碍；运动神经损伤，会出现所支配的肌肉群瘫痪；如坐骨神经、腓神经损伤，会引起足下垂或踇指不能背屈。发生此种现象，应及时抽出羊肠线并给予适当的处理，如应用维生素B类药物治疗。如果刺伤神经根、神经干，出现触电样放射感，一般可自行消失，不予特殊处理。

# 第四章
# 腧穴注射法

腧穴注射法又称水针,是选用某些中西药物注射液注入人体腧穴,以防治疾病的外治方法。腧穴注射法是在针刺疗法和西医学封闭疗法相结合的基础之上,根据经络理论和药物治疗原理发展起来的一种外治方法。一方面总结继承了传统中医学的基本理论,运用中医学的整体观进行辨证施治,以发挥经穴的整体调节作用;另一方面又与西医学的局部观相结合,以充分发挥药物的治疗作用。这一方法将针刺的机械性刺激作用、药物对于机体的药理作用、经穴的开合与传导作用等有机地结合,既具有传统中医学的治疗特点与作用途径,又具有西医学的药理作用特点及治疗途径。具有操作简便、用药量小、适应证广、作用迅速等优点,因此其临床应用逐年增多。

## 【工具】

使用消毒的注射器和针头,现在临床使用一次性注射器。根据使用药物和剂量大小及针刺的深浅,选用不同规格的注射器和针头,一般可使用 1 ml、2 ml、5 ml 注射器,若肌肉肥厚部位可使用 10 ml、20 ml 注射器。针头可选用 5~7 号普通注射针头、牙科用 5 号长针头,以及封闭用的长针头等。

## 【操作方法】

### 1. 穴位选择

▪ 一般可根据针灸治疗时的处方原则进行辨证取穴。

▪ 根据腧穴注射的特点,临床上常结合经络、腧穴的触诊法选取阳性反应点进行治疗,即用拇指或示指指腹以均匀的力量在患者体表进行按压、触摸、滑动,以检查其有无压痛、条索状或结节等阳性反应,以及皮肤的凹陷、隆起、色泽的变化等。触诊检查的部位一般是背腰部的背俞穴,如肺俞、心俞、肝俞、胃俞等;胸腹部的募穴,如中脘、巨阙、天枢、期门等;四肢部则沿经络循行路线触摸,尤其是原穴、郄穴、合穴等特定穴及一些经验穴。有压痛等阳性反应者,注入反应点往往治疗效果较好。

▪ 软组织损伤者可取最明显的压痛点;较长肌肉的肌腹或肌腱损伤时,可取肌肉的起止点;治腰椎间盘突出症,可将药液注入神经根附近。

▪ 耳穴根据耳针疗法中耳穴的探查方法选取有关穴位。

### 2. 操作步骤

根据所选穴位的部位不同及用药剂量的差异,选择合适的注射器及针头。局部皮肤常规消毒,用无痛快速进针法刺入穴位,然后慢慢推进或上下提插,待针下有得气感后,回抽一下,若回抽无血,即可将药推入。

一般使用中等速度推入药物;慢性病、体弱者用轻刺激,将药物缓慢轻轻推入;急性病、体强者用强刺激,将药物快速推入。如果注射药物较多时,可以将注射针由深部逐渐退后至浅层,边退针边推药,或将注射器变换不同的方向进行腧穴注射。

### 3. 注射角度和深度

根据穴位所在部位与病变组织的不同,决定针刺角度及注射的深浅。同一穴位可从不同的角度刺入，也可按病情需要决定注射深浅。如三叉神经痛于面部有触痛点，可在皮内注射一"皮丘"；腰肌劳损多在深部，注射时宜适当深刺等。

### 4. 药物剂量及常用药物

腧穴注射的药物剂量决定于注射部位及药物的性质和浓度。一般耳穴每穴注射 0.1 ml，面部每穴注射 0.3～0.5 ml，四肢部每穴注射 1～2 ml，胸背部每穴注射 0.5～1 ml，腰臀部每穴注射 2～5 ml。刺激性较大的药物，如乙醇和特异性药物（如抗生素、激素、阿托品等）一般用量较小，即所谓小剂量腧穴注射，每次用量多为常规的 1/10～1/3。中药注射液的腧穴注射常规剂量为 1～4 ml。常用药物见表 4-1～表 4-3。

#### 表 4-1 常用中药制剂表

| 药　名 | 腧穴注射用量 | 作　用 |
|---|---|---|
| 复方当归注射液（每 1 ml 相当于生药当归、红花、川芎各 0.5 g） | 每次 2～4 ml | 活血，补血，调经 |
| 丹参注射液（每 1 ml 相当于生药 1.5 g）复方丹参注射液（每 1 ml 相当于丹参、降香各 1 g） | 每次 2～4 ml | 活血，祛瘀，止痛，宁心，养神 |
| 板蓝根注射液（每 1 ml 相当于生药 2 g） | 每次 2～4 ml | 清热，解毒，消炎 |
| 威灵仙注射液（每 1 ml 相当于生药 2 g） | 每次 2～4 ml | 祛风活络，活血止痛 |
| 徐长卿（丹皮酚）注射液（每 1 ml 含丹皮酚 6 mg） | 每次 2～4 ml | 祛风止痛，化湿利尿，清热解毒，安神 |
| 肿节风注射液（每 1 ml 含肿节风浸膏 0.5 g，相当于生药 5 g） | 每次 2～4 ml | 祛风通络，活血散瘀，清热解毒，抗肿瘤 |
| 丁公藤注射液（每 1 ml 相当于生药 2.5 g） | 每次 2～4 ml | 祛风湿，活血，止痛 |
| 银黄注射液（每 1 ml 含银花提取物 25 mg，黄芩 20 mg） | 每次 1～2 ml | 清热，解毒，消炎 |

#### 表 4-2 常用维生素类

| 药　名 | 腧穴注射用量 | 作　用 |
|---|---|---|
| 维生素 $B_1$ 注射液 50 mg/支、100 mg/支 | 每次 50～100 mg，针感较强 | 维持神经、心脏和消化系统的正常功能，促进糖代谢，用于维生素缺乏症、神经炎、食欲不振等 |
| 盐酸呋喃硫胺注射液 20 mg/支 | 每次 25～40 mg | 作用较维生素 $B_1$ 注射液迅速而持久，用于各种神经痛、偏头痛、神经炎等 |
| 维生素 $B_6$ 注射液 25 mg/支、50 mg/支 | 每次 25～50 mg，可与维生素 $B_1$ 同用 | 参与氨基酸与脂肪的代谢，用于神经炎、妊娠呕吐等 |
| 复合维生素 B 注射液 2 mg/支 | 每次 2 mg | 用于神经营养不良和维生素 B 缺乏症 |

| 药　名 | 腧穴注射用量 | 作　用 |
|---|---|---|
| 维生素 C 注射液 100 mg/支、500 mg/支 | 每次 100 mg | 参与机体氧化还原过程，增加毛细血管致密性，刺激造血功能，增加对感染的抵抗力 |
| 维丁胶性钙注射液 0.5 mg/支（1 ml） | 每次 1 ml | 促进钙磷向肠道吸收并储存于骨中，维持血液钙磷平衡，用于佝偻病、骨软化症、支气管炎 |
| 维生素 $B_{12}$ 注射液 0.1 mg/支（1 ml）、0.5 mg/支（1 ml） | 每次 0.1 mg | 作用于糖、蛋白质、脂肪物质代谢，用于贫血、神经炎、营养不良等 |

#### 表 4-3 其他常用药物表

| 药　名 | 腧穴注射用量 | 作　用 |
|---|---|---|
| 5%～10% 葡萄糖注射液 500 ml/瓶、25% 20 ml/支 | 穴位深部注射 5%～10% 的溶液，每次用 5～20 ml，或与其他药液同用 | 5%～10% 葡萄糖常用于补充水分和热量。腧穴注射主要是利用溶液渗透压对穴位的刺激作用，浓度越高，刺激作用越大，必要时可选 25% 的溶液 |
| 等渗氯化钠溶液 | 腧穴注射时常与其他药液配用 | 等渗溶液刺激作用小 |
| 注射用水（蒸馏水）2 ml/支 | 每次 0.5～1 ml，疼痛反应较重，故不常用，有时配用其他药 | 对穴位有较强的刺激作用，使穴位处酸、胀、痛的感觉保持较久 |
| 盐酸普鲁卡因注射液 0.5% 20 ml/支、1% 20 ml/支、2% 2 ml/支 | 每次 1～2 ml，使用时应做过敏试验 | 有抑制神经纤维传导和扩张微血管作用，腧穴注射可用 0.5%～1% 溶液，神经阻滞一般用 2% 溶液 |
| 三磷酸腺苷（ATP） | 每次 10～20 mg | 为一种辅酶，参与体内脂肪、蛋白质、糖、核酸、核苷酸的代谢，并能供给能量，用于冠心病、偏头痛、肌营养不良等 |
| 辅酶 A | 每次 25～50 U | 为乙酰化反应的辅酶，对糖、脂肪、蛋白质的代谢有重要影响，用于白细胞减少、紫癜、肝炎、冠心病、肾功能减退等 |
| 硫酸阿托品注射液 0.5 mg/支 | 每次 0.2 mg | 解除平滑肌痉挛，抑制腺体分泌，解除迷走神经对心脏的抑制，解除血管痉挛，散大瞳孔，兴奋呼吸中枢 |
| 硫酸镁注射液 2.5 g（25% 10 ml） | 每次 5 ml | 抑制中枢神经系统，降低血压 |
| 利血平注射液 1 ml/支 | 每次 0.5 mg | 使去甲肾上腺素储备耗尽，降压缓慢、温和、持久；有中枢安定作用，用于高血压及躁狂性精神病 |
| 氯丙嗪 2.5% 1 ml/支、2.5% 2 ml/支 | 每次 1 ml | 有较强安定、镇静作用，另可止吐、降压，主要用于精神分裂症 |

### 5. 疗程

每日或隔日注射 1 次，反应强烈者亦可隔 2～3 日 1 次，穴位可左右交替使用。10 次为 1 个疗程，每疗程间隔 5～7 日。

**【作用机制】**

腧穴注射法是通过多种治疗因素共同作用于机体而产生治疗效果的。这其中,既有中医学范畴内的治疗作用,又有西医学方面的治疗作用。

1.中医作用机制

(1)调和阴阳:《灵枢·根结》曰:"用针之要,在于知调阴与阳。调阴与阳,精气乃光,合形与气,使神内藏。"腧穴注射法是根据证候的属性,通过经穴配伍和药物的作用来调节阴阳的偏盛偏衰,使机体归于"阴平阳秘",恢复其生理功能,从而达到治愈疾病的目的。

(2)扶正祛邪:腧穴的治疗作用常常具有相对的特异性,如膏肓、气海、关元、命门、足三里等穴多有补虚扶正的作用,大椎、曲池、水沟、中极等穴多有祛邪的作用。而注射所用药物更有补虚扶正或祛邪泻实的功效差异,如西药中的维生素类、胎盘组织液、营养补充类药物和中药制剂中的参附注射液、复方丹参注射液、复方当归注射液等,大多具有补偏救弊、扶正祛邪的作用。各种注射用抗生素类及肿节风注射液、清开灵注射液、板蓝根注射等,大多具有祛邪泻实的作用。此外,小剂量、缓注射、进针深度中等、轻度刺激,常被认为具有扶正补虚的作用;反之,大剂量、快速注射,进针或浅表或过深,中重度刺激,常被认为有祛邪泻实的作用。腧穴注射法正是将腧穴、药物及刺激方法的补或泻的作用有机地统一起来,以达祛邪扶正,恢复机体功能的目的。此外,还应根据疾病邪正消长的转化情况,区别标本缓急,随机灵活应用祛邪扶正法则。

2.西医作用机制

(1)对神经系统的影响:腧穴注射触及机体的局部感受器或神经干,由刺激引起兴奋、发生冲动,沿神经末梢经神经干传至中枢,中枢依照当时机体的功能状态产生调节作用,以克服机体原来不能协调的异常现象,从而获得治疗效果。调节作用的具体表现有兴奋和抑制两方面。在一般情况下,每当机体需要兴奋时,腧穴注射后,中枢神经系统将输入的刺激信息经整合,发出兴奋信号,产生兴奋作用;反之,则产生抑制作用。而刺激的质量又是其中的重要环节之一,但同一条件下的刺激所引起不同反应的原因主要是取决于大脑皮层原有的功能状态和个体类型的特征。

(2)对血液成分的影响:大量临床及动物实验研究表明,腧穴注射的刺激具有调整血液成分的作用,如对白细胞、红细胞、血小板、血沉、血糖、血钙、血钠、血钾等血中各种成分和代谢产物如血胆固醇酶类、乳酸、丙酮酸、组胺等,血液的这种调整性变化均有利于病情的好转,对维持机体内在环境的平衡,具有非常重要的意义。而这种调整作用与临床症状改善相平行。

(3)药物对经穴的局部刺激作用:药物注入穴位后,因占有一定空间,对周围组织产生压力,从而刺激局部感受器而产生酸、麻、胀等"针感"样作用,尤其是注药量较大时,这种感觉更强烈,由此通过经络系统而产生平衡阴阳、扶正祛邪、疏调气血等作用,以达到治疗目的。现代研究认为这类刺激可以影响神经系统,反射性地通过神经-体液系统发挥作用,对神经递质的分泌、血液成分、防御免疫系统和各脏器、组织功能产生影响,进而调节各系统的功能而达到防治疾病的目的。

(4)药物的药效作用:腧穴注射同时也是一种局部给药,药物进入体内后,经过吸收、分布、生物转化及排泄等一系列过程,作用于病原体或机体病变部位,以发挥药物的治疗效用。青霉素用药时,患者需肌注百万单位才能有效地控制病情,而腧穴注射用药仅用40万U即可完全控制病情,可见腧穴注射这一给药途径的方向性作用是十分明显的,相同的治疗结果,可明显节省药物。国内也有学者认为,腧穴注射给药可使药物沿经络直达病所,加快药物吸收过程,减少药物作用过程中不必要的"消耗"。动物实验研究表明,腧穴注射给药,其潜伏期明显地较之肌内注射、皮下注射为短,而与静脉直接给药相近。

**【注意事项】**

(1)患者在过于饥饿、劳累、精神过于紧张时,不宜立即注射。对于老年体弱或第一次接受腧穴注射治疗时应取卧位,刺激不宜过强,注射部位不宜过多,用药量可以酌减,以免发生晕针。

(2)治疗时应对患者说明治疗和注射后的反应。如注射后局部可能有酸胀感,4～8 h内局部有轻微不适,有时不适感持续时间较长,但一般不超过1日。如因消毒不严而出现局部有红肿、发热等反应,应及时做消炎处理。

(3)注意药物的性能、药理作用、剂量、配伍禁忌、毒副作用、过敏反应和有效期，并检查药物有无沉淀变质。凡能引起过敏反应的药物如硫酸链霉素、盐酸布鲁卡因等，必须先做皮肤试验，皮肤试验阳性者禁止使用。副作用较为严重的药物，应当慎用或不用。某些中药制剂有时也可能有反应，注射时应注意。

（4）药液不宜注入血管内，注射时如回抽有血，必须避开血管，重新注射。一般药物不宜注入关节腔、脊髓腔，如误注入关节腔内可能引起关节红肿、发热、疼痛等反应，如误注入脊髓腔内有可能损伤脊髓，必须注意。

（5）在主要神经干通过的部位进行腧穴注射时（如内关穴等），应注意避开神经干，进针时缓慢小心，如针尖触及神经干，患者有触电感要稍退针，然后再注入药物，且药量不宜过大，以免损伤神经。

（6）躯干部位注射不宜过深，防止刺伤内脏。背部脊柱两侧穴位针尖可斜向脊柱，避免直刺过深，伤及肺脏，造成气胸。

（7）孕妇的下腹、腰骶部穴及合谷、三阴交等穴，不宜做腧穴注射，以免引起流产。

# 第五章
# 腧穴敷贴法

腧穴敷贴疗法是在经络理论指导下,在辨证论治的基础上,将药物敷贴在体表的特定部位,通过药物和腧穴的共同作用,以防治疾病的一种外治方法。在远古时代,人们就已会用泥土、草根、树皮外敷伤口止血。马王堆汉墓出土的《五十二病方》载有许多外敷方剂,晋代葛洪《肘后备急方》曰"治疟疾寒多热少,或但寒不热,临发时,以醋和附子抹涂背上",南北朝龚庆宣《刘涓子鬼遗方》有猪胆汁外敷治疗痈肿,明代李时珍《本草纲目》载"以赤根捣烂,入元寸,贴于脐心,以帛束定,得小便利则肿消"。

腧穴敷贴法既有穴位刺激的作用,又通过皮肤组织对药物有效成分的吸收,发挥明显的药理效应,因而具有双重治疗作用。应用某些带有刺激性的药物(如毛茛、斑蝥、白芥子、甘遂、蓖麻子等)捣烂或研末,敷贴穴位,可以引起局部发泡化脓如"灸疮",则又称为"天灸"或"自灸",现代也称发泡疗法。若将药物贴敷于神阙穴,通过脐部吸收或刺激脐部以治疗疾病的方法,又称敷脐疗法或脐疗。若将药物贴敷于涌泉穴,通过足部皮肤吸收或刺激足部以治疗疾病的方法,又称足心疗法或脚心疗法、涌泉疗法。

除极少数有毒药物外,本法一般无危险性和毒副作用,使用较为安全方便,对于老年体弱者、药入即吐者尤为适宜。随着西医学"透皮给药系统"研究的不断深入,中药透皮治疗与经络腧穴相结合将为中医外治法开拓广阔的应用前景。

## 【操作方法】

### 1. 选穴原则

腧穴敷贴疗法的选穴原则与针灸选穴原则基本一致。

(1)局部取穴:指选取疾病发生部位局部或邻近部位的腧穴进行贴敷治疗。本法根据每一腧穴都能治疗所在部位局部和邻近部位的病证这一规律取穴,多用于治疗体表部位明显和较局限的症状。如胃病取中脘、梁门等。

(2)远端取穴:指选取距疾病发生部位较远的腧穴进行贴敷治疗。本法根据每一腧穴都能治疗其所属经络及其相连脏腑病证这一规律取穴,应用时可扩展到其表里经的有关腧穴,如胃痛取足三里。对于脏腑疾病,郄穴往往是远端取穴时较好的选择。

(3)随证取穴:指针对某些全身症状或针对病因病机而取穴。本法根据中医学理论和腧穴主治功能取穴,如哮喘取肺俞、定喘等。对于脏腑疾病,往往选择脏腑之气输注于背部的背俞穴和输注于胸腹部的募穴。

(4)按神经分布取穴:指根据人体生理解剖基础,按照脊神经及其所形成的神经丛、神经干的分布而取穴。如内脏发生疾病时可选用相应节段的夹脊穴来治疗。

### 2. 剂型种类

在临床上,根据病情及药物性能的不同,有多种不同的剂型,如贴敷散剂、贴敷膏剂、贴敷糊剂等。

（1）散剂：是将一种或多种药物粉碎成细粉过筛，均匀混合而成的干燥粉末。可将药物填放脐部进行治疗。

（2）糊剂：是将药物研成细末，酌情使用水、醋、酒、鸡蛋清或姜汁等，调成糊状，贴敷腧穴上，外盖纱布，胶布固定。

（3）膏剂：是将所选药物熬制成膏或者制成外贴膏药或软膏，主要有软膏剂、硬膏剂。

1）软膏剂：按基质不同分为油膏、乳膏、水膏、类软膏、凝胶剂、涂膜剂。一般以凡士林、液状石蜡等油脂性为基质，有研和法、熔和法、乳化法三种。

2）硬膏剂：按基质不同分为铅硬膏和贴膏剂。

■ 铅硬膏：在常温下为半固体或固体，应用时加热，使膏药微熔，然后贴于穴位上。

■ 贴膏剂：指中药提取物、中药或化学药物与适宜的基质和基材制作而成，可产生局部或全身性作用的一类片状外用制剂，包括橡胶膏剂、巴布膏剂、贴剂。①橡胶膏剂：将洗净的生胶通过加热干燥或晾干后，浸入适量的溶剂汽油中制成凝胶状，依次加入凡士林、羊毛脂、松香、氧化锌等制成基质，再加入药物，搅拌成均匀膏浆，或者加入油脂性药物等，待溶胀后再加入其他药物和立德粉或氧化锌、松香等，炼压均匀，涂膏，切割，盖衬，包装。②巴布膏剂：是将药材提取物、药物与适宜的亲水性基质混匀后，涂布于裱褙材料上制得的外用剂型。③贴剂：运用现代透皮吸收新技术将中药提取物或化学药物与适宜的高分子材料制成的一种薄片状贴膏剂，制备工艺较为复杂。其特点：生物利用度高；给药剂量准确，吸收面积固定，可以维持恒定的血药浓度；药效持久，有效延长经络穴位的刺激作用，充分体现了"长效针灸"新理念，使用简便、无疼痛。

（4）饼剂：是将药物研成细末，加适量的水调拌均匀，制成大小不等的药饼，贴敷病变局部或腧穴；或将新鲜植物的根茎、茎叶等捣碎，制成药饼，烘热后贴敷腧穴，外用纱布覆盖，胶布固定。

（5）丸剂：是将药物细粉或药物提取物加适宜的黏合剂或辅料制成的球形制剂。

（6）泥剂：是将中药捣碎或碾成泥状物，可以添加蜜、面粉、乙醇等物质以增加其黏湿度。

（7）熨贴剂：是将中药研成细末装于布袋中，或直接将药粉或湿药饼贴敷于穴位上，再用艾灸或其他方式在所敷药物上进行温熨。

（8）浸膏剂：是将中药粉碎后用水煎熬浓缩成膏状，然后直接将浸膏剂敷于穴位上。

（9）膜剂：是将中药成分分散于成膜材料中制成膜剂或涂膜剂，然后将膜剂固定于穴位上或直接涂于穴位上成膜即可。

（10）锭剂：是将药物研成极细细末，经细筛筛过后，加水或面糊适量，制成锭形，烘干或晾干备用，使用时加冷开水磨成糊状，然后涂布于穴位处。

（11）水（酒）渍剂：是用水、酒或乙醇等溶剂浸泡中药，使用时用棉垫或纱布浸蘸涂于穴位处。

（12）鲜药剂：是采用新鲜中草药捣碎或揉搓成团块状，或将药物切成片状，然后贴敷于穴位上。

【作用机制】

1. 抗菌消炎和促进伤口愈合

部分中药有抗菌、抗病毒的化学成分，因而对局部有良好的抗感染作用。同时部分药物还有抑制或杀灭真菌的作用。腧穴敷贴还可促进细胞的增生分化和肉芽组织的增长速度，在一定程度上加速伤口愈合，同时能促进巨噬细胞的吞噬作用，提高局部抗感染能力，还有调节胶原代谢的作用，对伤口愈合有重要意义。

2. 提高免疫

腧穴敷贴可刺激皮肤的神经末梢感受器，通过神经系统形成新的反射，从而破坏原有的病理反射联系；而药物的刺激也可在大脑皮层形成一个新的兴奋灶，遗留下痕迹反射，改变下丘脑-垂体-肾上腺皮质轴的功能状态，改善机体的免疫状态，增强机体抗病能力。如慢性支气管炎患者在夏季穴位贴敷，可以不同程度地提高红细胞 C3b 受体花环率和淋巴细胞绝对值，这提示穴位贴敷有调节免疫功能的作用，能增强机体非特异免疫力，降低过敏性。

3. 提高药效

西医学研究认为穴位给药的生物利用度明显高于一般给药，因腧穴对药物具有敏感性和放大效应。通过药物对皮肤的刺激引起皮肤和患部的血管扩张，促进局部和周身的血液循环，增强新陈代谢，改善局部组织营养，提高细胞免疫和体液免疫功能。此外，经皮肤吸收的药物极少通过肝脏，也不经过消化道。一方面可避免肝脏及各种消化酶、消化液对药物成分的分解破坏，从而使药物保持更多的有效成分，更好地发挥治疗作用;另一方面也避免了因药物对胃肠的刺激而产生的一些不良反应。所以,本法可以弥补药物内治的不足,对于衰老稚弱者、病药格拒、药入即吐者尤宜。

近年来,人们还将透皮吸收促进剂引进中药外治领域,使药物呈分子或亚分子状态均匀地分布于基质中,以利于迅速、均匀的透皮吸收进血液循环,既促进了外用药物的吸收,又保持了血药浓度的稳定。

**【注意事项】**

1.一般注意事项

(1)凡用溶剂调敷药物,需随调配随贴敷,以防蒸发变干。若用膏药贴敷,在温化膏药时应掌握好温度,以免烫伤或贴不住。

(2)对胶布过敏者,可改用无纺布制品或用绷带固定贴敷药物。

(3)对刺激性强、毒性大的药物,贴敷穴位不宜过多,贴敷面积不宜过大,贴敷时间不宜过长,以免发疱过大或发生药物中毒。

(4)对久病体弱及有严重心脏疾病、肝脏疾病、糖尿病等患者应慎用,使用药量不宜过大,贴敷时间不宜过久,特别是一些有毒药物和峻下利水药,在贴敷期间应注意病情变化和有无不良反应。

(5)对于孕妇、幼儿,应避免贴敷刺激性强、毒性大的药物。在使用过程中,如出现皮肤过敏,如瘙痒潮红、出现小水疱等,应立即停用。有些药物如麝香等孕妇禁用,以免引起流产。

(6)对于残留在皮肤的药膏等,不可用汽油或肥皂有刺激性物品擦洗。

(7)贴敷部位有创伤、溃疡、对药物或敷料成分过敏者禁用,颜面部位慎用。

2.异常情况处理

(1)中毒:某些外敷药物含有有毒成分,不宜内服。配制好的这类药物须妥善保管,防止儿童误食中毒。对于剧毒药物如斑蝥、砒石等,外用也不可过量或持续使用,创面大者更加不宜使用,以防止吸收中毒。

(2)水疱:在贴敷药物处出现水疱十分常见,主要因药物刺激或胶布过敏所致。水疱的大小与性别、年龄有一定关系,儿童及青壮年女性水疱常较大,青壮年男性及老年人水疱常较小。临床上常专门采用某些具有刺激性的药物如斑蝥、毛茛、墨莲草、大蒜等贴敷穴位,使贴敷局部皮肤充血、发热及表皮下渗液形成水疱,以此达到防病治病的目的。这种方法又称天灸疗法或发疱疗法。如需防止局部起疱或发疱过大,可先在穴位处擦油类少许,如石蜡油或植物油,亦可适当缩短贴敷时间。若皮肤发疱,可将贴敷物取下,对小水疱表面涂以龙胆紫任其自行吸收。水疱较大者可用消毒三棱针从水疱下端挑破,排出液体,或用一次性注射器抽出泡液,然后涂以甲紫,外用消毒敷料覆盖。操作过程中尽量保持水疱处皮肤完好。

(3)疼痛:部分患者贴敷后会感觉疼痛或出现痒麻等现象。疼痛的程度与患者的年龄、性别及皮肤的个体差异有一定关系,儿童、青壮年妇女多疼痛较剧烈,老年患者则多能忍受。烧灼性剧痛,敷药后数分钟即可产生,除去药物后仍可能持续一段时间。一般而言腧穴敷贴药物后在敷药处出现热、凉、麻、痒或轻中度疼痛属于正常现象,无须处理,待达到所要求的贴敷时间后除去药物即可。如贴敷处有烧灼或针刺样剧痛,患者无法忍受,可提前揭去药物。

(4)过敏:为腧穴贴敷治疗过程中常见现象之一,轻者表现为局部皮肤瘙痒、发红、丘疹或水疱,重者可出现局部溃烂,主要因药物或胶布刺激皮肤所致。轻度过敏者,可适当缩短每次贴敷治疗时间和延长两次治疗的间歇时间。夏季天热出汗多,尤其应当注意。对胶布过敏者,可改用纱布、绷带固定。严重过敏者较少见,这种情况可能与患者的过敏体质有关,故医生对初次贴敷患者应仔细询问是否有过敏病史或家族过敏史,家庭使用贴敷疗法时也应留意这方面的内容。

(5)感染:感染的出现率较低,这可能与许多贴敷药物本身有显著抗感染作用有关。临床上为防止感染发生,所选用的药物须除去杂质,穴位要严格消毒,夏季贴敷时间应相对缩短。贴敷后局部如有丘疹、水疱者,须保护好贴敷面,防止继发感染。一旦有感染发生,须对症处理。

# 第六章
# 腧穴磁疗法

腧穴磁疗法是应用磁场作用于人体经络腧穴以治疗疾病的一种外治方法。我国应用磁石治病已有悠久的历史,如《神农本草经》记载了应用磁石治周痹风湿、肢节肿痛等,历代医家还有以磁石治疗小儿惊痫、喉痛、痈肿、脱肛、耳聋、头昏等病证的记载。

早在公元前239年,我国便有了"磁石召铁"的记载。汉代司马迁的《史记·扁鹊仓公传》叙述了在西汉初期,便开始"自炼五石"治病,这五石是指丹砂、雄黄、白矾、曾青、磁石。《神农本草经》也有关于磁石的特性及治疗周痹、风湿、肢节肿痛等疾病的记载。南北朝时期的医学家陶弘景,在《名医别录》将磁石治病的适应证扩大到"养肾脏,强骨气,益精除烦,通关节,消痈肿、鼠瘘、颈核、喉痛、小儿惊痫"。还讲到饮用磁石炼水治病,这是磁化治病的最早应用。唐代医学家孙思邈在《千金要方》中指出,治疗金创出血用"磁石末缚之,止痛断血",并已将磁石从汤剂扩大应用于病变局部。到了宋代,已有完全利用磁石上所具有的微弱磁场为患者外敷治病的记载,如《圣惠方》中记述磁石"治小儿误吞针,用磁石如枣核大,磨令光,钻作窍,丝穿令含,针自出"。这种直接利用磁石吸铁的特征来吸取体内异物的方法,可以说是原始的磁吸器的应用。到了明代,磁石在医疗上的应用又有新发现,出现近似现在的贴敷磁疗片的治疗方法。李时珍在《本草纲目》中已将磁石正式载入,讲到磁石治疗诸般肿毒时说"吸铁石三钱,金银藤四两,黄丹八两,香油一斤,如常煎膏贴之";在讲到磁石治疗脱肛时还说"磁石末面糊调涂囟上,入

后洗去",囟顶之上相当督脉之百会穴。近代,更有运用磁石作为主要原料的磁石丸、磁朱丸、磁石养肾丸、磁石散和磁石酒等,这说明在中医学的实践中,早就肯定了磁石的治疗作用,在使用上已有从煎剂服到研末调涂、从丸散膏丹到单纯磁场的应用方法。

磁疗法与针灸疗法在取穴上有相同之处,也有不同之处,它的区别是:磁疗法使磁体接触人体表面,磁力线进入人体,患者无痛觉和其他不适的感觉。针灸则是把针刺入人体内,患者有痛、麻、酸、胀等感觉。腧穴磁疗法以其物理功能和腧穴效应在人体起到治疗作用,是一种中西医相结合的理疗方法。

## 【仪器】

### 1.仪器种类

(1)旋转磁疗机:在微型电动机的转轴上装上一个小圆盘,盘上安装2~4块磁强较高的永磁体,磁块随圆盘转动。当同名极安在同一面时,转动产生脉冲磁场;而异名极安在同一面时,转动产生交变磁场。治疗转速一般为3 000~5 000次/min,治疗时应将旋转头贴近治疗穴位。

(2)电磁感应治疗机:由电磁体(电磁线圈或电磁铁)通以电流(直流或交流)产生磁场,所产生的磁场可以是恒定磁场或交变磁场。临床上所用的大部分是交变磁场,交变磁场频率一般为50 Hz,磁场强度为0.05~0.3 T。磁头有多种形式,适用于人体不同部分,如圆形多用于胸腹部和四肢、凹形多用于腰部、环形则多用于膝关节等。

（3）磁按摩机：在电动按摩机的按摩头上嵌上2～4块磁强较高的永磁体，开机后，按摩机震动，带动磁体上下震动，形成脉冲磁场，从而叠加按摩和磁疗的双重作用。

（4）综合磁疗机：同机能输出数种型式的磁场和脉冲电流，可进行多种治疗。如交变磁场和脉动磁场组合，或者交变磁场和恒定磁场组合。此外，还可输出单向和双向脉冲电流用于电-磁综合治疗。

2. 器材

（1）磁片：圆形磁片常用规格为直径 8～10 mm，厚 3～5 mm；长方形磁片常用规格为 10 mm×15 mm，厚 3～5 mm。表面磁场强度为 500～2 000 GS。这些磁片适用于穴位贴敷。

（2）磁珠：用永磁材料制成不同大小的磁珠，直径 1～2 mm 的小磁珠适用于耳穴贴敷磁疗，直径 3～5 mm 的大磁珠适用于身体各部穴位的贴敷治疗。

（3）磁带：将多个磁片按一定距离装在布带上，做成磁带，常用的有磁腰带、磁膝带、磁踝带、磁腕带等，使磁片对准相应部位的穴位进行磁疗。

【操作方法】

1. 治疗方法

（1）磁疗机法：患者卧位或坐位，暴露穴位。将磁疗机的磁头置于穴位上，打开电源开关，调节适合的强度，一般每穴治疗 5～15 min。磁头过热时，可在穴位上垫以纱布或更换磁头，防止烫伤。治疗完毕后，按相反顺序关闭机器，将磁头取下。

（2）穴位贴磁法：根据治疗部位和疾病的不同，可采用单置法、对置法和并置法。

▪ 单置法：只使用一块磁片，将其极面对准穴位贴敷固定，这种方法用于局限的浅表部病变。

▪ 对置法：将两块磁片的异名极面以相对的方向贴到肢体面侧的穴位上，如内关对外关等。

▪ 并置法：若选用的穴位比较近，则根据同名极相斥的原理，用同名极并置法，使磁力线深达内部组织器官。

（3）磁带法：将磁腰带、磁腕带、屈膝带、磁踝带置于体表穴位上，或用弹性带固定在穴位上。它不需胶布粘贴，可避免胶布对皮肤的刺激，使用方便，可整日或睡眠时佩戴，适宜长期治疗各种慢性病。

2. 治疗剂量和疗程

按人体磁疗的总接受量分为小量（3 000 GS 以

下）、中等量（3 000～6 000 GS）、大量（6 000 GS 以上）等。剂量的选择，一般老人、小儿及体弱者开始用小量，若疗效不明显可逐渐增加剂量；青壮年体质好者开始即可用中等量或大量。急性疾病开始时用小量或中等量，慢性疾病开始即可用中等量或大量。此外，还可根据治疗部位、疾病性质等考虑剂量。

磁疗的疗程，一般 20～30 日为 1 个疗程，急性病 6～10 日为 1 个疗程，慢性病可 30～60 日为 1 个疗程，每疗程间隔 1 周左右。磁疗时间一般每次 20～30 min，每日或隔日 1 次。磁片贴敷可连续进行，根据病情定期复查，一般贴敷 1 周后间隔 1～2 日再贴。

【作用机制】

1. 理化机制

磁场对生物体的作用是复杂的，作用的基础是磁场对体内生物电和生物高分子磁矩取向的影响，使生物体产生一系列的理化反应。磁疗的基本原理就是通过磁场对人体的作用而影响人体电流分布、荷电微粒的运动、膜系统的通透性和生物高分子的磁矩取向等，使组织细胞的生理、生化过程改变，产生镇痛、消肿和促进血液、淋巴循环等作用。磁疗法可以利用高科技的磁性材料作用于人体的经络、穴位和患病部位，通过磁场使磁力线透入人体组织深处，以达到预防及治疗疾病的效果。

2. 治疗机制

（1）镇痛作用：大量的临床病例证实，磁疗法对神经性疼痛、损伤性疼痛、痉挛性疼痛等均有良好的镇痛效果，甚至对某些晚期肿瘤患者也有一定的止痛效果。其作用的机制可能与以下因素有关：① 提高致痛物质分解酶的活性，使组胺、缓激肽、5-羟色胺等致痛物质分解而止痛。② 促进血液循环，改善组织营养，纠正组织的缺血、缺氧，加速炎性渗出物的吸收、消散，缓解神经末梢压迫。③ 降低末梢神经的兴奋性，阻滞感觉神经的传导。④ 促使脑垂体及丘脑下部的内啡肽含量升高。

（2）消肿作用：磁疗法能明显减轻局部或肢体的肿胀，对急性扭挫伤、外伤性血肿、产后会阴撕裂、炎性外痔等均有较好的疗效。

（3）消炎作用：磁疗法对于磁场作用范围内的浅层炎症有较好作用，临床上常用于治疗呼吸系统炎症、麦粒肿、脉管炎、炎性外痔、肌腱炎、软骨膜炎及皮肤的浅表炎症等。

临床脑穴特种疗法备要·上篇 脑穴特种疗法基础

（4）镇静作用：磁疗法有改善睡眠、延长睡眠时间和缓解肌肉痉挛、减低肌张力等作用，临床上常用于神经衰弱和失眠的辅助治疗。

（5）降压作用：磁疗法有一定的降压疗效，尤其是对早期高血压有明显疗效。一般认为磁疗的降压作用与解除毛细血管痉挛、减少外周阻力有关。

（6）对神经系统的作用：对磁场作用最敏感的是神经系统，而其中又以丘脑下部和大脑皮层最为敏感。有人通过对疲劳状态下驾驶员进行穴位磁刺激，观察发现磁疗法有利于改善心脏自主神经系统的功能状态，可在一定程度上缓解精神疲劳。磁环穴位内植对癫痫的治疗也有较好的疗效。

（7）对内分泌系统的作用：强磁场可引起机体应激反应，伴有促肾上腺皮质激素和 11-羟皮质酮的释放。下丘脑垂体肾上腺系统、胰岛、甲状腺、性腺等都对磁场的作用有感受性，神经内分泌系统和免疫系统对电磁场刺激反应最为敏感。

**【注意事项】**

（1）白细胞总数在 $4 \times 10^9/L$ 以下者忌用。如磁疗患者平时白细胞计数较低，在磁疗中应定期复查血象。当白细胞计数较前更为减少时，应立即停止治疗。

（2）严重的心、肺、肝脏病及血液病、急性传染病、出血、脱水和高热等忌用。

（3）皮肤破溃及出血处忌用；体质极度虚弱、新生儿和孕妇忌用。

（4）磁片和皮肤之间，应有一层隔垫物，以免磁片可能引起对皮肤的刺激，或由于汗液的浸渍使磁片生锈。

（5）进行贴敷磁片治疗时一般 2 日内可能出现心悸、恶心、呕吐、短暂性呼吸困难、嗜睡、乏力、头晕和低热等副作用。如副作用轻微，且能坚持者，可继续治疗；若副作用严重不能坚持者，应停止治疗，并做对症处理。

（6）磁片不要接近手表等电子产品，以免被磁化。

# 第七章
# 腧穴电针法

腧穴电针法是用电针器输出脉冲电流,通过毫针作用于人体经络穴位以治疗疾病的一种外治方法,是毫针与电流两种刺激的结合,这种方法不但提高了毫针的治疗效果,而且扩大了针灸的治疗范围。

电针法的适应范围与毫针刺法基本相同,可广泛应用于内、外、妇、儿、五官和骨伤等各种疾病,并可用于针刺麻醉,尤常用于各类痛证、骨关节病变、肢体瘫痪、脏腑疾患、五官疾患、神经症和预防保健等。

## 【仪器】

电针法使用的器械为电针仪,其种类较多,规格各异,目前临床常用的主要有以下几种。

### 1. 晶体管脉冲电针机

本类电针机有体积小、重量轻、耗电少、输出功率高、无噪声、不受电源限制、安全可靠、频率和波型可以穴位神经刺激仪等优点,常用的有 G6805 型电针治疗仪,韩氏穴位神经刺激仪。

### 2. 音频振荡电针机

本类电针机是利用音频振荡器将 20～20 000 Hz 范围内声波转换成一种不断变化、频率不同的正弦波交流刺激电流。其与脉冲电流的不同点在于不易引起人体的耐受性,长时间治疗作用不减。

## 【操作方法】

先把电针仪的强度调节旋钮调至零位(无输出),再将电针仪上每对输出的两个电极分别连接在两根毫针上。一般将同一对输出电极连接在身体的同侧,尤其在胸背部的穴位上使用电针时,不可将两个电极跨接在身体两侧。然后接通电源,再调节强度旋钮,逐渐加大,以免给患者造成突然的刺激。临床治疗时,一般持续通电 20 min 左右,从低频到中频,使患者出现酸、胀、热等感觉或局部肌肉呈节律性的收缩。通电较长时间后,患者会逐渐产生适应性,即感到刺激渐渐变弱,此时可适当增加刺激强度,或采用间歇通电的方法。治疗结束后,把强度调节旋钮逐渐减小,调至零位,再关闭电源。

## 【作用机制】

临床常用的几种电针仪理化原理各不相同,以脉冲电针仪为例,脉冲电是指在极短时间内出现的电压或电流的突然变化,然后恢复常态。根据电流的大小和方向,可分为直流脉冲电和交流脉冲电。直流脉冲电因本身性质现已较少用于电针。交流脉冲电具有周期性,从零开始突然发生电量变化,方向先指向一段,然后回零,再向另一端,再回零,完成一个周期。现多通过多谐振荡器输出方波,获得临床所需的疏密波、断续波与脉冲波型,以治疗不同性质的疾病。

## 【注意事项】

(1) 电针仪需定期检修后使用或更换新导线。使用前必须检查其性能是否良好,输出是否正常,以免因输出导线折断而影响治疗。

(2) 电针法应用时,电流量需根据患者病情需要逐渐增大,切勿突然变化,以免造成不良后果。通电时间不宜过长,一般以 20 min 为宜。

(3) 一般不在胸背部、近心脏部、近延髓、脊髓部行电针治疗,以防通电后对患者造成不必要的损伤,孕妇慎用电针。

(4) 针刺时要比一般体针的进针深度略浅一些,以免通电后由于肌肉收缩致针刺深度发生变化而发生意外事故。

(5) 接受电针治疗时,要求患者体位舒适。年老、体弱、醉酒、饥饿、过饱、过劳等,不宜电针。精神病患者在使用电针时应固定其体位,并随时注意其表情和反应,以防发生意外。

(6) 电针扶突、人迎等某些穴位时,不可进针太深或电刺激量过大,以免引起类晕针症状,一旦出现须立即将针退出或减小刺激量。

# 第八章
# 腧穴激光照射法

腧穴激光照射法是应用激光照射穴位表面或穴位深处以治疗疾病的一种外治方法,又称激光针灸、激光针或光针。具有活血通络、消肿止痛、扶正祛邪、调和阴阳的功效。

从 20 世纪 60 年代问世以来,激光因其无痛、无菌、简便、安全、强度可调和适应范围广等特点,在医学领域日益广泛应用,为临床治疗提供了新手段。1973 年西德学者将激光引入针灸领域,1975 年制成了 He-Ne 激光腧穴治疗仪。目前,常用的激光腧穴治疗仪主要有 He-Ne 激光治疗仪、氢离子激光治疗仪、$CO_2$ 激光治疗仪和掺钕钇铝石榴石激光针灸仪等。

## 【仪器】

能产生激光的装置称为激光器,激光器由三个基本部分构成,即激光工作物质、激发能源和光学谐振腔。国内应用于腧穴激光照射法的激光器有多种,均为小功率激光器,现将常用者分述如下。

### 1. He-Ne 激光腧穴治疗仪

He-Ne 激光器是一种原子气体激光器,由放电管、光学谐振腔、激励源三部分组成,激光腧穴治疗的光源为红色,工作物质为 He-Ne 原子气体,发射波长 6 328 Å,功率从 1 mW 到几十毫瓦,光斑直径为 1~2 mm,通过柔软的导光纤维,可随意投射到穴位上。这种小功率的 He-Ne 激光束能穿透 10~15 mm 深的组织,可代替毫针来刺激穴位而达到治病的目的,是针灸最常用的激光器。

### 2. $CO_2$ 激光腧穴治疗仪

$CO_2$ 激光是由工作物质 $CO_2$ 气体分子受电击后所产生的激光束,波长 10.6 μm,属中红外光。$CO_2$ 激光照射穴位时,既有热的作用,又有类似毫针的刺激作用。目前,多用 20~30 W $CO_2$ 束,通过石棉板小孔,照射人体腧穴(以温暖为度),起到类似针和灸的双重作用。

### 3. 掺钕钇铝石榴石激光针灸仪

$CO_2$ 激光的主要缺点是进入皮肤深度太浅,只有 0.2 mm,仅皮肤表浅层起作用。若将其光源改为钕钇铝石榴石近红外激光,则当激光进入皮下组织层时,还有相当大的强度,可引起组织深部的强刺激效应。

## 【操作方法】

使用激光照射治疗仪之前,必须检查机器性能是否良好,地线是否接好,保证无漏电、混线等问题后方可使用,否则易发生触电或致机器烧毁。常用的腧穴照射法有直接照射法、散焦照射法和光导纤维传输照射法,国产各种激光器的操作方法基本相似,下面以 He-Ne 激光针灸仪和 $CO_2$ 激光针灸仪为例介绍其操作方法。

### 1. He-Ne 激光腧穴针灸仪

(1)根据取穴部位,指导患者采用舒适稳定的体位,暴露治疗穴位。

(2)接通仪器电源,He-Ne 激光器应发射出红色的光束,激光管点燃后,再调整电流至激光管最佳工作电流量,使激光管发光稳定。

（3）若以原光束直接照射，照射距离一般为 30～100 mm。若以光导纤维传输照射法，激光输出端可直接接触穴位皮肤照射。激光束应垂直于穴位，使光点准确照射在穴位上，光点直径不应大于 10 mm。

（4）照射剂量尚无统一标准，一般小功率 He-Ne 激光器始出功率为 10 mW 以下，每次可照射 5 min 左右，每日照射 1 次，照射 10 次为 1 个疗程。慢性顽固性疾病可照射 3 个疗程以上，每疗程间隔 7～10 日。

2. CO₂ 激光腧穴针灸仪

（1）根据取穴部位，指导患者采用舒适稳定的体位，暴露治疗穴位。

（2）首先打开水循环系统，检查水流是否通畅。依次开启低压、高压开关，并调至激光器最佳工作电流量。

（3）缓慢调整激光器，以散焦光束照射治疗部位。照射时，应以有孔石棉板放置在激光器与穴位之间，使散焦光束通过小孔照到穴位上（仪器附有可见光引照光路系统）。

（4）照射距离一般以 150～200 mm 为宜，使穴位有舒适的热感，勿使过热，以免烫伤。

（5）每次治疗 10 min 左右，每日 1 次，7～12 次为 1 个疗程，疗程间应间隔 7 日左右。

**【作用机制】**

1. 理化机制

激光是一种受激辐射而发出的光，这种受激辐射的光子在光学谐振腔内来回反射振荡，具有波动性和微粒性，也遵循光的反射、折射、透过和吸收等规律，并有聚焦和散焦等性能，以及频率一致、方向一致、位相一致、偏振一致和单色性好、相干性好、指向性好及强度大等特性。

2. 治疗机制

激光在机体发生的效应主要是热效应、压力效应、光化效应和电磁场效应等。这些变化复杂多样，它随激光的种类、输出方式、强度和照射方式不同而有差异，也与被照射组织的性质、生物物理特性和功能状态等有密切关系。现将临床常用的几种腧穴激光治疗仪的治疗原理分述如下。

（1）He-Ne 激光：呈红颜色，一般输出功率是 1～20 mW，主要作用基础是光化效应和电磁场效应。He-Ne 激光照射治疗能扩张局部血管，加速血液循环，提高人体免疫功能，增强局部组织的抗感染能力，发挥消炎作用。同时能提高痛阈和耐痛阈，降低末梢神经兴奋性，使局部组织的 5-羟色胺含量降低，减轻局部充血和水肿，有镇痛作用。激光照射后，可使成纤维细胞增多，刺激上皮细胞的合成代谢过程，有促进伤口或溃疡的修复愈合、加速骨折愈合和促进断离神经再生等作用。腧穴激光治疗仪采用的低功率照射，能刺激一些酶的活性，刺激神经末梢，激发局部与全身代谢和免疫功能等，还可调整内分泌系统的功能。此外，通过对穴位的刺激与经络的调整，也可以产生局部和全身的生理效应，从而发挥治疗作用。低功率 He-Ne 激光照射的刺激作用有一定的规律，小量刺激作用明显，量大反而起抑制作用。刺激效应有累积作用，一般从照射第 3 日（每日 1 次）起逐渐增强，到 10～17 日效应最强，继续下去就会逐渐减弱，最终可能会变成抑制作用。

（2）CO₂ 激光：属红外线激光，它的主要作用基础是热效应。腧穴激光治疗仪疗法采用的是低功率 CO₂ 激光散焦照射，这种照射具有调整经络的作用，并能扩张血管，改善血液循环，促进细胞吞噬作用，增强新陈代谢，改善组织营养和降低神经肌肉兴奋性等，因而具有抗炎、消肿、镇痛及解痉等治疗作用。

**【注意事项】**

（1）使用穴位激光照射时，应注意避免直视激光束，以免损伤眼睛。工作人员及面部照射的患者，应佩戴防护眼镜。操作人员还应做定期检查，特别是进行眼底视网膜检查。

（2）照射部位的准确性与疗效关系密切，照射时光束一定要对准需要照射的患处或穴位，嘱患者勿移动体位，以免照射部位出现偏差。

（3）若照射治疗中出现头晕、恶心和心悸等类似晕针的现象，或出现轻度的腹胀、腹泻和月经周期紊乱等副作用，应增加照射距离，缩短照射时间，减少照射次数，或停止治疗。

（4）激光室内不宜放置能反光的物品。照射时间的长短，应根据不同疾病和患者体质情况酌定。一般认为照射时间长，功率大，刺激量亦大，具有泻的性质；时间短，功率小，刺激量亦小，具有补的作用。

# 第九章
# 腧穴红外线照射法

腧穴红外线照射法是应用红外线照射人体腧穴，产生热效应，以温通经络、宣导气血而治疗疾病的一种外治方法，又称为红外线光针。这种方法无烟、无味、热作用较深、热量恒定、易于调节、操作简单方便，适应证基本同艾灸疗法，故临床应用广泛，尤其对于风、寒、湿证具有明显的治疗作用。

红外线是太阳光线中众多不可见光线中的一种，于 1800 年由英国科学家赫歇尔发现，红外线又称为红外辐射、热辐射，是波长 760 nm～1 000 $\mu$m 的电磁波。医用红外线是指波长为 760 nm～400 $\mu$m 的一段红外电磁波，红外线的生物学作用基础主要是热效应。根据生物学特点红外线光谱实际分两部分，即深透人体组织的近红外线和作用于皮肤的远红外线。近年来，医用红外线技术已经取得了广泛而迅速的发展，红外线装置在医疗上的应用为大量的医学问题提供了具体的解决方法。

## 【仪器】

红外线治疗仪器的结构比较简单，主要是利用电阻丝缠绕在瓷棒上(涂上红外线涂料)，通电后电阻丝产热，使瓷棒温度升高，一般不超过 500℃。反射罩多用铝或铜制成，能可以反射 90％左右的红外线。发出的光线绝大部分为远红外线，其中最强的辐射是波长 4～6 $\mu$m 的红外线。此外，还有红外线灯，临床应用有可见光红外线灯和不发光红外线灯。

### 1. 发光红外线灯

常规发光红外线灯通电工作时发出约 95％短波红外线(近红外线)、4.8％的可见光和 0.1％的紫外线光源。还有一种特制的发光红外线灯，称为石英红外线灯，是将钨丝伸入充气的石英管中构成的照射器具，这种灯辐射效率高，有的在石英管壁上涂有反光涂料，使热效率更高，其加热和冷却的时间短，均不超过 1 s。

发光红外线灯辐射的波长范围在 350 nm～4 $\mu$m，属红外范围者为 760 nm～4 $\mu$m 的辐射波，其中绝大多数辐射波长为 800 nm～1.6 $\mu$m，因此主要为近红外线。灯的功率一般在 150～1 500 W 不等。

### 2. 不发光红外线灯

通电工作时不发光，或仅呈暗红色的辐射器称为不发光红外线灯。这种辐射器发出的红外线波长为 770 nm～7.5 $\mu$m，大部分辐射波长为 2～3 $\mu$m，属于远红外线。其功率为 50～600 W。大者可达 1 500 W。

## 【操作方法】

(1) 选择合适的辐射器，照射肩、手、足部的穴位可选用 150～250 W 的小灯，治疗腰、背、腹、躯干或双下肢等大部分穴位时可用 500～1 000 W 的大灯。治疗头面部或患者厌烦强光刺激时，则宜采用不发光的红外线灯。

(2) 患者取适当体位，裸露照射部位，检查照射部位的温度感觉是否正常。并嘱患者在治疗过程中勿随意活动，以免烫伤。

(3) 将辐射头移至照射部位(穴位)上方，距离一般是 500 W 以上者 50～60 cm，250～300 W 为 30～

40 cm,200 W 以下者 20 cm 左右。

（4）通电工作 3～5 min,应询问患者温热感是否适宜,以免强度不足或灼伤。

（5）每次治疗时间 20～30 min,每日 1～2 次,10～20 次为 1 个疗程。治疗结束时,将照射部位的汗液擦干,患者应在室内休息 10 min 左右。根据病情需要可采用局部药物涂布配合红外线照射疗法。

**【作用机制】**

1. 理化机制

医用红外线根据其波长不同,又可分为近红外线（短波红外线）和远红外线（长波红外线）两部分。

（1）近红外线:波长 760 nm～1.5 μm,这段波长的红外线穿透能力较强,透入人体组织较深,可直接穿透 3～10 mm,具有明显的光电作用和光化学作用。

（2）远红外线:波长 1.5～400 μm,这段波长的红外线穿透能力较弱,只能透入人体组织 0.5～2 mm,能引起分子和分子中的原子旋转或摆动加强,改变分子动能,从而产生热。

2. 治疗机制

人体组织吸收红外线后,使细胞分子运动加速,局部产热、组织温度升高。红外线对人体治疗作用的基础就是这种温热效应。其具体疗效,一方面与照射的方式、剂量等因素有关;另一方面与病理改变的特点和整体的功能状态也有非常密切的关系。根据红外线对人体的穿透性不同,有人主张选用近红外线以加热到组织深部,也有人主张应用远红外线,依靠经络传导和热扩散发挥治疗作用。两者应用的疗效有何显著差异尚无确切的统计,需进一步研究。

（1）扩张血管作用:红外线照射的热作用能使皮肤毛细血管扩张充血,血流加快,同时由于组织温度升高,新陈代谢旺盛,加强组织的营养过程,加速组织的再生能力和组织细胞活力。

（2）解痉作用:红外线的热效应可使肌梭中 γ-传出神经纤维的兴奋性降低,牵张反射减弱,致使肌张力下降,对肌肉有松弛作用,可解除肌肉的痉挛和缓解牵张疼痛。

（3）镇痛作用:红外线疗法通过多途径共同发挥镇痛作用,如可通过温热作用降低感觉神经的兴奋性;干扰痛感向中枢传递作用;吸收和减轻肿胀,使组织内张力下降;改善血液循环,缓解肌肉痉挛等。

（4）消炎作用:红外线除可改善血液循环、促进吸收外,尚可使小动脉及毛细血管周围出现白细胞移行、浸润;吞噬细胞功能增强,抗体形成增多,免疫功能增强,故对浅层组织的慢性炎症有效。对急性炎症则可能导致渗出增多,使炎症扩散,故不宜用。

（5）改善局部血液循环:红外线可通过神经和体液两方面促进血管扩张,血管扩张后,血液和淋巴液循环的加速,促进了组织中异常产物的吸收和清除,使局部组织营养得以改善。

（6）促进组织修复:红外线可增强修复细胞的再生,有利于组织的修复和愈合。能促进肉芽和上皮生长,减轻术后粘连,使瘢痕软化,缓解瘢痕挛缩,恢复关节功能,防止废用性肌萎缩。

**【注意事项】**

（1）有出血倾向、高热、恶性肿瘤、活动性肺结核、闭塞性脉管炎、重度动脉硬化等情况者禁用。

（2）检查照射部位对温热感是否正常,避免烫伤;对皮肤知觉迟钝者,或瘢痕、植皮部位或缺血肢体照射时,要及时询问患者感觉和密切观察局部皮肤反应。

（3）治疗时应向患者说明不要移动体位,防止碰触灯具灼伤,照射过程中如有感觉过热、心慌、头晕等反应时,需立即告知医生。

（4）避免直接辐射眼部,照射部位接近眼睛或光线可射及眼睛时,可戴深黑色防护眼镜或用浸水的棉花或纱布遮盖双眼,以防红外线对眼的伤害。

（5）红外线照射时患者应有舒适的温热感,皮肤可出现淡红色的均匀红斑,若出现大理石状红斑为过热表现,皮温以不超过 45℃ 为准,否则可致烧伤。治疗后如发现皮肤某一处有红紫斑,应考虑有过热可能,可局部涂硼酸软膏或凡士林油,防止起疱。

（6）将灯移至照射部位的上方或侧方,功率 500 W 以上,灯距应在 50～60 cm 以上;功率 250～300 W,灯距在 30～40 cm;功率 200 W 以下,灯距在 20 cm 左右。

（7）血循障碍部位、较明显的毛细血管或血管扩张部位,一般不用红外线照射。

# 第十章
# 腧穴微波照射法

腧穴微波照射法又称为微波针法,是一种通过特殊辐射器或针灸针,将小剂量的微波输入人体的穴位和经络,从而达到治疗疾病作用的一种外治方法。它具有针刺、温热和电脉冲的综合效应,操作简单,无痛舒适,针感强,作用深透,剂量准确可调,疗效可靠。现广泛应用于神经系统疾病、运动系统疾病、内脏疾病及五官科疾病的治疗。

【仪器】

1. 治疗仪种类　微波治疗仪由机械设备和附属品两大类构成。

■ 机械设备:微波由天线辐射输出,其电磁波有近场和远场之分,治疗时取近场。微波发生器主要元件为磁控管,其电磁能量从谐振腔内发出,经同电缆传输于反射罩内的天线,由反射罩集束后向人体组织辐射。

■ 附属品:装有天线的反射罩称辐射器,其类型有圆形辐射器、长形(或矩形)辐射器、马鞍形辐射器、外耳辐射器、聚焦和体腔辐射器。由于辐射器形状和结构的不同,它们辐射出来的能量在分布上有一定的特点,这些特点决定了辐射器的应用范围。圆柱形聚焦辐射器,它可将微波能量集中于相当小的区域,从而加强刺激强度,多用于关节、肩、腰等区域的腧穴及乳腺部位的治疗;长形(或矩形)辐射器能量最高处在其纵轴的中心,多用在长形区域上的腧穴,如脊柱、肢体等部位的腧穴。

(1)微波辐射治疗仪:主要由磁控管(微波发生器)和辐射器两部分构成。微波发生器是把直流电能变为超高频电磁能的一种变换器。它的工作原理是通过磁场对运动电子的作用,产生电子轮辐,并使之与高频电磁场做能量交换,而产生超高频电磁波。辐射器采用圆柱形聚焦辐射器,它可将微波能量集中于相当小的区域,从而加强刺激强度。

(2)微波针治疗仪:由电源、磁控管、脉冲发生器、隔离三通功率均衡器、锃针照射器(针头)和照射器活动支架等组成,其工作原理同前。

2. 微波类型

(1)根据波长不同,可将微波分为三个阶段

■ 分米波(波长 10～100 cm):临床分米波疗法中常用的波长为 69 cm(433.9 MHz)、65 cm(460.1 MHz)、33 cm(915 MHz)。

■ 厘米波(波长 1～10 cm):临床厘米波疗法中常选用的波长为 12.25 cm(2 450 MHz),它已超过厘米波段的范围,但为了与分米波疗法有所区别,仍称其为厘米波疗法。

■ 毫米波(波长 1～10 mm):目前临床已很少采用。

(2)根据作用方式不同,又可将微波分为三类

■ 非接触型:辐射治疗时,微波辐射器(有多种形状)不接触皮肤。微波在空间反射、散射(亦称漏能)较大。

■ 接触型(又称聚焦型):辐射治疗时,微波辐射器与皮肤接触,漏能较少。

■ 体腔型：辐射治疗时，需将辐射器放入体腔内（直肠、阴道、外耳道等），漏能较少。

不同的辐射器，由于形状、结构及采用的治疗方法不同，在辐射治疗的过程中漏能的数值差别较大，临床上须加以重视。

### 【操作方法】

#### 1. 微波辐射治疗仪

接好仪器的电源、天线和各连接线，开启低压预热 3 min。患者取舒适的体位，裸露照射穴位。将毫针刺入所选穴位，行针得气，把微波针灸仪的天线接到针柄上，用支架固定好天线位置，再分别调节各路输出的功率，使微波沿针输入穴位。输出大小以患者感觉舒适为度。成人使用电压不超过 25 V，小儿不超过 20 V，一般以 17～18 V 为宜。每次每穴 5～20 min。治疗完毕，将输出功率旋钮转到零位，关闭输出开关，取下天线，起针。术后皮肤常有红晕或红斑，此为正常现象。每日或隔日 1 次，10～15 次为 1 个疗程。此外，也可用微波理疗机直接照射穴位或患处，将微波辐射器（探头）对准穴位或所需治疗的体表肌肤，打开输出旋钮，选择适当的频率和输出功率，以患者有温热感为宜进行辐射治疗。

#### 2. 微波针治疗仪

开机前先检查各部件及连接情况是否完好。先开低压预热 3 min，并调整脉冲输出至所需剂量，再将时控开关旋钮（定时器）JN 时针调至所需时间，再调整微波输出功率至治疗所需剂量。当红灯熄灭即治疗时间已到，把微波与脉冲输出调至零位。治疗结束时，切断电源即可。治疗剂量除了根据医生的规定外，还需根据患者的主观感觉来控制，若发现患者有不良反应，应停止治疗。

#### 3. 微波治疗剂量

微波治疗剂量的分级是指患者吸收微波功率和照射治疗时间，但目前微波照射治疗很难确定患者吸收微波功率的数值。微波治疗仪的输出功率仪表所指示的数字，因结构及转化等原因，不能很好地反映照射体吸收微波功率的数值。目前，微波照射治疗剂量主要以患者的主观温热感作为剂量等级，这是很不客观的。由于所采用的仪器技术状况各异，对微波辐射治疗的剂量等级的确定差异很大。一般认为，最弱剂量或称无热剂量是指患者接受微波治疗时，无温热感觉，一般功率密度小于 0.36 W/cm² （以辐射器面积

计算）；弱剂量相当于 0.36 W/cm²（20～50 W）；中等剂量常用 0.56 W/cm²（50～90 W），患者有温热的感觉；强剂量常用 1.5 W/cm²（90～120 W），以患者耐受为度。

微波的剂量与很多因素有关，故以上参数仅供参考。在体表距离相同的情况下，微波辐射器的形状对剂量有较大的影响。当接触照射的照射面积较小时，一般照射功率不超过 10 W，而常用的辐射器多置于距离人体 3～10 cm 范围，以免引起灼伤或达不到治疗目的。人体组织构造的不同对微波能量的吸收相差极大，如皮肤表面反射 10%～60%，脂肪组织和肌肉界面反射 30%。基于此，应根据具体情况确定微波应用剂量。

### 【作用机制】

#### 1. 理化机制

微波波段介于无线电波与光波之间，因而它的物理特性有同于光波之处，但微波的产生、传输及测量等则不同于光波，也不同于无线电波。微波对人体的某些系统和器官有明确的影响，从多方面观察，微波的治疗作用与短波、超短波和一些温热疗法相似，其主要作用为热效应。但微波的热效应尚有其自身的特点：微波的作用较深，其热量也可以较准确地控制，在治疗中热量强度不会随着作用时间的延长而逐渐降低；与红外线等光辐射相比，微波的作用亦较深，红外线很难深越过脂层，而微波则很易穿透脂层达肌层；与短波和超短波相比，微波的热主要在肌层而不在脂肪层。除此之外，微波还具有红外线等所没有的非热效应，其主要治疗作用表现为改善局部血液循环、解痉止痛和消炎。

#### 2. 治疗机制

（1）微波生物效应：机体对所吸收微波的能量作用的反应是由于所有组织根据吸收能量的多少而发生的细胞活动变化的综合结果。微波治疗的生物效应的基础主要为热效应和非热效应。

■ 热效应：在微波作用下，机体组织产生发热效应。在一定时间内，产热与微波作用时间成正比，当超过这一限度则发生下降，这个时间一般为 20 min。在微波使组织温度升高的过程中，局部组织内动、静脉显著扩张，血流速度加快，血液循环量显著增加。局部血液循环增强，局部的氧和营养物质的供给增多，白细胞和抗体的供给增加，使代谢过程加

强,局部组织营养改善,组织再生能力提高,同时代谢产物及炎症产物也加速排泄,从而增强机体的防卫功能。所以,临床上一定剂量的微波辐射具有解痉、止痛的作用和促进炎症消散及加速创口修复过程等作用。

■ 非热效应:微波的非热效应(热外效应)在较低强度($<10$ W/cm$^2$)作用时,表现特别明显。例如,反复接受强度不大、不引起明显温度升高的微波辐射后,可使神经系统等方面发生改变,如嗜睡、心动过缓、血压下降等。小剂量微波辐射短时间作用于细菌,在尚未达到明显加温作用时,即出现有丝分裂的停止。但其产生的机制目前尚不十分清楚,有待于深入研究探讨。

(2)微波对某些系统和器官的治疗作用

■ 神经系统:短期中、小剂量的微波辐射可加强神经系统的兴奋过程,大剂量辐射则可使之抑制,长期辐射可使大脑皮层细胞活动能力减弱。对自主神经有似迷走神经的作用,长期小剂量微波作用,可引起疲乏、嗜睡和心动徐缓等症状。对周围神经可降低痛觉和减弱支配肌张力的 γ 纤维活动,因而能止痛和使肌肉松弛而缓解肌肉痉挛。

■ 心血管系统:微波作用于心前区,可有心率减慢,心电图中的 T 波波幅变低,房室传导延长,血压下降等现象;短时间、小剂量微波治疗心肌梗死患者,有止痛和改善血液循环的作用。

■ 呼吸系统:小剂量微波作用于健康动物肺部时,可见呼吸变慢,肺轻度充血,肺泡间隙有少量白细胞浸润;作用于肺炎动物时,可见体温、白细胞、血沉等指标改善明显。临床观察中也见小剂量或中等剂量微波能较好地改善急性肺炎患者的通气功能,从而起到良好的治疗作用,明显缩短病程。

■ 消化系统:小剂量微波能加强胃肠的吸收功能,对分泌和排空功能亦有调节作用。临床实验证明,小剂量微波治疗对消化性溃疡及肝炎均有较好疗效,但大剂量或将对疾病痊愈起相反作用。

■ 内分泌系统:用治疗剂量辐射关节痛、皮肤病患者的肾上腺投影区,可使肾上腺皮质储备功能增强,血中抗炎激素增加,促炎激素减少,电解质代谢转为正常,提示交感肾上腺系统的功能得到改善。用分米波作用于溃疡病患者甲状腺区,发现血清甲状腺素(T$_4$)和碘甲状腺素(T$_3$)含量升高,临床症状显著减轻或消失,促进溃疡愈合。

■ 血液:微波辐射后,能使血流加快,红细胞脆性增加,血中胆碱酯酶活性下降,磷含量降低,组胺含量及血浆中总蛋白含量也有轻微变动。在治疗剂量的微波多次作用机体后,白细胞总数和中性粒细胞均减少,嗜酸性、嗜碱性粒细胞和单核细胞却有不同程度的增多,淋巴细胞也稍有增加。

**【注意事项】**

(1)对老年人及儿童要慎用微波治疗。老年人血管功能差,弹性差,脆性大;儿童则对热不敏感,易致烫伤。

(2)微波施用于有循环功能障碍的局部时应谨慎,一般应从小剂量开始,逐渐增加辐射剂量。

(3)眼区治疗时,剂量不宜过大,不应超过 30 W,距离不少于 5 cm。头部大剂量治疗时,患者应戴防护目镜。

(4)微波对成长中的骨组织有损害,能破坏骨骺,因此成长中的骨骺和骨折后骨痂未形成前不宜在局部辐射。

(5)靠近眼睛、睾丸、脑等部位的腧穴不宜做微波针灸治疗。避免辐射睾丸部位,睾丸对微波很敏感,如果辐射使睾丸的温度超过 35℃,则可能使睾丸组织变性,影响精子生成,进而影响生育能力。

(6)操作时,不要扭转、曲折输出同轴电缆,否则容易损坏机器。

(7)使用时,注意天线的内外导体之间不要发生碰撞,以免形成短路而烧毁机器。

(8)有出血倾向、高热、晚期高血压、治疗部位感觉障碍等患者和孕妇忌用。

# 第十一章
# 腧穴割治法

腧穴割治法是用手术刀切开穴位,割取出一些皮下脂肪或结缔组织,从而达到缓解病痛的一种外治方法。本法为生理上的刺激疗法,不仅可以促进机体的分泌和代谢,改善血液循环,增强免疫能力,而且能通过改变高级神经的活动,阻断原有病理条件反射,调整自主神经功能,使某些功能性或病理性的疾病缓解或治愈。

割治疗法有着悠久的历史,是在古代铍针应用的基础上发展起来的。随着科学技术和医疗卫生事业的发展,现已基本被手术刀所代替。

## 【工具】

普通外科手术刀,止血钳,缝合针,缝合线,消毒敷料,局部麻醉药物等。

## 【操作方法】

### 1.术前准备

用 2% 甲紫在准备施术的穴位或部位上做标记,然后用 75% 乙醇在施术部位扩大消毒,铺以洞巾,戴无菌手套,准备好手术器械。局部用 2% 利多卡因或 1‰ 盐酸普鲁卡因注射麻醉。

### 2.基本技术

医者以左手拇、示二指舒张按压割治穴位的两旁,右手持手术刀纵行切开皮肤,不宜过深,一般切开皮层即可,切口长 0.5～1 cm。用止血钳分离切口,暴露脂肪组织,摘取黄豆大或蚕豆大的脂肪组织,再将血管钳深入切口处皮下或探向周围,进行滑动按摩,以使局部产生酸、胀、麻或向四周扩散,呈传导样感

觉。其刺激强度、感觉轻重,当依据病情性质和患者体质强弱而定。手术完毕,切口可缝合一针,敷盖消毒纱布,包扎固定,7 日后拆线。每次割治 1～2 穴,两次割治之间需间隔 7～10 日。可在原部位上或另选穴位进行。

此外,尚有划割法,如皮肤表面划割法。即常规消毒,用刀片轻轻割划皮肤表面,以见血为度。每个穴位处划割 2～3 下即可,一般可隔日 1 次,5 次为 1 个疗程,视病情决定疗程数。还有口腔黏膜割治法,即面瘫割治法。即在口腔深处上下大臼齿之间黏膜上,做横向由里向外的划割。每次 2～3 划即可,然后快速将提前准备好的盐水纱布块上放少许白砂糖,贴在被割治的创面上,闭口休息 10～20 min。每日 1 次或隔日 1 次,5 次为 1 个疗程。

### 3.常用的手掌、脚掌割治部位

■ 掌1:示指第1指节掌面正中。主治:支气管哮喘。

■ 掌2:手掌侧,第2、第3掌骨间隙掌侧,示指与中指根部联合下约 0.5 cm 处。主治:慢性支气管炎、胃肠疾患。

■ 掌3:手掌侧,第3、第4掌骨间隙掌侧,中指与环指根部联合下约 0.5 cm 处。主治:支气管炎,支气管哮喘。

■ 掌4:手掌侧,第4、第5掌骨间隙掌侧,环指与小指根部联合下约 0.5 cm 处。主治:神经衰弱、偏头痛、胃肠病等。

■ 掌 5：即鱼际穴。主治：小儿疳积等。

■ 掌 6：大陵穴向掌心方向 1.5 cm 处（不宜过深）。主治：慢性胃炎、胃肠神经症、肠炎等。

■ 掌 7：神门穴向环指、小指间隔方向 1.5 cm 处。主治：胃溃疡等。

■ 癌根 1：在第 1 跖趾关节向内过赤白肉际一横指，拇屈肌腱的外侧。主治：脐以上至剑突下的内脏肿瘤，如胃、贲门、食管下段的癌瘤。

■ 癌根 2：在第 1 跖趾关节后、向内过赤白肉际各一横指，在涌泉穴内下方。主治：脐部以下内脏肿瘤及淋巴结转移瘤。

■ 癌根 3：直对距跗关节向内过赤白肉际一横指。主治：剑突以上肿瘤，如食管上中段、肺、颈、鼻咽部等处肿瘤。

■ 再生：由足内、外踝后缘引垂直线水平交于足底正中处，大约相当于脚底后 1/4 与前 3/4 交界处之正中。主治：脑部肿瘤。

■ 瘤根：在第 1、第 2 腰椎棘突间旁开 3.5 寸处。主治：肝癌、食管癌等。

**【作用机制】**

本法有祛邪以平阴阳、化瘀血以通经络、强机体以抵抗疾病的作用。对一些顽固性、难治性疾病有较好的疗效。割治疗法可以促进细胞新陈代谢，激活衰竭细胞的活性。同时，可以迅速清除大脑和血管中的瘀积和毒素，改善神经细胞的异常状态，调整脏腑功能，从而有效防止病情迁延和反复发作。

**【注意事项】**

（1）严格选择主治疾病，详细询问病史，做好术前检查。局麻时，要行普鲁卡因过敏试验。

（2）患有严重心脏病、高血压、出血倾向等疾病，应慎用或不用。

（3）割治过程中，必须加强无菌观念，严格消毒，以防感染。割治不得过深，以免损伤血管、神经或韧带等。

（4）术中要严密观察患者的反应，如有头晕、恶心等晕针感觉时，应暂停操作，令患者平卧休息、饮热水等。

（5）术后须观察一段时间，确定患者无不良反应后，方可让患者离开。割治 2～3 日后，患者常有不同程度的全身不适症状，如食欲不振、乏力、关节疼痛、局部不适等，一般不必做特殊处理，多在 7～9 日后自然消失。对于局部疼痛症状明显者，可做一些抗炎治疗。术后 1 周内割治过的部位不宜着水浸湿，以免发生感染。

（6）术后须休息 2～3 日，并注意饮食，防寒保暖。

# 第十二章
# 腧穴热电磁药熨法

腧穴热电磁药熨法始创于 20 世纪 80 年代末、90 年代初，于 1990 年 10 月申请专利并公开，发明人为内蒙古自治区中蒙医研究所的唐大鸣。这种疗法开创了传统药熨疗法与现代物理学热电磁有机结合的新篇章。

## 【仪器】

热电磁药熨是一种具有温热效果，集药物透析和电磁波辐射的多重治疗作用为一体的治疗方法。该方法一方面根据传统的药熨理论利用电热给药物加温，以达到药熨的作用；另一方面根据现代理疗技术，利用电热激发热电磁板，使其能辐射出对人体有治疗作用的电磁效应。

## 【操作方法】

药熨装置由发热体、热电磁板和药熨垫三部分组成，可制成不同规格的外形及大小。根据患者所患疾病部位将药熨垫放置于腧穴或患部，并利用束缚带或三角巾进行固定，接通电源（220 V）即可，每次治疗时间以 30～40 min 为宜。根据患者所患疾病性质可在治疗部位涂抹相应的药物以提高疗效，如跌打损伤、风湿痹痛、骨质增生等涂擦药酒、骨友灵等。

## 【作用机制】

腧穴热电磁药熨疗法是根据传统药熨、针灸理论结合现代电子技术研制而成的一种具有加热、药物透皮、电磁波辐射功能及腧穴刺激的方法。一方面利用电热加温药物（以雷公藤为主），以达到传统药熨作用，加温一般不超过 65℃；另一方面利用热能激发电热磁板，使其辐射出具有治疗作用的电磁波，从而达到热、磁、药物穴位多方面治疗作用。

## 【注意事项】

避免过长时间使用仪器而导致低温烫伤。

# 第十三章
# 腧穴直流电药物导入法

腧穴直流电药物导入法,是指应用穴位透入仪等特种仪器,通过直流电作用将药物离子导入人体穴位以治疗疾病的方法。它具有电脉冲刺激和药物作用双重效应,操作简单、无痛舒适、疗效确切,临床上广泛应用于神经系统、运动系统、循环系统、消化系统疾病的治疗。

## 【仪器】

腧穴直流电药物导入法主要是利用直流电将能够电解的药物解离成离子,或非电解质与水分子或离子结合,形成"推动效应"从而被动运输至皮肤内,最终实现药物通过皮肤进入体内。

### 1. 直流电离子导入仪

采用低频直流电波形,但直流电离子导入时往往存在刺痛感,易损伤皮肤,现已较少应用于临床。

### 2. 脉冲电流离子导入仪

常用 50 kHz 脉冲电流进行药物导入,其中频电频率较高,能降低皮肤的阻抗,升高深部组织的温度;电极下皮肤无明显刺痛,克服了直流电药物离子导入的缺点。

## 【操作方法】

患者采取舒适的体位,暴露出要治疗的穴位。

(1)将浸药的药垫平整地放置在穴位上,上置衬垫和电极板,再用沙袋压迫固定。

(2)检查电极板的极性与仪器极性是否正确。一切准确即可开机。

(3)缓慢调节输出电流量,注意电流表指示并观察患者反应,至穴位微有麻刺感,无疼痛为度。

(4)治疗过程中不得改变正负极,不得移动电极及体位等。变换极性时,必须关机。

(5)一般情况每次治疗 20 min,每日 1 次,10～15次为 1 个疗程,每疗程间休息 5～7 日。

## 【作用机制】

### 1. 理化机制

直流电药物导入法是利用直流电场内同性电荷相斥、异性电荷相吸原理,将药物离子导入人体穴位。在直流电的作用下,阴离子和阳离子定向移动。如果阴极衬垫中含有带负电荷的药物离子,或者阳极衬垫中含有带正电荷的药物离子,由于同性相斥、异性相吸的原理,通电后,带电荷的药物离子就会向反方向移动而进入体内。因此,阳离子药物从阳极导入,阴离子药物从阴极导入。药物溶液中被离解成离子的成分,主要经过皮肤汗腺管口和毛孔进入皮内,或经过黏膜上皮细胞间隙进入黏膜组织。

大多数药物离子导入体内较浅,主要分布在皮肤浅层,有些离子可导入较深层的组织,甚至深达 1～2 cm 以上。一部分药物离子借直流电经汗腺管导入体内后,便较长时间停留在皮肤的表层,形成所谓的皮肤"离子堆",这些离子仍保持其原来的药理特性。药物离子在皮肤内蓄积时间的长短,在一定程度上与所用药液浓度、电流强度、通电时间成正比关系。但不同种类的药物离子,由于其理化、生物特性不同,在皮肤内存留的时间有很大差异。这些药物离子在进入人体后,一部分离子失去原来的电荷,变成原子或分子状态,保持该药物原来的药理性能,在局部与某些组织成分发生化学反应,产生局部治疗作用;还有一部分进入组织间隙,经淋巴流和血流分布到身体其他部位,对远隔组织器官甚至全身产生影响;还有一些能集中于对该药物有亲和力的脏器,产生靶向作用。

2.治疗机制

(1)直流电作用:直流电作用于穴位,不仅对电场作用区的组织产生作用,而且还能通过反射作用对远隔部位产生影响。

(2)药物作用:导入的药物进入相应的组织后,即可发挥其特有的药理作用。如抗生素的抑制作用,组胺扩张毛细血管、增加通透性的作用等。

(3)经穴作用:导入的药物离子直接作用在经络腧穴上,而腧穴对药物具有敏感性和放大效应,从而使药物通过腧穴、经络产生局部或全身的效应。

【注意事项】

(1)操作前先检查治疗部位皮肤是否清洁完整,感觉是否正常,皮肤破损处及感觉迟钝处不宜放置电极,以免灼伤。

(2)根据疾病及治疗的需要决定正负电极的放置,仔细检查电极板与仪器的极性是否相符。药物离子的极性必须与电极板的极性一致,用前应仔细检查。

(3)接通电源后,应缓慢增加输出电流的强度,治疗中应经常询问患者的反应,如有疼痛及烧灼感等不正常反应时,应立即关机检查原因。

(4)药垫最好用一次性滤纸,用后丢弃。若用棉绒布做药垫,必须标明符号,分别供不同种药物专用。

(5)配制药液的溶剂一般用无离子水、蒸馏水或乙醇。

(6)治疗后如有皮肤瘙痒反应,应涂止痒药膏,并警告患者不要搔破,以免感染。

# 第十四章
# 水针刀法

水针刀法是在腧穴注射法与针刀法的基础上创新研制出的一种集中医针灸、腧穴注射、无开放性手术为一体的综合型方法。既具有针刀的剥离松解作用，又能根据疾病需要注射不同的药物或消毒过滤后的氧气，同时可以留置药线，达到综合治疗的目的。

水针刀法的发明为骨伤科疾病、脊柱相关性疾病等多种临床疑难杂症提供了一种新的行之有效的治疗方法。水针刀法是在20世纪80年代中期，由我国学者吴汉卿依照中医"治之于外，调之于内"的原理，发明并逐渐推广使用的。

## 【工具】

水针刀是一种将腧穴注射器与针刀刀头等多种功能融合在一起的新型注射治疗型手术器械。水针刀由葫芦型注射器、空心针体和刀头组成，根据水针刀的结构及用途不同有不同的型号（图14-1）。水针刀体细、质硬、中空，具有较大弹性，刀口小且锋利，为达到避免手术创伤和治疗效果，水针刀的精密度有较

高的要求，日常要精心对刀具进行维护。

使用水针刀前，要细心检查针体、针刀头，发现隐约断裂、卷刃，要停止使用；发现卷刃要在油石上磨利，同时注意用盐水、乙醇反复冲洗针体内的异物，严格高压消毒后再用。使用后，也需检查并用盐水反复冲洗针体内的异物，然后用苯扎溴铵或戊二醛浸泡3 h后，严格高压消毒后备用。

## 【操作方法】

水针刀的操作需按照"一明二严三选择"的操作规程进行。一明即对所治疗的疾病要明确诊断；二严则是要严格掌握适应证、严格无菌操作；三选择包括体位选择、治疗点选择和刀口方向选择。

1. 水针刀定位法

（1）立体三角定位法：对骨关节病变的治疗，根据人体软组织立体三角平衡学原理，水针刀在骨关节周围选择治疗点，一般在关节周围进行三针法定位，应用骨膜扇形分离法治疗。

（2）痛点结节定位法：对于软组织结节部位，水针刀定位一般是在病灶阳性结节部位选择治疗点，可应用水针刀纵横摇摆分离法治疗，根据病变层次不同，逐层分离病变结节。

（3）痛点远端定位法：针对肌筋膜炎病变有压痛、酸胀不适但没有软组织结节者，该病变主要为肌筋膜的无菌性炎症引起。水针刀治疗点选择时，按痛点远端3.5～5.5 cm处定位，通过水针刀或小号皮磁针，由此处向痛点的方向进针2.5～3 cm，应用筋膜扇

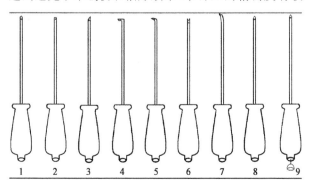

图14-1 水针刀

形分离法。对顽固疼痛者可以留置磁线。

（4）骨膜交叉对应定位法：对于部分顽固性疼痛的病变，根据人体对应补偿功能，按人体关节对应部位交叉选取治疗点。

（5）对应平衡定位法：对内脏疾病及顽固性疼痛疾病的治疗，根据人体内脏疾病在体表的生物信息作用及反射规律，水针刀治疗点可在脊背九大诊疗区及胸腹部对应区选取治疗点，进行筋膜扇形分离法分离。

### 2. 水针刀法进针方法要领

水针刀法治疗效果是否显著，与医者手法操作是否规范、灵活、准确有着直接的、密不可分的关系。因此，强调刀随心神走、游离筋骨间，重视手腕技巧。

### 3. 水针刀执刀方法

（1）执笔式持刀法：以拇、示二指紧捏刀柄，中指放在卡尺处掌握针刀的深度，环指和小指为杠杆力支点。适用于多数水针刀。

（2）杠杆式执刀法：以拇、中二指紧捏针柄，以示指为卡尺轻轻按压针体并掌握进针深度，中指为杠杆力的支点。主要用于鹰嘴水针刀的临床治疗。

### 4. 水针刀进针方法

（1）快速刺入法：用于血管、神经分布少且痛觉敏感部位，如肌腱炎、腱鞘炎等。

（2）慢速摇摆进针刀法：用于神经、血管丰富处。肌肉丰厚处给予加压摇摆，以避开血管、神经。

（3）垂直进针刀法：用于四肢、躯干部，如肩背、腰臀部、四肢肌肉丰厚处等。

（4）斜行进针刀法：用于枕部、肩峰下、肩胛内上角、尾骨、髌骨下缘、踝关节和脊柱两旁等处。

### 5. 水针刀具体操作步骤

水针刀手法根据人体的病因学动静态失衡的原理，创立了刀静患动法、双手动静针刀法的操作方法，在针刀分离时强调了"内动外不动"。

■ 浅刺注药→深刺回抽→行水针刀松解术→注药，注氧。

■ 浅刺注药→深刺回抽内容物→行水针刀松解术→注药，注氧。

## 【作用机制】

### 1. 药物局部作用

水针刀法将药物注入局部痛点，可以起到"液体松解剥离"的作用；同时药物中的局部麻醉药，具有抑制神经末梢向心性的疼痛传导，能直接解除肌痉挛，松弛毛细血管，改善微循环，促进致痛物质的吸收，减少无菌性物质渗出，抑制无菌性炎症的发生，从而起到活血通络、消炎、止痛作用。

### 2. 内病外治的药理效应

根据中医的脏腑、经络理论的"内属于脏腑，外络于肢节"的基本原理，水针刀法在机体局部阳性反应点、背部腧穴点、内脏疾病反应点，以及脊神经、自主神经的出发点注射，并根据不同疾病，选用有效药物及滤过氧气，注入以上最敏感部位，从而达到"治之以外，调之以内"的作用，可起到强烈的"内病外治"的作用。

### 3. 松解作用

水针刀具有与针刀有相同的松解作用，其松解作用原理与针刀法相同。

### 4. 针刺作用

水针刀兼具针、刀、注射疗法的综合作用，其针刺的作用与激痛点针法相似，通过对激痛点进行松解、剥离，达到"不通则痛，以松治痛"的治疗目的。

### 5. 氧气的"气体松解"作用

水针刀注射药物与松解治疗的同时，可注入一定量的滤过氧气，以起到气体松解作用，可改善病灶区的缺氧状态，解除肌痉挛与软组织粘连。适用于慢性软组织损伤、支气管哮喘、中风后遗症等。

### 6. 药物埋线作用

对于一些反复发作的疾病，水针刀在注药、松解的同时，可留置医用药线、药物浸泡过的羊肠线。一方面可发挥药物对疾病的药物效应；另一方面可发挥与腧穴埋线法相同的作用。

### 7. 消除软组织无菌性炎症的作用

水针刀法根据不同疾病，选用有效的药物，注入最敏感的部位，使药物直达病灶区，减少了药物作用过程中不必要的"消耗"。药物通过局部皮肤、肌肉内毛细血管吸收后，很快地发挥了药理效应，直接快速消除局部无菌性炎症。

### 8. 骨神经纤维管分离机制

机体存在一些特殊的解剖结构和生理功能，如骨神经纤维管是让管内容物按轨迹运动，以改变运动方向和受力方向的特殊装置，因结构与功能原因常有劳损发生。水针刀法对神经骨纤维管部位，可直接松解其卡压、粘连，降低管内的张力与压力。

**【注意事项】**

(1) 严格无菌操作,注意消毒;微创手术时要在无菌环境进行,戴口罩、帽子,穿无菌隔离衣,戴手套,严防感染。

(2) 水针刀结构特殊,使用前要仔细检查有无痕迹,以防折针、断针。施术时手法要稳、准、轻、巧,也可在一定程度上防止断针。

(3) 了解水针刀治疗点的局部血管神经的走行与分布,尽量避开神经及血管,以免造成不必要的损伤。在脊柱区施术时,水针刀进针一般要求平刺达肌筋膜层而松解软组织结节,避免垂直进针,防止刺入胸腔。

(4) 水针刀注射药物一定要严格掌握剂量、药物浓度、配伍禁忌,同时要注意药物的适应证、禁忌证、注意事项等。注入药物前应确保回抽无血后,再行注射,以免药物流入血管。

(5) 密切注意患者在治疗中的感觉及变化,如出现头晕、心慌、恶心、出冷汗等表现时,应及时停止操作,按一般晕针处理。对于老弱、小儿及初次治疗者,取治疗点宜少而精。

(6) 术后要在针眼处贴创可贴,针后 48 h 左右取下,以防止贴敷时间过久,造成局部皮肤过敏感染。个别患者可出现局部轻度肿胀、痒感及体温升高等,均属于正常反应,不需处理,一般多在 1~3 日内自动消失,也可以用湿盐水纱布局部热敷。

# 第十五章
# 筋骨针法

筋骨针法是在水针刀法推广后，结合传统九针疗法，根据水针刀治疗机制、诊疗要点及针法精华所研制出的一种中医微创针法，主要用于治疗骨伤科疾病、软组织损伤疾病及脊柱相关疾病等，具有定点精确、操作简便、疗效确切、安全可靠的特点。该疗法拓展了水针刀疗法的诊疗范围，提高了微创针法的治疗效应。

【工具】

筋骨针系列针具是在九针的基础上，采用镀银钢材与永久磁相结合制成的。根据筋骨针的长短不同，又可分为微型筋骨针和巨型筋骨针两种类型（图15-1、图15-2）。根据筋骨针刀体的长短粗细和针头部形状结构等形态上的不同，将筋骨针分为圆刃筋

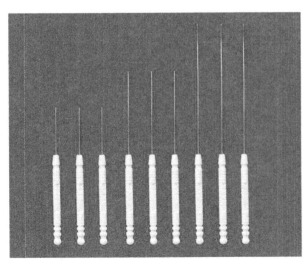

图 15-1　微型筋骨针

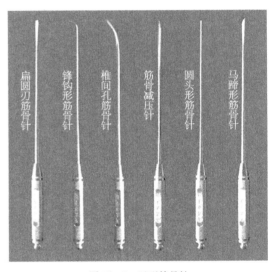

图 15-2　巨型筋骨针

骨针、扁圆刃筋骨针、圆头形筋骨针、锋钩形筋骨针、剑形筋骨针、马蹄形筋骨针、棱形筋骨针7种类型。

1. 长短分类法

（1）微型筋骨针：微型筋骨针直径0.5～0.6 mm，针体如针灸针粗细，根据形态的不同，又可分为扁圆刃筋骨针、锋钩形筋骨针与马蹄形筋骨针3种，常为一次性使用。

（2）巨型筋骨针：巨型筋骨针采用优质进口钢材制成，既具有弹性又具有硬度，针体比水针刀针具更粗，分为扁圆刃筋骨针、圆头形筋骨针、锋钩形筋骨针与马蹄形筋骨针4种类型。

2. 形态分类法

（1）扁圆刃筋骨针：针体较长，针头呈扁刃状。

主要用于肌肉丰厚处的软组织损伤及外伤后遗症,如臀中肌损伤、梨状肌综合征等疾病的治疗。

(2)马蹄形筋骨针:针头呈马蹄状,背有钝刃。主要用于切割较粗大的肌腱、瘢痕、挛缩等,也可用于骨外科小手术及疖痛疮疡的治疗。

(3)锋钩形筋骨针:针头呈鹰嘴状,刀尖背部带钝刃,刀锋锐利。主要用于狭窄性腱鞘炎、类风湿关节炎、肌腱挛缩、肌肉浅表处软组织损伤及血管、神经分布稀疏处的软组织粘连等疾病的治疗。

(4)剑形筋骨针:针头呈宝剑状,可应用缨枪形注射型水针刀。针头双背带锋刃,因呈双刃可上下、左右切割松解,通透剥离。主要用于滑囊炎、腱鞘囊肿等疾病的治疗。

(5)圆头形筋骨针:针头呈圆形,在神经血管密集部位、神经周围的软组织损伤处进行钝性松解治疗。主要用于严重的软组织损伤症、外伤后遗症、骨性关节炎、椎管狭窄症、强直性脊柱炎、股骨头坏死症等疾病的治疗。

(6)平刃筋骨针:针头呈平刃状,用于深层软组织损伤及深部软组织结节的治疗,如外伤术后综合征。

(7)棱形筋骨针:为微型筋骨针具,主要用于经络放血治疗。

**【操作方法】**

1. 执针方法

筋骨针的技巧着重在手腕,有"针随心神走,游离筋骨间"的要求。常用的执针方法有执笔式和杠杆式两种。

(1)执笔式执针法:与执毛笔的姿势基本相同。即拇、示二指紧捏针柄,中指为卡尺掌握进针的深度,环指和小指为杠杆力的支点。适用于多数筋骨针。

(2)杠杆式执针法:以拇、中二指紧捏针柄,以示指为卡尺轻轻按压针体并掌握进针深度,中指为杠杆力的支点。主要用于锋钩形筋骨针或剑形筋骨针的临床治疗。

2. 进针方法

筋骨针的进针方法是先快速透皮,透皮后逐层分离,手法操作后快速出针。又因不同部位下的解剖结构不同,依据手法特点分为斜行进针法和慢速摇摆进针法两种。

(1)斜行进针法:常用于枕部、肩峰下、肩胛内上角、尾骨、髌骨下缘、踝关节和脊柱两旁等处。

(2)慢速摇摆进针法:用于神经、血管丰富处。肌肉丰厚处给予加压摇摆,以避开血管、神经。

3. 筋骨针的常用针法

根据中医学说"痛则不通,不通则痛,以通治痛"的理论,以及现代软组织损伤原理中"痛则不松,不松致痛""以松治痛"的原则,总结衍化出以下八种针法。

(1)丛性三针法:选用微型筋骨针,可以用单手或双手丛性三针法。即每手持并排3根微型筋骨针,可单手或双手同时作用于痛点周围。主要用于治疗棘上韧带损伤、四肢骨突关节病变、顽固性软组织结节、顽固性肌筋膜炎。

(2)双手松解针法:选用微型筋骨针,可以用双手单针、双手双针或双手丛性针法,主要用于治疗肌筋膜病变。

(3)筋膜扇形分离法:损伤有压痛点伴结节者,可在病变结节处进行筋膜扇形分离法,分离软组织结节;有压痛无结节者,在痛点远端,快速斜行至浅筋膜层,进行分离。一般用于软组织损伤类疾病。

(4)筋膜环形撬拨法:选用扁圆刃筋骨针在脊柱两旁神经根出口处,沿神经根方向以60°角进针,环形撬拨,分离神经根周围的突出物、纤维层及脂肪组织。一般用于治疗神经根型颈椎病或腰椎间盘突出症。

(5)筋膜弹拨分离法:多应用于缨枪形针具,在筋膜结节点及筋膜间隙高压点,快速纵行进针达肌筋膜层,进行快速纵横弹拨分离,若有结节可快速松解3~6针。

(6)骨膜交叉叩击法:选用微型筋骨针,在病变关节的交叉对应关节部位,快速进针至骨膜层,进行骨膜快速叩击法,80~100次/min。用于治疗类风湿关节炎或顽固性关节疼痛。

(7)骨膜扇形分离法:选用扁圆刃筋骨针,沿骨质增生部位或肌腱牵张应力点,快速斜行进针,扇形推铲、扇形分离骨刺及肌腱牵拉部位。主要用于增生退变性疾病。

(8)经筋飞挑法:选用小号缨枪形针具,沿四肢及躯干部筋膜分布区或神经线路反射点,轻快飞挑。要做到有响声、皮不破、不出血。主要适用于神经根型颈椎病所引起的上肢及手部的疼痛、麻木,或腰椎间盘突出症、椎管狭窄症引起的下肢及足部的疼痛麻木。

## 【作用机制】

### 1. 松解作用

筋骨针作用于软组织损伤病变区的瘢痕、粘连或无菌性炎症部位,可起到松解粘连和解除局部血管、神经的卡压症状的作用,即通道减压作用,以改善病变部位的微循环,恢复局部组织内力平衡。切开筋膜间室或滑囊、囊肿,直接抽取囊腔内容物,可起到减张减压作用,以减轻局部组织内的压力和静态张力。松解骨神经纤维管,可解除卡压症状,从而恢复局部组织内的生物力学平衡。

### 2. 三角平衡功能

人体动静态平衡是依靠骨骼框架的平衡稳定系统,尤其是肌腱、韧带及筋膜等软组织,构成人体许多立体三角区,从而达到人体的动静态平衡稳定。人体的骨骼框架以脊柱为中轴,上承头颅部,贯通胸廓,下连骨盆,构成了头颈部、胸腔部、骨盆三个中心立体三角区。其次周围的颈肩部、臀髋部和四肢连带骨构成了大小不等的骨骼框架的立体三角区,这些骨骼框架的立体三角正是依赖软组织立体三角的生物力学平衡达到稳定,其受力点大部分是在肌腱、韧带、筋膜的起点,少部分在止点,这些立体三角区的角即生物力学的凝力点也是软组织规律性的病理损伤点及无菌炎症的粘连点。因此,三角点常常被作为筋骨针法的规律性治疗点,也称为筋骨针三针疗法。

### 3. 针刺效应

应用筋骨针在病变区,即肌肉起止点、交叉点或骨端附着点、相邻点、骨性隆突点等病变阳性敏感点(压痛点、酸胀点、结节点)进行松解剥离,达到"以松治痛"的目的。这些阳性敏感点可看作是中医学理论中"以痛为腧"的阿是穴,筋骨针刺入病变点下的皮肤筋膜、骨膜面时患者感酸胀沉痛,即中医针感"得气",得气后方可注药注氧行针,可起到疏通经络经脉、行气活血、调节阴阳的作用,从而使机体内在阴阳平衡恢复。

## 【注意事项】

(1)严格无菌操作,使用前仔细检查针具有无损坏痕迹,以防折针、断针。密切注意患者在治疗中的感觉变化,如操作中出现头晕、心慌、恶心、出冷汗表现时,应及时停止操作,按晕针处理。

(2)明确治疗点局部血管、神经的走行与分布,尽量避开血管、神经,严防对其造成损伤。筋骨针配合注射治疗时,要严格掌握药物剂量、浓度,注意药物的适应证。

(3)禁忌证为体内恶性病变如骨癌、淋巴瘤等;全身发热性疾病;一切严重内脏疾患的发作期;施术部位有红、肿、灼热或有深部脓肿;施术部位有重要的神经、血管或主要脏器;急性软组织损伤(需要放血者,不在此范围);凝血机制不全者;传染性疾病,如骨结核、淋病等;对药物严重过敏反应者。

下篇

腧穴特种疗法临床

# 第十六章
# 内科疾病

## 第一节 · 循环系统疾病

### ◇ 心脏神经症 ◇

心脏神经症是以心血管疾病的有关症状为主要表现的临床综合征,属于功能性神经症的一种类型,临床表现以心悸、心前区痛和短气为主,尚有疲乏、头晕、失眠、多汗、四肢发绀、手颤等神经症的症状。归属于中医学"心悸""怔忡""胸痹""郁证""脏躁"等范畴。多发生于20～40岁之青年和壮年,且女性多于男性,尤其是伴有更年期综合征。临床上无器质性心脏病的证据,预后良好。

1. 腧穴电针疗法

■ 取穴:神门、内关、三阴交、心俞。

■ 操作:常规操作,密波每次2～5 min,疏波、疏密波每次5～15 min,断续波每次15～20 min,留针30 min。每日1次,5～20日为1个疗程,每疗程间隔3～7日。

2. 腧穴激光照射疗法

■ 取穴:哑门。

■ 操作:采用He－Ne激光腧穴治疗仪,常规操作,每次照射5～10 min,每日1次。

3. 腧穴注射疗法

■ 取穴:厥阴俞、心俞、肾俞、足三里、三阴交。

■ 操作:取5％当归注射液、10％丹参注射液、灵芝注射液中的一种,常规操作,每次取2～3穴,每穴注射0.5～1 ml药液。隔日1次,10次为1个疗程。

4. 腧穴敷贴疗法

■ 取穴:关元、神阙、肾俞。

■ 操作:取人参12 g,细辛6 g,冰片10 g,肉桂6 g,川芎10 g,丹参15 g,研末,加姜汁调成糊状。取适量药糊分别涂于5 cm×5 cm的纱布上,置于腧穴处,再盖以纱布,胶布固定。常规操作,3～5日换药1次。2次为1个疗程,一般治疗2个疗程。

5. 腧穴埋线疗法

■ 取穴:心俞、至阳。

■ 操作:将3号羊肠线剪成若干0.5～2 cm长,穿刺针埋线法常规操作,每次选取1个腧穴,可左右交替使用,也可各穴轮流埋线。10日埋线1次,3次为1个疗程。

6. 按语

(1) 刺激内关、神门、足三里穴对患者心率有明显调整作用,可使心动过速者恢复正常,其中内关等穴又有良好的双向调节作用,具有相对特异性。

(2) 在治疗的同时,应耐心地做好患者的思想工作,使之明白自己无器质性心脏病,建立治疗信心。

(3) 患者应适当进行体育锻炼,具体的运动方式和持续时间可视患者的年龄、体力和病情轻重而定,一般以轻柔的太极拳、气功为主。

# 心律失常

心律失常是指心脏冲动的频率、节律、起源部位、传导速度或激动次序的异常。临床表现为心动缓慢和心动过速两种类型,归属于中医学"心悸""怔忡""晕厥"的范畴。在出现心律失常时,最好能找出原因,并结合病因进行治疗。

1. 腧穴注射疗法

■ 取穴:风池穴。

■ 操作:常规操作,用 5 ml 注射器、7 号针头抽取 1 ml 天麻素注射液进行治疗。隔日 1 次,6 日为 1 个疗程。

2. 腧穴敷贴疗法

■ 取穴:心俞、厥阴俞。

■ 操作:取川芎 12 g,降香 6 g,冰片 10 g,肉桂 6 g 等,研末,用水调成干糊状,贴于两侧心俞、厥阴俞穴,以胶布固定,每日贴 16 小时后揭去。一日敷贴 1 次,10 日为 1 个疗程。

3. 腧穴电针疗法

■ 取穴:内关、郄门、神门、间使。

■ 操作:常规操作,采用连续波,电量以患者能耐受为宜。然后给予常规吸氧,氧流量 3～3.5 L/min,

每次治疗时间 40 min。每日 1 次,25 次为 1 个疗程。

4. 腧穴激光照射疗法

■ 取穴:内关、神门。

■ 操作:采用 He - Ne 激光腧穴治疗仪,常规操作,每次每穴照射 5～10 min,每日 1 次。

5. 腧穴埋线疗法

■ 取穴:神门、内关。

■ 操作:将 3 号羊肠线剪成若干 0.5～2 cm 长,穿刺针埋线法常规操作,每次选取 1 个腧穴,可左右交替使用,也可各穴轮流埋线。每 10 日埋线 1 次,1 次为 1 个疗程,共 3 个疗程。

6. 按语

(1) 治疗心律失常可单用也可与其他药物合用,以减少药物的用量。

(2) 治疗期间应尽量避免精神刺激,给予良好、安静的环境。

(3) 埋线治疗对因某些情况所致的自主神经功能失调而引起的心律失常效果较满意,对心脏病并发者有一定疗效,但是较重的心脏病而伴发心律失常者一般预后较危险,需高度注意。

# 冠状动脉粥样硬化性心脏病

冠状动脉粥样硬化性心脏病简称冠心病,是由于冠状动脉功能性或器质性病变导致冠脉供血和心肌需求之间不平衡所致的心肌损害,又称缺血性心脏病。归属于中医学"胸痹""胸痛""真心痛"等范畴。临床表现以心绞痛、心肌梗死、心律失常、心力衰竭、心脏扩大等为主,多在中年以上发病,男性发病率与病死率明显高于女性。

1. 腧穴电针疗法

■ 取穴:内关、心俞。

■ 操作:常规操作,疏波、疏密波每次 5～15 min,

断续波每次 15～20 min。每日 1 次,5～20 日为 1 个疗程,每疗程间隔 3～7 日。

2. 腧穴敷贴疗法

■ 取穴:水沟。

■ 操作:取檀香、沉香、苏合香、龙脑香,用现代科学方法提炼成精油。心绞痛发作时,将该药油擦抹于水沟穴,做深呼吸,以吸其气味。大多数患者在 1～3 min 内缓解,如不缓解,10～15 min 后可重复使用,至痛缓为止。

3. 腧穴注射疗法

■ 取穴:心俞、厥阴俞、内关。

■操作：取复方丹参注射液 6 ml(3 支)或独参注射液 6 ml(3 支)，隔日注射 1 次。注射部位进行常规消毒，用 6 号局麻针头在心俞、厥阴俞部位直刺或向脊柱方向斜刺，刺入深度一般不超过 15 mm，内关只刺入 10 mm，进针以后回抽无血，即可轻轻地提插，得气后，再把药液注入，心俞、厥阴俞每次 2 ml。在针灸内关穴时，如果出现触电样感觉向中指走窜，应轻轻将针上提，改变进针方向，以免损伤正中神经，每次注射 0.5 ml。隔日 1 次，6 日为 1 个疗程。

4. 按语

（1）对于隐性冠心病无症状者，也可进行常规针灸疗法。

（2）针灸能扩张血管，改善血液循环，延缓冠状动脉管腔狭窄病变的速度，增进侧支循环，改善心肌供血。

（3）安慰患者，及时解除紧张情绪，以减少心肌耗氧量。指导患者舌下含服硝酸甘油或二硝酸异山梨醇酯等药物，注意药物不良反应。

# 高血压

临床腧穴特种疗法备要·下篇 腧穴特种疗法临床

高血压是指在静息状态下动脉收缩压和（或）舒张压增高。收缩压在 18.8～21.2 kPa（141～159 mmHg）和舒张压在 12.1～12.5 kPa（91～95 mmHg）之间者为临界高血压；收缩压达到或超过 21.3 kPa（160 mmHg）和舒张压达到或超过 12.7 kPa（95 mmHg）者为确诊高血压。归属于中医学"眩晕""肝阳上亢""肝风""头痛"等范畴。

1. 腧穴埋线疗法

■取穴：心俞、肝俞、肾俞、血压点（在第 6、第 7 颈椎棘突之间，旁开 2 cm）。

■操作：将 3 号羊肠线剪成若干 0.5～2 cm 长，穿刺针埋线法常规操作。每次选取 1 个腧穴，可左右交替使用，也可各穴轮流埋线。每周治疗 1 次，4 周为 1 个疗程。

2. 腧穴磁疗法

■取穴：曲池、百会、太冲、肾俞、内关、足三里、三阴交、行间、人迎。

■操作：常规操作，用 600～2 000 GS 磁片，以胶布或磁带（将磁片用纱布包裹，缝于松紧带上）固定在所需治疗腧穴上。15 日为 1 个疗程，连续 1～4 个疗程，每疗程间隔 7 日。

3. 腧穴敷贴疗法

（1）处方一

■取穴：神阙。

■操作：取附子 10 g，川芎 10 g 和三棱 6 g，研末，用水调成糊状。治疗时将神阙穴常规消毒，取药糊敷上，以桑皮纸和橡皮胶固定。每周贴药 3 次，5 周为 1 个疗程。

（2）处方二

■取穴：涌泉。

■操作：取吴茱萸 10 g，研细末，用醋调糊做成直径 1 cm 的药饼，每晚睡前贴敷双侧涌泉穴，用防过敏胶布固定，次日 8 点取下。每日 1 次，10 日为 1 个疗程。

4. 腧穴激光照射疗法

■取穴：人迎。

■操作：采用 He - Ne 激光腧穴治疗仪，常规操作，每次照射 5～10 min，每日 1 次。

5. 刺络拔罐疗法

■取穴：大椎。

■操作：常规消毒，三棱针迅速点刺出血，用大号罐拔大椎穴，以力大抽紧为度，出血量 10～20 ml。可加用三棱针点刺耳尖、耳背降压沟，出血数滴。隔日 1 次，3 次为 1 个疗程。

6. 按语

（1）本病患者宜保持乐观开朗情绪，避免精神刺激、情绪波动，注意起居有常，劳逸适度，饮食清淡，尽量戒绝烟酒。

（2）用药期间应观察局部及全身情况，敷药后若局部出现红疹、瘙痒或水疱等过敏现象时，及时停用并给予相应处理。

# 高脂血症

高脂血症是指由于各种原因造成人体脂类代谢异常,引起血浆中胆固醇和三酰甘油等成分高于正常水平的一类疾病。归属于中医学"膏浊""血浊""痰浊"等范畴。

1. 腧穴埋线疗法

(1) 处方一

■ 取穴:中脘、天枢、丰隆、足三里。

■ 操作:套管式埋线法常规操作,将羊肠线留在穴位内。然后用消毒纱布覆盖针眼,并用胶布固定,以防感染。每次埋2~3穴,可间隔2周治疗1次。

(2) 处方二

■ 取穴:脾俞、肝俞、胆俞、胃俞。

■ 操作:常规消毒,用2%利多卡因局麻,剪取00号羊肠线1 cm跨在植线针尖缺口上,穿刺针埋线法常规操作,在第1次埋线后的第16日在对侧的相应背俞穴进行第2次埋线。

2. 腧穴激光照射疗法

(1) 处方一

■ 取穴:内关。

■ 操作:采用He-Ne激光腧穴治疗仪,常规操作,交替照射双侧内关,每次20 min。每日1次,10~12次为1个疗程,每疗程间隔3~5日。

(2) 处方二

■ 取穴:肝俞、期门、脾俞、足三里。

■ 操作:采用波长810 nm,光束5 mm,功率0~500 mW连续可调的半导体激光治疗机,选取肝俞、期门、脾俞、足三里(均为双侧)左右侧交替治疗,每穴9 min,治疗时调节输出功率以穴位处皮肤有轻微刺痛感为宜。每日1次,20日为1个疗程。

3. 腧穴电针疗法

(1) 处方一

■ 取穴:内关、足三里、丰隆、太冲。

■ 操作:采用低频脉冲治疗仪,常规操作,选用等幅疏密波,电流强度12 mA,频率2~100 Hz,留针20 min。隔日1次,12日为1个疗程。每疗程间隔1周,连续3个疗程。

(2) 处方二

■ 取穴:① 丰隆、内关、足三里、三阴交;② 中脘、天枢、阴陵泉、地机。

■ 操作:两组穴位交替使用。常规消毒,针刺得气后,接通G6805型电针仪,选用疏密波,中等刺激,通电20~30 min。每日1次,3个月为1个疗程。

4. 腧穴注射疗法

(1) 处方一

■ 取穴:丰隆、足三里、三阴交、阴陵泉、天枢。

■ 操作:采用一次性无菌注射器抽取熊胆注射液,常规操作,每穴注射1 ml。每日1次,7次1个疗程,治疗3个疗程。

(2) 处方二

■ 取穴:曲池、足三里、三阴交、丰隆。

■ 操作:采用一次性无菌注射器抽取丹参注射液,常规操作,每穴注射1 ml。再配以中脘、阴陵泉、天枢、关元、气海,毫针直刺,得气后留针20 min。隔日1次,10次为1个疗程。

5. 腧穴磁疗法

(1) 处方一

■ 取穴:颈1穴、颈7穴、丰隆、足三里、内关、太冲、神阙、涌泉。

■ 操作:医者对患者行推拿放松后,应用梅花磁针,对患者双侧颈1穴、颈7穴、丰隆、足三里、内关、太冲各点按3~5 min,以有酸胀感和传导感为宜。取用梅花磁针和13♯、5♯(或12♯)增效垫,增效垫均注酒或醋,以13♯增效垫加梅花磁针贴敷颈1穴和颈7穴(双),用梅花磁针加5♯(或12♯)增效垫贴敷丰隆、足三里、内关、太冲、神阙(不注酒或醋)、双涌泉贴敷5♯或12♯增效垫(不加针)。1个月为1个疗程,1个疗程行8次穴位点按,换4次增效垫,梅花磁针可反复使用。

(2) 处方二

■ 取穴:丰隆、内关。

■ 操作:取两侧丰隆、内关穴,常规消毒后直刺1~1.5寸,手法平补平泻,提插、捻转至针下得气后,在针柄上套上磁针器,磁场强度为5 000 GS,用棉垫固定磁针器,留针 30 min。每日 2 次,10 日为 1 个疗程。

**6. 腧穴敷贴疗法**

▧ 取穴:足三里、丰隆、三阴交、脾俞、中脘。

▧ 操作:取麝香 4 g,沉香 13 g,冰片 3 g。先把沉香粉碎后,再将其他药材放入研钵中反复研磨,混合均匀后储瓶备用。用时取药粉 0.5 g 放在所选穴位上,用胶布固定。每周敷药 3 次,一般 21 日为 1 个疗程。

**7. 按语**

(1) 腧穴特种疗法治疗高脂血症有较好疗效,已被广泛应用于临床。临床选穴以阳明经穴为主,其中选用最多的是丰隆、足三里。丰隆穴是足阳明胃经的络穴,具有降脂化痰等作用,是经验穴。

(2) 患者应建立良好的生活习惯,注意膳食营养的均衡,做好食物的搭配,低脂低盐,多食蔬菜;加强体力活动和体育锻炼,劳逸结合。

# 第二节 · 呼吸系统疾病

# 感冒

感冒是常见的上呼吸道感染,多由病毒引起,临床表现以鼻塞、咳嗽、头痛为主症。归属于中医学"伤风""冒风"等范畴。本病全年均可发病,尤以春季多见。

**1. 腧穴敷贴疗法**

(1) 处方一

▧ 取穴:风池、大椎、神阙。

▧ 操作:取淡豆豉 30 g、连翘 15 g、薄荷 9 g,共研细末。先取药末 20 g,加入葱白适量,捣融如膏。取药膏 1/3 份,分别贴敷于风池、大椎穴,覆以纱布,胶布固定。再取药末 15 g,填入神阙穴内,然后以冷水滴药上,周围以布圈住,以防滴水外溢,待药气入腹即愈。

(2) 处方二

▧ 取穴:大椎、劳宫。

▧ 操作:取胡椒 15 g,丁香 9 g,共研细末,加入葱白适量,混合捣融膏状。取药膏适量,贴敷于大椎穴,纱布覆盖后胶布固定,再取药膏涂于两手内劳宫处。合掌放于两大腿内侧夹定,覆被蹉卧,待汗出即愈。

**2. 腧穴注射疗法**

(1) 处方一

▧ 取穴:合谷、足三里。

▧ 操作:取柴胡注射液和利巴韦林注射液各 2 支,混合液留取 5 ml。常规操作,足三里穴注射 3 ml,合谷穴注射 2 ml,上午取一侧两穴给药,下午取另一侧两穴给药。每日 2 次,3 日为 1 个疗程。

(2) 处方二

▧ 取穴:风池、定喘、尺泽。

▧ 操作:吸取板蓝根注射液 2 ml,常规操作,每次每穴注射 0.3~0.5 ml,每日 1~2 次。

(3) 处方三

▧ 取穴:大椎。

▧ 操作:常规消毒,取牙科封闭用 5 号长针头,以 45°斜向下刺入大椎 3 cm 深。如早期感冒,取胎盘组织液 2 ml,连续注射 2~3 次即可。如感冒后有并发症及原有慢性病者,取胎盘组织液 2 ml,连续注射 3 次后,再隔日注射 1 次。10 次为 1 个疗程。

**3. 腧穴电针疗法**

▧ 取穴:大椎。

▧ 操作:常规操作,密波每次 2~5 min,疏波、疏密波每次 20 min,断续波每次 15~20 min。每日 1 次,5~20 日为 1 个疗程,每疗程间隔 3~7 日。

**4. 拔罐疗法**

(1) 处方一

▧ 取穴:风门、定喘、大椎、肺俞。

▧ 操作:常规消毒,取大号玻璃罐,罐内直径 5 cm,用乙醇闪火法迅速置罐,每次置 3~5 罐,15 min 起罐,以局部不起水疱为度,每次更换不同位置,共 3~5 次。10 日为 1 个疗程,或咳嗽消失即停止。

(2) 处方二

▧ 取穴:背俞穴、夹脊穴。

操作：常规消毒，取 3 号火罐，沿督脉膀胱经内侧循行线背俞穴、夹脊穴，从上至下刮拉数次，以皮肤潮红、皮下微见出血点为度。3～5 次为 1 个疗程。

### 5. 刺络拔罐疗法

取穴：大椎。

操作：常规消毒，右手持三棱针在大椎穴上及其周围，点刺数针（一般 3～5 针），用投火法拔罐，留罐时间一般 10～15 min，腧穴出血量一般为 1～2 ml。2～3 次为 1 个疗程。

### 6. 刮痧疗法

取穴：风池、大椎、风门、鱼际。

操作：常规操作，每次 20 min，每日 1 次。热退后方可行下次刮痧，5～7 次为 1 个疗程。

### 7. 按语

（1）患者有咳嗽、咳痰、流鼻涕、鼻塞等症状，则可在医生的指导下适当服用药物进行对症治疗。

（2）嘱患者以清淡饮食、富含营养为原则，忌食寒凉、过分油腻、黏滞、酸性及刺激性食物。

# 支气管哮喘

支气管哮喘是由多种细胞包括气道的炎性细胞、结构细胞（如嗜酸性粒细胞、肥大细胞、T 淋巴细胞、中性粒细胞、平滑肌细胞、气道上皮细胞等）和细胞组分参与的气道慢性炎症性疾病。以发作性喉中哮鸣有声，呼吸困难，甚则喘息不能平卧为主要表现。归属于中医学"哮病"的范畴。

### 1. 腧穴电针疗法

（1）处方一

取穴：定喘、肺俞、膻中、大椎、足三里、脾俞、大杼、肾俞。

操作：常规操作，电针 20 min。每日 1 次，7 日为 1 个疗程，一般连续治疗 2 个疗程。

（2）处方二

取穴：孔最、鱼际、定喘、肺俞；痰多加丰隆，有呼吸道炎症加大椎，体质虚弱加足三里，合并肺气肿加关元、肾俞。

操作：常规操作，每次选 2～4 穴，各穴交替使用，多采用密波，也可用连续波，5 min 后改用疏密波，刺激量由中等刺激逐渐增加到强刺激，每次 15～60 min。每日 1 次或 2 次，10 次为 1 个疗程，每疗程间隔 3～7 日。

### 2. 腧穴激光照射疗法

（1）处方一

取穴：肺俞、定喘。

操作：采用 He - Ne 激光腧穴治疗仪，常规操作，每次每穴照射 5～10 min，每日 1 次。

（2）处方二

取穴：天突、膻中；配定喘、肺俞。

操作：采用 He - Ne 激光腧穴治疗仪，常规操作，先照主穴，后照配穴，每次每穴照射 5～10 min，每日 1 次。

### 3. 腧穴注射疗法

（1）处方一

取穴：丰隆。

操作：取喘可治注射液 2 ml。常规消毒，双侧取穴以 7 号针头紧贴皮肤刺入，每次注射 2 ml。每日 1 次，10 次为 1 个疗程。

（2）处方二

取穴：定喘、合谷、膻中。

操作：常规消毒，用 7 号针头、5 ml 注射器抽取患者自身静脉血 5 ml 进行注射穴位。3 日 1 次，3 次为 1 个疗程。

### 4. 腧穴敷贴疗法

（1）处方一

取穴：定喘、肺俞、肾俞。

操作：取五味子 10 g、锁阳 10 g、甘松 5 g、紫苏 10 g、吴茱萸 10 g、公丁香 6 g、乳香 5 g、白芷 10 g 等，共研细末，用鲜姜汁及少许白酒调为稠糊状，做成直径约 4 cm 大小的药饼，敷于腧穴上，用纱布覆盖，胶布周边固定。在夏季初伏、中伏、末伏各进行 1 次，共 3 次。

（2）处方二

取穴：大椎、肺俞、膏肓、璇玑、膻中。

操作：取白芥子 50 g，细辛 25 g，共研细末，放在瓶中密封备用。使用时以生姜汁调成糊状，选 2～3 个腧穴，涂药面积似蚕豆大，贴敷 30 min～1 h，涂药时局部有热、麻、痛等感觉，有时能起疱，起疱者将疱挑破,涂上甲紫。常在夏季初伏、中伏、末伏各进行 1 次,共 3 次。

5. 腧穴埋植疗法

■ 取穴:定喘穴。

■ 操作:常规消毒,用 28 号 1.5～4.5 寸毫针平刺 1 cm 左右,缝合或用创可贴牵贴固定,埋藏 5 日。出针后,停 1～2 日,再埋针。

6. 腧穴磁疗法

■ 取穴:天突、膻中、定喘、丰隆。

■ 操作:常规消毒,根据病情交替使用穴位,用钐钴合金磁片,以胶布固定在所选腧穴上。第 1 周治疗 2 次,无特殊反应者以后每周 1 次,4 个月为 1 个疗程,必要时可连续 2～3 个疗程。

7. 腧穴微波照射疗法

■ 取穴:肺区、肾上腺区、脾区。

■ 操作:应用多功能腧穴微波治疗仪,选用体表接触式长形辐射器外照射肺区,体表接触式圆形辐射器外照射双侧肾上腺区和脾区。根据患者体质和耐受力不同,以及照射部位不同,选取的功率为 15～40 W,治疗时间 15～30 min。每日 1～2 次,一般以皮肤温热舒适感为宜,10 日为 1 个疗程。

8. 腧穴割治疗法

■ 取穴:哮喘穴。

■ 操作:取双侧哮喘(位于手掌侧第 2、第 3 掌骨间,指掌关节后约 1 cm),常规操作,3 日换药 1 次,10 日后拆线。

9. 腧穴红外线疗法

■ 取穴:脾俞、肺俞、定喘、天突、膻中。

■ 操作:常规操作,每日 1 次,7 日为 1 个疗程。

10. 拔罐疗法

■ 取穴:① 大椎、肺俞;② 风门、身柱。

■ 操作:常规操作,两组腧穴交替选用。每次 20 min,每日 1 次,10 次为 1 个疗程。在发作期最好能坚持连续治疗 3 个疗程。

11. 按语

(1)哮喘患者应更注意保暖,但也不可保暖太过,太热容易导致哮喘发作。

(2)科学调整饮食,麦类、蛋、奶、番茄和新鲜海鱼、虾、蟹等都可能引起哮喘,如果患者经尝试发现自己对某种食品过敏,就应尽量避免食用。

# 支气管炎

支气管炎是由生物或非生物因素引起的支气管黏膜及其周围组织的急性或慢性非特异性炎症,主要症状为咳嗽、咯痰。归属于中医学"咳嗽""久咳""喘证""哮证"等范畴。

1. 腧穴注射疗法

■ 取穴:脾俞、肺俞、肾俞。

■ 操作:取参附注射液 2 ml,常规操作,每次每穴注射 0.5 ml。每周 1 次,两侧腧穴交替使用,3 个月为 1 个疗程。

2. 腧穴敷贴疗法

(1)处方一

■ 取穴:肺俞、膈俞、心俞、天突、膻中、神阙。

■ 操作:取红参、海龙、白芥子、细辛、甘遂、吴茱萸、苍术、青木香、川芎、雄黄、丁香、肉桂、皂角等量研细末,过筛,加姜汁调成糊状。常规消毒,取药糊分别涂布于腧穴处,盖以纱布,胶布固定,每日换药 1～2 次。

(2)处方二

■ 取穴:天突、中府、定喘、肺俞。

■ 操作:取炙麻黄 30 g、米壳 15 g、杏仁 30 g、生石膏 50 g、虎杖 40 g、生半夏 30 g、桔梗 20 g、白芥子 40 g、黄芩 50 g、甘遂 20 g、桑白皮 30 g、冰片 20 g,研末用姜汁调成膏状,摊在 1 寸见方的胶布上,贴于上述腧穴。急性支气管炎连敷 2 次,慢支连续贴 3～4 次。

3. 拔罐疗法

■ 取穴:肾俞、肺俞、大椎。

■ 操作:取双侧穴位,常规操作,每穴 10～15 min。隔日 1 次,7 次为 1 个疗程。

4. 腧穴红外线照射疗法

■ 取穴:肺俞、大椎、定喘、尺泽、内关、足三里、丰隆。

■ 操作:常规操作,每穴 5 min,至皮肤潮红为度。每日 1 次,10 次为 1 个疗程,每疗程间隔 7 日。一般治疗 2 个疗程,慢性久病可进行 3～4 个疗程。

5. 腧穴电针疗法

（1）处方一

■ 取穴：慢支单纯型：合谷、肺俞、风门、大椎；喘息型：孔最、定喘、内关、鱼际。咳剧者加列缺，痰多者加丰隆，喘甚者加天突、肾俞，体弱者加足三里。

■ 操作：常规操作，先采用密波，5 min 后改疏密波，10 min 后由弱刺激量渐增至中等刺激，每日或隔日 1 次，10 次为 1 个疗程。

（2）处方二

■ 取穴：大椎、陶道。

■ 操作：常规操作，先采用密波，5 min 后改疏密波，10 min 后由弱刺激量渐增至中等刺激，每日或隔日 1 次，10 次为 1 个疗程。

6. 腧穴激光照射疗法

■ 取穴：天突、膻中、定喘；配合谷、太渊。

■ 操作：采用 He - Ne 激光腧穴治疗仪，常规操作，先照主穴，后照配穴，每次每穴照射 5～10 min，每日 1 次。

7. 腧穴磁疗法

■ 取穴：天突、膻中、肺俞、定喘；可配大椎、风门、中府、肾俞、丰隆、足三里、内关、百会。

■ 操作：常规操作，根据病情采用 300～1 500 GS 的锶铁氧体磁片贴敷于腧穴上，用胶布固定。如无反应，可连续贴敷，15 日为 1 个疗程。

8. 腧穴埋植疗法

（1）处方一

■ 取穴：膻中、肺俞、天突；可配定喘、丰隆、足三里。

■ 操作：常规操作，把健康家兔的脑垂体埋于主穴内，再把羊肠线埋于配穴内，每次选主穴 1～2 个，配穴 2～3 个。每埋 1 次为 1 个疗程，30 日为 1 个疗程。

（2）处方二

■ 取穴：膻中。

■ 操作：取黄芪 45 g、地龙 20 g、蝉衣 10 g、僵蚕 6 g、桔梗 30 g、清半夏 30 g、五味子 25 g、补骨脂 40 g、川贝 10 g、款冬花 15 g、前胡 30 g、山药 30 g、磁石 30 g、白芍 25 g、杏仁 20 g、云苓 30 g、甘草 15 g，以前方提取液 1 000 ml，加甲醛 500 ml 浸泡羊肠线。穿刺针埋针法常规操作，不间隔 2 周治疗 1 次。

9. 腧穴割治疗法

■ 取穴：掌 1、掌 2；配掌 3、掌 5。

■ 操作：常规操作，每次割治 2 穴，间隔 7 日再行治疗。

10. 按语

（1）患者应注意气候变化，做好防寒保暖，避免受凉，饮食不宜甘肥、辛辣及过咸，戒烟酒。

（2）室内温度要适宜，空气宜流通，同时患者应适当加强体育锻炼，增强抗病能力，但不宜过度疲劳。

# 第三节 · 消化系统疾病

## 膈肌痉挛

膈肌痉挛属膈肌功能障碍性疾病，吸气时声门突然闭合产生一种呃声，可发于单侧或双侧的膈肌。临床表现为喉间呃呃连声，声短而频，声音响亮，令人不能自主。较轻者可自行消退，重者呃声频频，连续或间断发作，有的可持续较长时间而成为顽固性呃逆。归属于中医学"呃逆"的范畴。

1. 腧穴电针疗法

（1）处方一

■ 取穴：足三里、内关、中脘、膻中。

■ 操作：常规操作，波型以疏密波为宜，电流强度以患者能耐受为度，每次通电 30～40 min。每日 1 次，5～20 日为 1 个疗程，每疗程间隔 3～7 日。

（2）处方二

■ 取穴：天突、膻中。

■ 操作：常规操作，天突穴向下斜刺进针 0.5～1.5 寸，膻中穴向上斜刺 0.5～1 寸，得气后针柄接电针仪，频率为 120 次/min，留针至呃逆停止后 10 min。每日 1 次，10 次为 1 个疗程。

（3）处方三

■取穴：内关、足三里、上巨虚、下巨虚。

■操作：常规操作，以快频率连续波通电，如感觉减低可适当加大输出电流量，留针 30 min。通电和断电时应注意要逐渐加大或减小电流强度，以免给患者造成突然的刺激。在患者开始呃逆时进行，电流强度以腧穴局部有明显抽动或患者能耐受为宜，每次 20 min。每日 1 次，7 次为 1 个疗程。

2. 腧穴注射疗法

（1）处方一

■取穴：日月、中脘。

■操作：用注射器抽取阿托品 1 ml(0.5 mg)，苯巴比妥注射液 0.5 ml。常规操作，每次每穴注射 0.5 ml。注射 10 min 后症状可减轻，20 min 后症状即可消失。

（2）处方二

■取穴：胃俞、内关；配鸠尾、足三里。

■操作：取复方当归注射液常规操作，每次每穴注射 2～3 ml。每日或隔日 1 次，7～10 次为 1 个疗程。

3. 腧穴埋线疗法

■取穴：膈俞、足三里。

■操作：将 3 号羊肠线剪成若干 0.5～2 cm 长，穿刺针埋线法常规操作。每次选取 1 个腧穴，可左右交替使用，也可各穴轮流埋线。7 日埋线 1 次，3 次为 1 个疗程。

4. 腧穴敷贴疗法

■取穴：神阙。

■操作：取吴茱萸、干姜、丁香各 50 g，小茴香 75 g，肉桂、生硫黄各 30 g，栀子 20 g，胡椒 5 g，荜茇 25 g，共研细末。取药末 25 g，加入等量面粉调成糊状，敷于神阙穴上，胶布固定。每次敷贴 3～6 h，每日 1～2 次。

5. 拔罐疗法

（1）处方一

■取穴：天突、上脘、中脘、鸠尾、气海穴、天枢、阿是穴。

■操作：常规消毒，分次选择任脉的天突、上脘或中脘、鸠尾或气海穴，手太阴肺经的天枢穴，双侧肋下的阿是穴。用大号拔罐瓶，行火罐法操作，留置 15 min，每日 1 次。

（2）处方二

■取穴：中脘、神阙、气海。

■操作：常规消毒，用小号玻璃罐选取中脘、神阙、气海交替进行闪火法操作，如此反复多次，以皮肤潮红为度，然后留罐 5 min。每日 1 次，10 次为 1 个疗程。

6. 按语

（1）膈肌痉挛经久不愈常使患者焦躁烦恼，患者要注意保持良好的心情，以免情绪不佳造成病情加重。

（2）患者可在医生指导下适当服用药物进行对症治疗，但不可自行滥用药物。

# 慢性胃炎

慢性胃炎是消化系统疾病的常见病和多发病，可分为慢性浅表性胃炎和慢性萎缩性胃炎，主要临床表现包括胃脘部疼痛、食欲欠佳、腹胀、反酸、嗳气等。归属于中医学"胃脘痛""胃痛"等范畴。

1. 腧穴电针疗法

（1）处方一

■取穴：中脘、足三里、膻中、胃俞。

■操作：常规操作，以疏密波为宜，电流强度以患者能耐受为度，每次通电 20～30 min。每日 1 次，5～20 日为 1 个疗程，每疗程间隔 3～7 日。

（2）处方二

■取穴：中脘、内关、足三里。

■操作：常规操作，每次通电 20 min。每日或隔日 1 次，10 次为 1 个疗程。

2. 腧穴激光照射疗法

■取穴：胃俞。

■操作：采用 He - Ne 激光腧穴治疗仪，常规操作，每次照射 5～10 min，每日 1 次。

3. 腧穴敷贴疗法

（1）处方一

■取穴：上脘、中脘、建里、天枢。

■操作：取肉桂、干姜、高良姜、香附、木香、荜茇、丁香、肉豆蔻、茯苓、附子等药物等量研成细末，用姜汁调拌。在两层纱布之间置于上脘、中脘、建里、天枢腧穴上,时间 20～30 min。每日 1 次,10 次为 1 个疗程。

(2) 处方二

▦ 取穴:中脘、足三里、脾俞、胃俞。

▦ 操作:取川椒 150 g,干姜 100 g,附片 100 g,檀香 100 g,苍术 200 g,共研细末。每次取药末 30 g,用生姜汁调和如膏状。贴敷于腧穴上,纱布覆盖,胶布固定。每日换贴 1 次,10 日为 1 个疗程,每疗程间隔 3 日,连续 3 个疗程。

4. 拔罐疗法

▦ 取穴:脾俞、胃俞、大椎、肾俞、关元俞。

▦ 操作:常规消毒,用闪火法将适当大小的玻璃火罐拔于上述腧穴上,留罐 10～15 min。隔日 1 次,与点穴疗法交替使用,10 次为 1 个疗程。

5. 腧穴埋线疗法

▦ 取穴:胃俞、中脘、足三里。

▦ 操作:将 3 号羊肠线剪成若干 0.5～2 cm 长,穿刺针埋线法常规操作,每次选取 1 个腧穴,可左右交替使用,也可各穴轮流埋线。每 2～3 周埋线 1 次,3～5 次为 1 个疗程。

6. 腧穴割治疗法

▦ 取穴:大陵。

▦ 操作:常规消毒,取大陵穴向掌心方向 1.5～2.5 cm 处割治,每月 1 次。此处神经、血管较多,切口不宜过深,以免损伤神经。

7. 腧穴注射疗法

▦ 取穴:足三里、胆囊穴,可分为左足三里、左胆囊穴与右足三里、右胆囊穴两组。

▦ 操作:取徐长卿注射液,常规操作,每次每穴注射 2 ml。每周 3 次,10 次为 1 个疗程。

8. 按语

(1) 少吃油炸食物,以免加重消化道负担。

(2) 每日三餐要规律,养成细嚼慢咽的好习惯。

# 胃下垂

胃下垂是因膈肌的悬力不足,支撑内脏器官的韧带松弛,导致胃的位置异常引起的一种疾病,站立时胃体下坠至髂嵴连线以下。临床表现为上腹部胀满或牵拉痛,饱食和行走时症状加重,平卧时症状减轻,多伴有消化不良、胃痛、呃逆、嗳气、食后腹胀加重、腹部下坠感、腰痛等症状。归属于中医学"胃痛""呕吐""胃下垂"等范畴。

1. 腧穴电针疗法

▦ 取穴:百会、中脘、腹哀、天枢、气海、足三里。

▦ 操作:常规操作,采用直流电、疏密波,强度以患者腹肌出现收缩且能耐受为度,持续刺激 25～30 min。每日 1 次,10 次为 1 个疗程,每疗程间隔 3～5 日。

2. 腧穴埋线疗法

▦ 取穴:中脘、足三里、胃俞、三阴交。

▦ 操作:将 3 号羊肠线剪成若干 0.5～2 cm 长,穿刺针埋线法常规操作,每次选取 1 个腧穴,可左右交替使用,也可各穴轮流埋线。每 15 日埋线 1 次,3 次为 1 个疗程。

3. 腧穴注射疗法

(1) 处方一

▦ 取穴:胃俞、脾俞、阿是穴。

▦ 操作:常规消毒,在患者一侧胃俞注射加兰他敏 5 mg,另一侧脾俞注射苯丙酸诺隆 25 mg,两侧臀部压痛穴共注射 75 mg 苯丙酸诺隆。每周 1 次,4 次为 1 个疗程。

(2) 处方二

▦ 取穴:章门、足三里、脾俞、胃俞。

▦ 操作:双侧章门、一侧足三里及双侧脾俞、一侧胃俞各为一组,两者交替使用。常规操作,每次每穴注射维生素 $B_1$ 和 $B_2$ 混合液约 0.5 ml,每日 1 次。

4. 拔罐疗法

(1) 处方一

▦ 取穴:脾俞、胃俞。

▦ 操作:常规消毒,在背部脾俞、胃俞用闪火法拔罐,留罐 20 min。隔日 1 次,7 次为 1 个疗程。

(2) 处方二

▦ 取穴:神阙、中脘、脾俞、胃俞。

▦ 操作:常规消毒,取穴百会、中脘、气海、命门,行捻转补法,神阙拔罐;酌情选脾俞、胃俞、肾俞、内关、足三里,针后在中脘、脾俞、胃俞穴处拔罐,留罐 10～15 min,留针 30 min。隔日 1 次,10 次为 1 个疗程,每疗程间隔 4 日,共治疗 3 个疗程。

5. 按语

(1) 注意少吃多餐,饭后不要剧烈运动。

(2) 患者应适当进行体育锻炼,具体的运动方式和持续时间可视患者的年龄、体力和病情轻重而定,一般可采用太极拳、气功。

# 胃肠神经症

胃肠神经症是指胃肠神经功能紊乱,导致胃肠运动、分泌和吸收功能障碍的一种疾病。本病起病缓慢,病程较长,呈持续性或间歇性发作。临床表现主要以胃肠道症状为主,以胃部症状为主者,表现为厌食、打饱嗝、反酸水、呃逆、恶心、呕吐、胃脘部烧灼感或疼痛、食后饱胀等;以肠道症状为主者,表现为腹痛、腹胀、腹泻或便秘。归属于中医学"脏躁""郁证""痞满""嗳气""呃逆""梅核气""泄泻"等范畴,女性发病率高于男性。

1. 腧穴电针疗法

(1) 处方一

■ 取穴:神门、内关、三阴交、心俞。

■ 操作:常规操作,波型为密波,电流强度以患者能耐受为度,每次 10 min,两侧交替。隔日 1 次,10 次为 1 个疗程,共治疗 3 个疗程。

(2) 处方二

■ 取穴:中脘、足三里、内关、公孙;配心俞、脾俞、胃俞、胆俞、太冲、太溪、大肠俞。

■ 操作:每次选主穴 1~2 个,配穴 2~3 个。常规操作,疏密波通电 15~20 min。隔日 1 次,7 日为 1 个疗程。

2. 刺络拔罐疗法

■ 取穴:膈俞。

■ 操作:常规消毒,以三棱针点刺双侧膈俞穴 3~5 下,施以火罐法 5 min。每 3 日 1 次。

3. 腧穴注射疗法

(1) 处方一

■ 取穴:三焦俞、中脘、足三里。

■ 操作:取阿托品注射液 1 ml,常规操作,每次每穴 0.33 ml。每日 1 次,10 日为 1 个疗程。

(2) 处方二

■ 取穴:中脘、内关;呕吐加天枢,腹泻加足三里。

■ 操作:用 0.25% 或 0.5% 普鲁卡因溶液,每次每穴 0.5~1 ml,3~5 次为 1 个疗程。

4. 腧穴敷贴疗法

■ 取穴:中脘、期门、膻中。

■ 操作:取胡椒 10 g、绿茶 3 g、酒曲 2 个、葱白 20 g,研末,加水调制,将药糊分别摊于 3 cm 的圆形塑料布上。常规操作,每穴每次贴 6~12 h,连贴 5 日。

5. 按语

(1) 对患者应及时进行心理疏导,切忌恼怒。

(2) 患者生活习惯要有规律,要讲究科学性。

# 急性肠胃炎

急性胃肠炎是由于进食了被细菌或其毒素污染的食物而引起的胃肠道急性炎症,临床主要表现为呕吐、腹痛、腹泻。归属于中医学"腹痛""呕吐""泄泻"的范畴。

1. 腧穴电针疗法

(1) 处方一

■ 取穴:中脘、天枢、阴陵泉、上巨虚。

■ 操作:常规操作,选用极密波 15 min 后改为疏密波,再通电 15 min,电流强度以患者能耐受为度。

每日 1 次,7 次为 1 个疗程。

(2) 处方二

■ 取穴:曲池、足三里、内关。

■ 操作:脉冲电针机常规操作,强度以患者能耐受为度,10~15 min 即可。

2. 腧穴注射疗法

(1) 处方一

■ 取穴:足三里(双侧)。

■ 操作:取硫酸阿托品注射液 1 ml(0.5 mg),加生理盐水至 2 ml。常规操作,每次每侧足三里注射 1 ml。每日 2～3 次,10 次为 1 个疗程。

(2) 处方二

■ 取穴:胃俞、气海俞、足三里、上巨虚。

■ 操作:每次选 2～3 穴,取黄连素 10 ml。常规操作,每次每穴注射 3 ml,每日 2～3 次。腹痛严重者,用阿托品 1 ml(0.5 mg)注入足三里。

3. 腧穴敷贴疗法

■ 取穴:天枢、足三里;饮食所伤加上脘,感受外邪加大椎,脾虚加中脘、脾俞,肾虚加肾俞,腹痛甚加内关。

■ 操作:取细辛、丁香、吴茱萸、陈皮各等分,焙干研末,装瓶备用。每次用药 3 g,用麻油或其他食用油调成糊状,分别敷于所选腧穴上,以医用胶布贴之,每日 1 换。

4. 按语

(1) 急性期患者常有呕吐、腹泻等症状,失水较多,因此需补充液体,可供给鲜果汁、藕粉、米汤、蛋汤等流质食物,酌情补充温开水或淡盐水。

(2) 急性胃肠炎患者应卧床休息,注意保暖。急性期患者常有呕吐、腹泻等症状,失水较多,因此需补充液体。

# 胆石症

胆石症是指发生在胆囊内的结石所引起的疾病,是最常见的胆道疾病,临床表现以剧烈的腹痛、黄疸、发热为主要症状。归属于中医学“胁痛”“黄疸”等范畴。

1. 腧穴电针疗法

(1) 处方一

■ 取穴:期门、日月、胆俞、肝俞、阳陵泉、胆囊。

■ 操作:常规操作,用疏密波通电刺激 40 min,疏波、疏密波各 20 min。每日 1 次,5～20 日为 1 个疗程,每疗程间隔 3～7 日。

(2) 处方二

■ 取穴:日月(右)、期门(右)、胆囊穴;配肝俞、胆俞、内关、合谷、足三里、阳陵泉、行间、足临泣。

■ 操作:常规操作,选用疏密波或断续波,达到腹痛缓解、腹壁松软为好。每日 1 次,5～10 次为 1 个疗程,每疗程间隔 3～7 日。

2. 腧穴注射疗法

■ 取穴:梁门、期门、内关、足三里。

■ 操作:选右侧梁门或期门、内关或足三里,各为一组,取 1% 利多卡因 5 ml。常规操作,每次每穴注射 2 ml,每日 1～2 次。疼痛剧烈者,可用小剂量哌替啶注射液 10 mg 加入注射用水 2 ml 分注于两侧足三里穴内。

3. 腧穴敷贴疗法

(1) 处方一

■ 取穴:丘墟、阳陵泉、太冲、期门、日月、肝俞、胆俞。

■ 操作:取大黄、金钱草各 60 g,栀子、黄芩、茵陈、郁金各 40 g,青皮、枳实、乌梅各 30 g,鲜牛胆 1 个,食醋适量。将前九味药研成细粉,加入牛胆汁及食醋,调成膏状。常规操作,隔日 1 次,14 次为 1 个疗程。

(2) 处方二

■ 取穴:中脘。

■ 操作:取白芷 10 g,花椒 15 g,研成细末;再将韭菜根、葱白各 20 g,苦楝子 50 g,捣烂如泥;后用白醋把上述药物拌和均匀调成糊状。常规操作,24 h 换贴 1 次,可连贴 2～4 次。

4. 腧穴激光照射疗法

■ 取穴:胆俞、阿是穴。

■ 操作:采用 He - Ne 激光腧穴治疗仪,常规操作,每次每穴照射 5～10 min,每日 1 次。

5. 腧穴磁疗法

■ 取穴:① 胆囊体表投影或胀痛最明显处;② 日月、期门、阳陵泉。

■ 操作:常规操作,第一组穴使用平均磁场;第二组穴用磁珠贴压,每日 1 次。

6. 腧穴埋线疗法

■ 取穴:肝俞、胆俞、期门、日月;胁痛加支沟、阳陵泉,腹胀、恶心加中脘、天枢。

■ 操作:将 3 号羊肠线剪成若干 0.5～2 cm 长,常规操作,每次选取 1 个腧穴,可左右交替使用。1 个月埋 1 次,3 次为 1 个疗程。

7. 按语

（1）患者可在医生的指导下适当服用药物进行对症治疗，但不可自行滥用药物。

（2）患者应适当进行体育锻炼，具体的运动方式和持续时间可视年龄、体力和病情轻重而定，一般以太极拳、气功为主。

# 慢性肠炎

慢性肠炎是由急性肠炎迁延不愈或本身病程呈慢性进展所致，病程多在 2 个月以上，甚至数个月至数年，临床表现为腹痛、腹胀、肠鸣、肛门下坠感。归属于中医学"久泄""肠郁"等范畴。

1. 腧穴电针疗法

■ 取穴：中脘、天枢、关元、足三里、上巨虚、肾俞、脾俞、大肠俞、曲池、三阴交。

■ 操作：常规操作，采用连续波，每次 30 min。每日 1 次，10 次为 1 个疗程。

2. 腧穴注射疗法

（1）处方一

■ 取穴：足三里。

■ 操作：选双侧足三里，取当归注射液。常规操作，每次每穴注射 0.5 ml。每日 1 次，10 日为 1 个疗程，每疗程间隔 5～7 日。

（2）处方二

■ 取穴：脾俞、胃俞、肾俞、大肠俞。

■ 操作：取维生素 $B_1$ 2 ml（0.1 g）、维生素 $B_{12}$ 1 ml（0.1 mg），再加入 5%～10% 的葡萄糖注射液至 10 ml，每次选用 2 对穴。常规操作，每穴注入 5 ml 药液。每日 1 次，30 次为 1 个疗程。

3. 腧穴埋线疗法

■ 取穴：中脘、足三里、天枢；脾胃虚弱加脾俞、里急后重、脓血黏液便加大肠俞，脾肾阳虚加关元。

■ 操作：将 3 号羊肠线剪成若干 0.5～2 cm 长，穿刺针埋线法常规操作，每次选取 1 个腧穴，可左右交替使用，也可各穴轮流埋线。每 2 周埋线 1 次，6 周为 1 个疗程。

4. 腧穴敷贴疗法

■ 取穴：神阙。

■ 操作：① 丁桂散（公丁香、肉桂等份）为末，以醋调敷脐，主治脾肾虚寒性腹痛泄泻。② 木鳖大黄膏（木鳖仁 6 g，生大黄、黄连、木香各 9 g，为细末），以醋调成膏状敷脐中，主治湿热内蕴型泄泻。常规操作，隔日 1 次，14 次为 1 个疗程。

5. 腧穴激光照射疗法

■ 取穴：脾俞、胃俞、中脘；配章门、气海、足三里、三阴交。

■ 操作：采用 He-Ne 激光腧穴治疗仪，常规操作，先照主穴，后照配穴，每次每穴照射 5～10 min，每日 1 次。

6. 按语

（1）患者可在医生的指导下适当服用药物进行对症治疗，但不可自行滥用药物。

（2）一般应进食柔软、易消化、富有营养和足够热量的食物。宜少量多餐，补充多种维生素。勿食生、冷、油腻及多纤维素的食物。

# 肠麻痹

肠麻痹是由于腹壁受刺激或电解质紊乱，使肠平滑肌活动受到抑制或肠管处于麻痹状态，肠蠕动减弱或消失的一种疾病。临床主要表现为高度腹胀，无矢气，肠鸣音减弱或消失，纳呆，便秘等。归属于中医学"腹胀""鼓胀"的范畴。

1. 腧穴电针疗法

（1）处方一

■ 取穴：上巨虚、阴陵泉。

■ 操作：常规操作，留针 30～60 min。每日 1 次，10 次为 1 个疗程。

（2）处方二

■ 取穴：天枢、气海、足三里、地机。

■ 操作：常规操作，采用连续波，强度以患者能耐受为度，留针 20 min。每日 1 次，10 次为 1 个疗程。

（3）处方三

■ 取穴：足三里、上巨虚、三阴交；配天枢、阴陵泉、曲池、合谷。

▨ 操作：常规操作，采用连续波，频率为 2 Hz，强度以患者能耐受为度，留针 30 min～40 min。每日 1 次，3 次为 1 个疗程，一般治疗 1～2 个疗程。

**2. 腧穴注射疗法**

▨ 取穴：足三里。

▨ 操作：取新斯的明注射液 0.5 ml，选双侧足三里穴。常规操作，每穴注射 0.25 ml。隔日 1 次，10 次为 1 个疗程。

**3. 腧穴敷贴疗法**

（1）处方一

▨ 取穴：神阙。

▨ 操作：取甘遂、大黄、冰片按 5：3：2 比例调配，加麝香 0.1 g，用 75% 乙醇调匀后敷脐。常规操

作，每日 1 次，以纱布覆盖，胶布固定。每日换药 1～2 次。7 日为 1 个疗程。

（2）处方二

▨ 取穴：神阙。

▨ 操作：取葱白、头发（剪碎）、橘叶、皂荚为君药，再配以栀子、滑石、肉桂、小茴香、麻油等。外敷于神阙穴，50 min 左右即可。

**4. 按语**

（1）针灸治疗术后肠麻痹有较好的效果。

（2）患者可在医生指导下适当服用药物进行对症治疗，不要自行服用药物。

（3）患者应适当进行体育锻炼，具体运动方式和持续时间可视患者的年龄、体力和病情轻重而定，一般以太极拳、气功为主，可促进肠道蠕动。

# 习惯性便秘

习惯性便秘是指每周排便少于 3 次，或排便经常感到困难。临床表现为粪质干燥、坚硬如羊粪状，排便艰涩难下，常数日一行，甚至非泻药或灌肠不能排出，给患者带来很大痛苦。归属于中医学"便秘"的范畴。

**1. 腧穴电针疗法**

▨ 取穴：夹脊、秩边、照海、昆仑。

▨ 操作：常规操作，采用疏密波，留针 20 min。每日 1 次，10～20 日为 1 个疗程，每疗程间隔 3～5 日。

**2. 腧穴激光照射疗法**

▨ 取穴：天枢、足三里、关元、支沟、大肠俞；热证加合谷、中脘、阴陵泉、大椎，虚寒证加脾俞、照海、命门、三阴交。

▨ 操作：采用 He - Ne 激光腧穴治疗仪，常规操作，每次每穴 5～7 min。每日 1 次，10 次 1 个疗程，每疗程间隔 3 日。

**3. 腧穴注射疗法**

（1）处方一

▨ 取穴：上巨虚、足三里、大肠俞、脾俞、天枢。

▨ 操作：取黄芪注射液 8 ml、复方丹参注射液 8 ml，分别加入 0.9% 生理盐水至 10 ml。常规操作，每次每穴注射 4 ml。隔日 1 次，10 次为 1 个疗程。

（2）处方二

▨ 取穴：大肠俞、上巨虚。

▨ 操作：取维生素 $B_{12}$ 注射液 1 ml（0.1 mg）。常规操作，每次每穴注射 0.5 ml，每日 1 次。

**4. 腧穴敷贴疗法**

（1）处方一

▨ 取穴：神阙、足三里。

▨ 操作：取人参、藿香、丁香、独活、艾叶各 15 g，加姜汁调成糊状。常规操作，3～5 日换药 1 次，2 次为 1 个疗程，一般治疗 2 个疗程。

（2）处方二

▨ 取穴：神阙。

▨ 操作：取藿香、丁香、独活、艾叶各 10 g，香附、当归、肉桂、川芎、防风、白蔻、黄柏各 5 g，制马钱子 15 g，小茴香 3 g，配制便秘散，加姜汁调成糊状。常规操作，隔日 1 次，15 日为 1 个疗程。

**5. 腧穴埋线疗法**

（1）处方一

▨ 取穴：上巨虚、大肠俞、天枢；配足三里、三阴交。

▨ 操作：将 3 号羊肠线剪成若干 0.5～2 cm 长，穿刺针埋线法常规操作，每次选取 1 个腧穴，可左右交替使用，也可各穴轮流埋线，每隔 15～30 日可重复埋线 1 次。

（2）处方二

▨ 取穴：天枢或大横、足三里或上巨虚、大肠俞或

气海俞;排便无力加气海、脾俞,大便干结加肾俞或在膈俞、肝俞找敏感点。

- 操作:将3号羊肠线剪成若干0.5～2 cm长,穿刺针埋线法常规操作,每次选取1个腧穴,可左右交替使用。2周治疗1次,可治疗2～6次。

**6. 拔罐疗法**

- 取穴:督脉、膀胱经。
- 操作:患者俯卧位或侧卧位,将跌打万花油在患者背部涂擦后,选取大号玻璃罐,用火罐法在背部拔罐,然后用手握住罐子,往返推移,至所拔部位皮肤红润或充血为止。每日1次,10次为1个疗程。

**7. 经皮腧穴电刺激疗法**

(1) 处方一

- 取穴:关元、气海、足三里、三阴交。
- 操作:采用G6805-D型电针仪,治疗方式置于"皮肤"位置,并接电极片,电极片上涂导电糊,将电极置于关元、气海、足三里、三阴交等腧穴,频率100 Hz,波形为连续波,负载SOOS2,电流强度2～18 V,电流强度以腧穴局部有明显抽动或患者能耐受为宜,刺激时间每次20 min。每日2次,1周为1个

临床腧穴特种疗法备要·下篇 腧穴特种疗法临床

疗程。

(2) 处方二

- 取穴:足三里。
- 操作:用针灸刺激器,取患者双侧足三里穴,采用脉冲模式,电流强度0.5～2 mA,以患者能耐受的腧穴针刺感或酸麻感为宜,每日于患者通常排便时间前1 h使用,持续使用1 h。治疗2周。

**8. 腧穴低频脉冲疗法**

- 取穴:腹部两侧、腰骶部两侧。
- 操作:在低频脉冲电治疗中运用了刺激双极电极,两组电极分两次放置,第一次分别置于腹部两侧(约脐旁2寸左右),第2次置于腰骶部两侧(臀沟分开处即是),两次输出强度均根据患者的感觉逐渐增加、能够耐受为度,持续治疗20 min。每个部位每日2次,7日为1个疗程。

**9. 按语**

(1) 患者应养成良好的排便习惯,每日无论是否有便意,选择固定一个时间,去厕所蹲3～5 min,目的是培养排便反射。

(2) 每日喝水2 500 ml以上,少食辛辣刺激性食物。

# 消化性溃疡

消化性溃疡是指在各种致病因子的作用下,黏膜发生的炎症与坏死性疾病,黏膜缺损超过黏膜肌层,常发生于与胃酸分泌有关的消化道黏膜,其中以胃、十二指肠最为常见。归属于中医学"胃脘痛""肝胃气痛""吞酸"等范畴。

**1. 腧穴敷贴疗法**

(1) 处方一

- 取穴:中脘、脾俞。
- 操作:取生附子30 g、巴戟天30 g、炮姜30 g、官桂21 g、党参15 g、白术15 g、当归15 g、吴茱萸15 g、炒白芍15 g、白茯苓15 g、良姜15 g、甘草15 g、木香12 g、丁香12 g、沉香末9 g、麝香1 g,将前14味粉碎,麻油加热至沸腾后,放入诸药炸枯,过滤去渣,再熬炼成膏状至滴水成珠为度,加入黄丹,兑入麝香和沉香末捣搅均匀,摊成药膏备用。敷贴时要温化药膏,趁热敷贴,3日换1次,可连续治疗较长时间。

(2) 处方二

- 取穴:胃俞、中脘、足三里、神阙。
- 操作:取香附、川芎、木香、延胡索、吴茱萸、栀子等药等量。胃脘痛患者以胃俞、中脘、足三里、神阙为常规主穴,结合中医辨证,再取1～2穴作为配穴共同贴敷,每日取4～5穴,交替贴敷,时间4～6 h或视情况定。每日1次,10日为1个疗程,一般治疗1个疗程。

**2. 腧穴磁疗法**

- 取穴:中脘、足三里、脾俞或胃俞,两穴交替或同时使用。
- 操作:患者平卧位,常规消毒后,每穴用2%普鲁卡因2 ml皮下局麻,做0.8 cm纵行切口,将磁环2枚置于切口处,南极向上,北极向下,缝合切口。1周拆线,3次为1个疗程,每疗程间隔7日。

**3. 腧穴激光照射疗法**

- 取穴:脾俞、胃俞、中脘、内关、足三里。

■ 操作：采用 He－Ne 激光腧穴治疗仪,常规操作,每次每穴照射 5～10 min。每日 1 次,30 次为 1 个疗程。

4. 腧穴埋线疗法

（1）处方一

■ 取穴：第 7～11 胸椎左右各旁开 1 寸,下脘透上脘。

■ 操作：将 3 号羊肠线剪成若干 0.5～2 cm 长,腧穴埋线法常规操作,一般 7～10 日 1 次,1～2 次即可。

（2）处方二

■ 取穴：中脘、胃俞、脾俞、足三里、肝俞。

■ 操作：将 3 号羊肠线剪成若干 0.5～2 cm 长,腧穴埋线法常规操作,每 15 日埋线 1 次。

5. 腧穴注射疗法

■ 取穴：① 脾俞、胃俞；② 中脘、梁门。

■ 操作：取胎盘注射液、维生素 B$_1$ 或当归注射液等,疼痛严重者可选用 1% 普鲁卡因、硫酸阿托品,合并幽门梗阻呕吐、呃逆者可用复方氯丙嗪。常规操作,每次取一组腧穴,每次每穴注入药液 0.5 ml,每日 1 次,两组腧穴交替使用。

6. 拔罐疗法

■ 取穴：中脘、关元、肝俞、胃俞、心俞、足三里。

■ 操作：以闪火法常规操作,罐印以浅紫红色为度。隔日 1 次,7 次为 1 个疗程。

7. 按语

（1）溃疡穿孔、出血者,应在综合治疗条件下配合针灸疗法。

（2）患者应注意情志调节,饮食有规律,少食多餐,以软食或易消化食物为主,忌食不易消化、生冷或刺激性食品。

# 第四节·神经、精神系统疾病

## 短暂性脑缺血发作

短暂性脑缺血发作是指短暂性脑局部供血不足,导致供血区局限性神经功能障碍。通常每次发作时间较短,临床症状持续时间少于 1 h,无任何脑梗死的影像学证据。

1. 腧穴电针疗法

■ 取穴：肩髃、曲池、外关、合谷、环跳、风市、阳陵泉、悬钟。

■ 操作：每次选取 2～3 对腧穴。常规消毒,针刺入后进行提插操作,使感应向远处扩散,然后加电刺激,刺激量应逐渐加强,通电时间约 30 s,稍停后继续通电 30 s,可重复三四次,使患者产生酸胀、麻电或热烫等感觉,并使有关肌群出现节律性收缩。

2. 腧穴注射疗法

■ 取穴：风池。

■ 操作：用 5% γ-氨酪酸 1.5 ml,或用三磷酸腺苷 10～20 mg,注入患侧风池穴。后期用维生素 B$_1$ 100 mg 加烟酰胺 5 mg,注入患侧风池穴。

3. 腧穴埋线疗法

■ 取穴：肩髃、曲池、环跳、足三里。

■ 操作：将 3 号羊肠线剪成若干 0.5～2 cm 长,腧穴埋线法常规操作,每 15 日 1 次,左右交替进行。

4. 腧穴激光照射疗法

■ 取穴：肩髃、肩贞、曲池。

■ 操作：采用 He－Ne 激光腧穴治疗仪,常规操作,每次 15 min。每日 1 次,4 次为 1 个疗程,每疗程间隔 3 日。

5. 刺络拔罐疗法

■ 取穴：大椎。

■ 操作：常规消毒,先以三棱针点刺大椎,以出血为度,后以大号玻璃罐闪火法拔之,留罐 10 min,每周 2 次。如患者体弱不能承受,可每周 1 次,8 次为 1 个疗程。

6. 按语

（1）短暂性脑缺血发作有 1/2～3/4 患者在 3 年内发展为脑梗死,故应当进行积极治疗。针灸治疗本病有一定的疗效。

（2）注意情志培养,防止精神紧张,并避免长时间久坐。

（3）适当控制脂肪的摄入,饮食忌过咸、过甜。

# 脑梗死

脑梗死是由于脑部供血障碍,缺血、缺氧引起的供血区脑组织坏死与脑功能障碍,临床上最常见的类型有脑血栓形成和脑栓塞。归属于中医学"中风"的范畴。

1. 腧穴电针疗法

■ 取穴:手足阳明经为主,辅以太阳、少阳经穴。

■ 操作:常规操作,电流频率120~200 Hz,留针30 min。每日1次,12日为1个疗程,每疗程间隔6日。

2. 腧穴敷贴疗法

■ 取穴:神阙。

■ 操作:取黄芪、羌活、威灵仙、牛膝、地龙各30 g,乳香、没药各15 g,琥珀、肉桂各10 g,菖蒲20 g,共研细末。每晚睡前洗净脐眼,取药粉10 g,用醋或酒调成糊状敷脐,以麝香虎骨膏固定,然后用热水袋敷脐30 min~1 h,次晨取下药膏。

3. 刺络拔罐疗法

■ 取穴:太阳、曲泽、委中。

■ 操作:常规消毒,用三棱针直刺进针约5 mm,分别对曲泽、太阳穴进行刺络放血的操作。出血停止后,在刺络的部位进行拔罐,并留罐10 min。

4. 腧穴磁疗法

■ 取穴:头皮针运动区感觉区上1/5、中2/5处;患侧上肢肩髃、手三里、曲池、内关、外关、合谷等;下肢环跳、伏兔、足三里、阴陵泉、阳陵泉、三阴交、丰隆、解溪等。

■ 操作:常规消毒,用0.5~2寸针刺入皮肤后,将直径为3~4 mm,厚度为1~2 mm、1 600~2 000 GS的圆形或方形磁片贴附在未刺入皮肤的末端针体上,即为磁化针,每次20~30 min。每日1次,10日为1个疗程,每疗程间隔5日。一般1~4个疗程。

5. 腧穴注射疗法

■ 取穴:膈俞。

■ 操作:常规消毒,用一次性注射器抽取川芎嗪注射液4 ml,沿脊椎方向进针斜刺得气后,回抽针管无回血,将药剂注入。每次注射2 ml。隔日1次,10次为1个疗程。

6. 按语

(1)脑梗死早期若能在可靠的口服用药基础上进行针刺等腧穴特种疗法治疗,并配合适当功能锻炼,效果会更好。

(2)后遗症期患者应积极加强肢体功能锻炼,以加快恢复的速度和改善恢复的程度。

# 脑出血后遗症

脑出血是指非外伤性脑实质内的出血,是发病率和病死率很高的疾病。通常在情绪激动、过度兴奋、使劲排便、用力过度或脑力活动过度紧张时发病,有时在休息或睡眠中也会发生,冬春季发病较多。幸存者中多数留有不同程度的运动障碍、认知障碍、言语吞咽障碍等后遗症。

1. 腧穴电针疗法

■ 取穴:百会、肩髃、曲池、青灵、少海、极泉。

■ 操作:常规消毒,针刺后接通电针仪,波形选用2~100 Hz等幅疏密波。刺激强度以引起肌肉微微颤动、患者感觉舒适为宜,针刺时间30 min,10日为1个疗程。

2. 腧穴注射疗法

■ 取穴:水突;阳亢加太冲,风盛加风池、风府。

■ 操作:抽取复方丹参注射液,常规操作,水突穴注入2 ml,先注健侧,后注患侧,也可配穴治疗。隔日1次。

3. 腧穴敷贴疗法

■ 取穴:廉泉、华盖、神阙、涌泉。

■ 操作:取全蝎、丹参、元胡、丹皮等药辨证加减,配制成直径16 mm的药膏固定在胶布上,密封备用。常规操作,每日更换药膏1次,15日为1个疗程。

4. 腧穴激光照射疗法

■ 取穴:瘫痪肢体的肩髃、四渎、髀关、足三里和三间穴;失语加哑门、廉泉。

■ 操作:采用 He-Ne 激光腧穴治疗仪,功率 10 mW。常规操作,每次每穴照射 4 min。隔日 1 次,疗程持续 2 个月。

5. 按语

(1) 腧穴特种针疗法治疗在脑出血恢复期的治疗中占有十分重要的位置,能明显改善瘫痪肢体和言语吞咽等功能,提高治愈率。

(2) 患者在康复训练过程中,应强调的是重建正常运动模式,并加强软弱肌力训练。训练中应包含患侧恢复和健侧代偿。

(3) 控制饮食,克服不良习惯,戒烟戒酒,以清淡、低胆固醇的食物为宜,多饮水,多进食富含纤维素的蔬菜瓜果,少食刺激性食物。

# 偏头痛

偏头痛是临床上最常见的一种头痛类型,因头部血管收缩功能紊乱而导致的周期性、反复性发作的偏侧头痛。主要发生在青年期,可以有家族史。反复发作,数周或数日发作 1 次,每次持续 4～72 h。部分患者发作前可有先兆症状,诱发因素有疲劳、情绪紧张、月经来潮等。

1. 腧穴注射疗法

■ 取穴:风池穴。

■ 操作:取维生素 $B_{12}$ 注射液 1 ml,20% 利多卡因 5 ml,当归注射液 1 ml,地塞米松 5 ml,混合共计 12 ml。常规消毒,选 7 号针头,进针斜上对侧眼方向,深度一般达 1.5 寸,每侧注入药液 6 ml。隔日 1 次,3 次为 1 个疗程。

2. 腧穴电针疗法加耳穴磁疗法

■ 取穴:电针取百会、印堂、风池(患侧)、头维透太阳穴(患侧);耳压取神门、脑、枕、肝、内分泌。

■ 操作:① 腧穴电针疗法。常规消毒,平刺百会和斜刺印堂、风池穴,从头维穴透刺太阳穴,针向鼻尖刺 2.4～3.6 cm。得气后,针柄接电针治疗仪,采用疏密波,留针 30～40 min。在用电针治疗的同时,可取患侧外关、太冲、阳陵泉,得气后留针,每 5 min 行针 1 次,留针 20 min。每日 1 次,10 次为 1 个疗程。② 耳穴磁疗法。常规消毒,用磁珠粒置于胶布中央,左右

交替贴压耳穴,隔日 1 换。嘱患者每日自行按压耳穴 2 次,每次按压 2 min,5 次为 1 个疗程。

3. 腧穴埋线疗法

■ 取穴:太阳、头维、风池、合谷、足三里。

■ 操作:将 4 号羊肠线剪成若干 0.5～2 cm 长,腧穴埋线法常规操作,每 20 日治疗 1 次,3～5 次为 1 个疗程。

4. 刺络拔罐疗法

■ 取穴:太阳。

■ 操作:将太阳穴周围明显静脉部位进行常规消毒,用小号三棱针刺入血管放血(其血呈暗紫色),每次出血总量为 30～50 ml,血止后拔罐 5～10 min,用 2% 的碘酒棉球涂抹针孔。7～10 日 1 次,3 次为 1 个疗程。

5. 按语

(1) 腧穴特种疗法治疗头痛疗效显著,对某些功能性头痛能够达到治愈的效果。对器质性病变引起的头痛也能改善症状,但应同时注意原发病的治疗,以免耽误病情。

(2) 部分患者由于头痛反复发作,迁延不愈,故易产生消极、焦虑、恐惧情绪。在治疗的同时,应给予患者精神上的安慰和鼓励。

# 癫痫

癫痫是一组由大脑神经元异常放电所引起的慢性反复发作性短暂中枢神经系统功能失调综合征,临床表现具有发作性、短暂性、重复性和刻板性的特点。归属于中医学"痫证""癫证"的范畴。

1. 腧穴电针疗法

■ 取穴:① 双侧额旁 1 线、额中线;② 四神聪;两组穴交替使用。

■ 操作:常规操作,采用连续波 10 min,疏密波

10 min，保留 30 min 后再行第 2 次通电，20 min 后快速出针。每日 1 次，12 次为 1 个疗程，每疗程间隔 3～5 日，连续针刺 3～5 个疗程。

2. 腧穴埋线疗法

■ 取穴：脊中、筋缩；配大椎、长强、膻中、中脘、气海、内关。

■ 操作：每次取主穴 1 个，根据情况取配穴 1～2 个。主穴采用切开埋线法，配穴采用穿刺针埋线法。常规操作，3 个月治疗 1 次，一般治疗 2～4 次。

3. 腧穴敷贴疗法

■ 取穴：神阙。

■ 操作：取吴茱萸、白胡椒、冰片等份适量，碾粉后以生姜汁调糊，覆盖于肚脐眼中，用创可贴固定。每隔 3 日替换 1 次，每个月 3～5 次。

4. 腧穴磁疗法

■ 取穴：风池、太阳；配神道、鸠尾、内关。

■ 操作：常规消毒，手法以平补平泻，深度以得气为度，针后充磁，针尖处磁强：头部腧穴 50～500 GS，躯干 1 000～2 000 GS。极相：头部两穴分别为 N 与 S 极，配穴为 N 极。留针 20～30 min（小儿酌减）。每日 1 次，每次针 3 穴，10 次为 1 个疗程。

5. 按语

（1）癫痫发作时不分时间和地点，发作时严重损伤脑细胞，故要进行及时而有效的治疗。腧穴特种疗法治疗癫病疗效明显，治疗前应做 CT、核磁共振、脑电图等检查以明确诊断。

（2）本病应与蛛网膜下腔出血、脑梗死等疾病相鉴别。对继发性癫痫，更应该重视原发病的诊断、治疗。

（3）患者和家属都要正确对待疾病，树立战胜疾病的信心，保持乐观情绪，避免恼怒和情志刺激，消除恐惧和自卑心理。

# 癔病

癔病也称分离性障碍又称分离（转换）障碍，是由明显的精神因素引起，临床表现包括精神、神经和躯体等方面多种多样的症状。中医学对本病症状的记载散见于"脏躁""百合病"等病证中。

1. 腧穴电针疗法

■ 取穴：合谷、足三里，或曲池、阳陵泉。

■ 操作：常规操作，用直流电 40～60 mA，通电 2～3 s，一般可连续 3～7 日，适用于出现精神、运动、感觉抑制症状者。患者宜卧位，通电时间不宜过长。

2. 腧穴注射疗法

■ 取穴：内关、足三里、曲池、合谷、阳陵泉。

■ 操作：任选 2 穴，常规消毒，用维生素 $B_1$ 注射液进行穴位注射，每次每穴注入 0.5 ml。隔日 1 次，10 日为 1 个疗程。

3. 腧穴埋线疗法

■ 取穴：神门、丰隆、心俞。

■ 操作：将羊肠线 1.5～2 cm 放入 8 号注射针头前端，腧穴埋线法常规操作，一般 30 日 1 次。

4. 刺络拔罐疗法

■ 取穴：① 大椎、心俞、肝俞；② 神道、脾俞、身柱。

■ 操作：常规消毒，每次选取一组腧穴，行刺络拔罐，每次 15 min，每日 1 次。

5. 按语

（1）癔病是一种常见的精神障碍，其临床表现多种多样，故有人称其为"疾病模仿家"。电针或针刺等治疗可收到较好的疗效，在治疗时如能加以言语诱导，则效果更佳。

（2）本病是一种容易复发的疾病，要多做细致的心理辅导，加以热情的关怀，劝导患者心胸开阔，不计较小事，以防疾病再次发作。

# 神经衰弱

神经衰弱是神经症中最常见的一种疾病，是指精神容易兴奋和脑力容易疲乏，并常伴有情绪烦恼和一些生理症状的精神障碍。中医学对本病症状的记载散见于"郁症""心悸""失寐""虚损"中。

1. 腧穴埋线联合高压氧疗法

■ 取穴：心俞、神门、神道、内关、足三里。

■ 操作：将4号羊肠线剪成若干0.5~2 cm长，穿刺针埋线法常规操作，每次取穴2~4个，2周为1个疗程。高压氧疗法的加压时间为25 min，压力为0.2 MPa；稳定后戴面罩吸氧3次，每次20 min，中间休息5 min，吸舱内空气，最后减压25 min出舱，10日为1个疗程。

2. 腧穴注射疗法

■ 取穴：足三里。

■ 操作：取地西泮注射液2 ml，常规操作，每侧注射1 ml，注射时间为睡前30 min。每周1次。

3. 腧穴埋线疗法

■ 取穴：心俞、神门、神道、内关、足三里。

■ 操作：将生物蛋白线装入一次性埋线针内，穿刺针埋线法常规操作，每次取穴2~4个。2周为1个疗程，一般治疗3个疗程。

4. 腧穴磁疗法

■ 取穴：心俞、三阴交、脾俞、肾俞。

■ 操作：常规消毒，将磁片（用磁场强度1 000~2 500 GS的铬合金磁片）贴敷在所选穴位上。每周1次。

5. 刺络拔罐疗法

■ 取穴：① 大椎、神道、心俞、肝俞；② 身柱、灵台、脾俞、肾俞；③ 中脘、关元。

■ 操作：上述三组穴每次用1组，常规操作，每日或隔日1次。

6. 按语

（1）神经衰弱多为缓慢起病，治愈后常易复发。在腧穴特种疗法治疗的基础上应配合药物治疗、心理治疗、体育治疗和气功等自我锻炼。

（2）治疗过程中停用一切口服及静脉注射催眠药，忌饮茶、酒及咖啡等。

# 震颤麻痹

震颤麻痹又称帕金森病，是一种较常见的中老年神经系统病变疾病，临床以静止性震颤、运动迟缓、肌强直、姿势步态异常为主要症状。归属于中医学"痉证"的范畴，古典医籍所载的"颤振"也类似震颤麻痹。

1. 针刺结合腧穴埋线疗法

■ 取穴：大椎、百会、曲池、合谷、足三里、肝俞、脾俞、肾俞、阳陵泉、太冲、行间、太溪。

■ 操作：常规消毒，每次针刺取穴6~8个，交替使用，留针30 min，施以捻转补泻法，每日1次，10次为1个疗程，每疗程间隔5~7日，连续1~2个疗程即愈。穴位埋线时，取穴3~5个，常规消毒，在穴位侧面1.5~3 cm处局麻，羊肠线由局麻一点穿过腧穴，由另一局麻点穿出，多次来回牵拉羊肠线，使腧穴产生麻胀感，剪断羊肠线，敷盖纱布，每月1次。

2. 刺络拔罐疗法

■ 取穴：大椎。

■ 操作：常规消毒，用三棱针迅速点刺4~6点，闪火法拔罐置5~10 min，令出血5~10 ml为宜。隔日1次，10日为1个疗程。

3. 腧穴电针疗法

■ 取穴：前顶、百会、承灵、悬颅。

■ 操作：常规操作，接针麻仪通电20 min，频率为120~150次/min，电流强度大小以患者能耐受为度。

4. 按语

（1）本病目前尚无特效疗法，腧穴特种疗法治疗有一定疗效，病程短者疗效较好。

（2）鼓励患者尽可能多的进行体力活动、培养业余爱好。可请治疗师训练患者，以更好地从事行走、进食等日常活动。病重者外出应有人陪同，以免发生意外。

（3）药物治疗可在一定时间内缓解症状，但不能从根本上阻止本病的自然进展，需要终身服药。如出现吞咽困难、痴呆等严重病情，则预后不佳。

# 周围性面神经炎

周围性面神经炎是指茎乳孔内的面神经发生急性非化脓性炎症，也称贝尔（Bell）瘫痪。临床上一般急性起病,于数小时或 1~3 日内达高峰。表现为患侧额纹消失、眼睑闭合不全、鼻唇沟变浅、口角下垂,露齿时歪向健侧,鼓气或吹口哨时漏气,食物易滞留于病侧齿颊之间。归属于中医学"口喎""卒口僻"等范畴。

### 1. 腧穴激光照射疗法

■ 取穴:太阳、四白、迎香、颊车、地仓、下关、合谷。

■ 操作:采用 He-Ne 激光腧穴治疗仪,常规操作,每组 4 个腧穴,每次 15 min。每日 1 次,7 日为 1 个疗程。3 个疗程后休息 2 日,根据病情需要停止或继续治疗。

### 2. 腧穴注射疗法

■ 取穴:颧髎、迎香、地仓、阳白、下关、巨髎、颊车、大迎、翳风。

■ 操作:常规消毒,上述腧穴分 2 组各 4 穴,甲钴胺注射液 0.5 mg,每穴注入药物 125 μg,每日 1 次。1 周后改用透刺法,根据面神经分支支配区功能恢复情况选择腧穴,如闭目不紧选攒竹透丝竹空,鼻唇沟变浅选迎香透颧髎,口角下垂选地仓透颊车;用 1 ml 注射器、5 号针头透刺得气后将药物注入透刺路径,每日 1 次。

### 3. 腧穴敷贴疗法

■ 取穴:翳风、下关。

■ 操作:取马钱子、白芷,剂量为 5:3,加工成粉末,加芝麻油调匀,敷于以上穴位,每穴 1 g,每日 1 次。7 日为 1 个疗程,一般治疗 3 个疗程。

### 4. 拔罐疗法

■ 取穴:患侧局部取穴。

■ 操作:在患者患侧面部肌肉萎缩、肌力极差处拔火罐,一般 1~2 日治疗 1 次。适用于病程较长者。

### 5. 按语

(1)针灸是目前临床上治疗本病安全而有效的首选方法。

(2)本病发生与感受外邪有关,故应慎起居、避风寒,必要时应戴口罩、围巾。同时要每日点眼药水 2~3 次,以防眼睑闭合不全而带来的感染。

(3)治疗应与中枢性面瘫相鉴别。

# 面肌痉挛

面肌痉挛是以一侧面肌抽搐样收缩为特点的疾病,又称面肌抽搐。临床主要表现为半侧面部表情肌不由自主地阵发性抽搐,常为一侧的某个表情肌或某一组肌纤维束受累,但无其他神经系统受累表现。归属于中医学"肉瞤"的范畴。

### 1. 腧穴埋线疗法

■ 取穴:患侧神庭穴、迎香穴、双侧足三里、合谷、阿是穴。

■ 操作:常规埋线法操作,每次取穴 3~5 个。2 周为 1 个疗程,一般治疗 3 个疗程。

### 2. 刺络拔罐疗法

■ 取穴:太阳、尺泽、颧髎;脾胃虚弱加足三里、双侧脾俞,肾气虚加双侧肾俞、太溪,肝气郁结加双侧肝俞、太冲。

■ 操作:常规消毒,先用手将腧穴局部按揉至红润充血,用三棱针在相应的腧穴点刺放血,然后迅速拔罐,留罐 2~5 min 后起罐。

### 3. 腧穴注射疗法

■ 取穴:颧髎、地仓、下关、颊车、太阳、翳风、四白、风池。

■ 操作:常规消毒,取 2% 普鲁卡因 1 ml、75% 乙醇 1 ml、维生素 $B_1$ 2 ml 混合,或苯巴比妥注射液 0.5 ml、1% 盐酸普鲁卡因 1 ml 混合,选 2~4 个穴位进行穴位注射。如果注射后抽搐停止,即为有效。如不停止,可于 1 h 后再注射 1 次,注射后可能出现面肌瘫痪,但可以自行恢复。

### 4. 腧穴电针疗法

■ 取穴:颧髎、地仓、合谷、足三里;风寒外侵加风池、外关,肝火上扰加百会、太冲,脾胃虚弱加脾俞、胃俞,阴虚阳亢加太溪、三阴交。

■ 操作:每次取 4~6 个穴位,常规操作,强度以患者耐受为度,每次 15~30 min。每日或隔日 1 次,10 次为 1 个疗程。

### 5. 按语

(1)本病轻者或偶尔发生者,可以自愈。若痉挛过频或不止者则需治疗。

(2)针灸等疗法对本病有较好疗效。

(3)在治疗的同时,还应调情志,注意生活要有规律,保证足够的睡眠。

# 三叉神经痛

三叉神经痛是一种原因未明的三叉神经分布区内短暂而反复发作的剧痛，又称原发性三叉神经痛。临床主要表现为电击样、针刺样、刀割样或撕裂样剧烈疼痛，发时短暂，每次数秒至数分钟不等，间歇期完全正常。归属于中医学"两颔痛""颊痛""面痛"的范畴。

1. 腧穴电针疗法

■ 取穴：下关、颊车、颧髎、翳风、风池、合谷、太冲（患侧）；三叉神经眼支疼痛加攒竹、鱼腰、太阳、头维，上颌支疼痛加四白、迎香、上关，下颌支疼痛加地仓、承浆。

■ 操作：常规操作，给以低频连续波型电针刺激，以患者能耐受的酸麻抽动感为度，留针 30 min。每日 1 次，7 次为 1 个疗程，每疗程间隔 3 日。

2. 腧穴注射疗法

■ 取穴：下关；眼支疼痛加阳白、攒竹、太阳，上颌支疼痛加四白、迎香、颧髎，下颌支疼痛加地仓、颊车、承浆。

■ 操作：取一次性 5 ml 注射器、5 号针头，抽取维生素 $B_{12}$ 注射液 4 ml。常规操作，下关穴注射 2.5 ml，其余腧穴每穴注射 0.5 ml。隔日 1 次，10 日为 1 个疗程，每疗程间歇 3 日。

3. 腧穴敷贴疗法

■ 取穴：下关穴；眼支痛加太阳穴，上颌支疼痛加颧髎，下颌支疼痛加颊车。

■ 操作：取川芎、白芷、石膏各等量，细辛量减半，研细末备用。取适量药物，温开水或白酒调成糊状敷于腧穴，外用关节止痛膏固定，每日贴敷 14～16 h，每隔 6～8 h 换药再贴。10 日为 1 个疗程，每疗程间隔 3 日。

4. 按语

（1）本病顽固难愈，至今无特效疗法，针灸、推拿等疗法有一定疗效。

（2）针灸治疗不能完全控制疼痛时，应配合药物治疗，或考虑外科手术治疗。

（3）患者避免情绪激动，忌食刺激性食物，劳逸结合，避免受累。

# 肋间神经痛

肋间神经痛是指肋间神经支配区域内的疼痛综合征，原发性较少，多继发于邻近器官和组织的感染、外伤、异物压迫等。归属于中医学"胁痛"的范畴。

1. 刺络拔罐疗法

■ 取穴：膈俞、期门、阿是穴。

■ 操作：常规消毒，采用三棱针在相应的穴位上点刺放血，并在点刺放血腧穴处拔罐，留罐 10 min 左右取下，酒精棉球擦拭即可。若患者一次不愈，可隔 3～5 日待皮肤瘀斑消退后，再行第 2 次治疗。

2. 腧穴注射疗法

（1）处方一

■ 取穴：相应节段夹脊穴，单侧者取同侧夹脊穴，双侧者取双侧夹脊穴。

■ 操作：取 10% 葡萄糖液 10 ml 加维生素 $B_{12}$ 注射液 1 ml 的混合液。常规消毒，用 5 ml 注射器、5 号针头将针直刺达神经根部附近，注入药液，每次每穴注射 1 ml。注射完毕后，压迫局部 30 s。

（2）处方二

■ 取穴：日月、期门、阳陵泉、支沟。

■ 操作：用 5 ml 注射器、7 号针头抽取维生素 $B_1$ 注射液 2 ml（100 mg）、维生素 $B_{12}$ 注射液 1 ml（0.5 mg），共 3 ml。常规操作，每次每穴注射 0.75 ml，每日 1 次，两侧交替使用。10 日为 1 个疗程，连续治疗 2 个疗程。

3. 腧穴激光照射疗法

■ 取穴：阿是穴；配相应节段的夹脊穴、支沟。

■ 操作：采用 He-Ne 激光腧穴治疗仪，常规操作，先照主穴，后照配穴，每次每穴照射 5～10 min，每日 1 次。

4. 按语

（1）本病分原发性与继发性两种，腧穴特种疗法对治疗继发性肋间神经痛疗效较好,但必须积极治疗其原发病,在此基础上治疗肋间神经痛方可取得满意效果。

(2)患者要禁止吃辛辣刺激的食物,适当的多吃一点高蛋白质、高纤维、高维生素的食物,以促进神经系统的恢复。同时戒烟戒酒,防止神经出现痉挛。

# 坐骨神经痛

坐骨神经痛是指由于坐骨神经间质出现炎症性病变,从而引起沿坐骨神经走行及分布区域的疼痛。这种由于坐骨神经炎症性病变而引起的坐骨神经痛称为原发性坐骨神经痛,归属于中医学"痹证""筋出槽"的范畴。

## 1.腧穴注射疗法

（1）处方一

■ 取穴:环跳、秩边、昆仑、阳陵泉。

■ 操作:取醋酸泼尼松龙注射液 2 ml(10 mg)、盐酸利多卡因注射液 5 ml(0.1 g)、地塞米松注射液 1 ml(40 mg)的混合液。常规消毒,用 5 ml 注射器每穴注射 2 ml。在环跳处进针,以感传到小腿承山穴处疗效较好。每5～7日治疗1次,3次为1个疗程。

（2）处方二

■ 取穴:① 殷门、承山、阳陵泉(患侧);② 环跳、委中、悬钟(患侧)。

■ 操作:取 5％复方当归注射液 2 ml、地塞米松

注射液 1 ml(40 mg)、2％普鲁卡因 2 ml 的混合液,常规操作,每日 1 次注入 1 组腧穴,每穴注射 1.5 ml。两组腧穴应轮换交替封闭,10 次为 1 个疗程。

## 2.拔罐疗法

■ 取穴:环跳。

■ 操作:闪火法常规操作,留罐 10 min,取罐后用酒精棉球擦拭即可。

## 3.腧穴埋线疗法

■ 取穴:环跳、秩边、殷门、阳陵泉。

■ 操作:穿刺针埋线法常规操作,每 2 日 1 次。

## 4.按语

(1)治疗时,应注意腧穴的解剖关系,避免伤及血管、神经。

(2)患者应适当休息,避免劳累及剧烈活动。

(3)应注意本病与继发性坐骨神经痛的鉴别。

# 股外侧皮神经炎

股外侧皮神经炎又称感受异常性股痛,是指因受压或外伤而致股外侧皮神经分布区内感觉异常或疼痛,局部感觉过敏或减退的一类疾病。归属于中医学"皮痹""着痹"等范畴。

## 1.腧穴电针疗法

■ 取穴:取第 2～4 腰夹脊穴、腰眼、阳陵泉。

■ 操作:常规消毒,取患侧夹脊穴,针尖稍斜向脊柱;再取腰眼穴,用齐刺法,针刺深度为 1.5～2 寸;阳陵泉直刺 1～1.5 寸。每穴施手法 1 min,以患者局部有酸麻感为度,后接电针仪,腰夹脊穴一组,腰眼、阳陵泉一组,采用疏密波,频率 10～20 Hz,留针 20 min。同时以特定电磁波治疗器照射患处。隔日 1 次,5 次为 1 个疗程,每疗程间隔 1 周。

## 2.腧穴注射疗法

■ 取穴:阿是穴;配伏兔、梁丘、风市、中渎、血海。

■ 操作:取维生素 $B_1$ 注射液 2 ml(100 mg)、维生素 $B_{12}$ 注射液 1 ml(0.5 mg)、利多卡因 2 ml 的混合液,常规操作,阿是穴注射 3 ml。根据麻木部位不同,每次选取一个配穴,针入腧穴后,要求局部有酸胀感,随后针尖退至皮下浅层肌肉注射约 0.4 ml 药液,并以腧穴为中心行上下左右 4 点浮刺法注射,4 个方向均斜针浅刺 1～1.5 寸后,边推注药液边退针,每个方向约注入 0.4 ml。隔日 1 次。

## 3.腧穴激光照射疗法

■ 取穴:第 2、第 3 腰夹脊穴,患侧局部阿是穴、风

市、髀关、伏兔。

■ 操作：常规操作，功率选择400～500 mW，每个腧穴照射5 min，以患者有热感为最佳。每日1次，10次为1个疗程，每疗程间隔2日。

4.刺络拔罐疗法

■ 取穴：风市、中渎、髀关、伏兔、阿是穴。

■ 操作：常规消毒，先以梅花针叩打上述穴位，令其出血后立即拔上火罐，负压要大，使皮肤呈紫褐色为度。每周3次，10次为1个疗程。

5.按语

（1）应积极治疗原发病，解除其对该神经的刺激。本病在临床上比较常见，电针、艾灸、拔罐及熏洗等方法均可取得较好疗效。

（2）可对症治疗给予维生素$B_1$、维生素$B_2$、维生素$B_{12}$或皮质激素以营养神经，消除炎症。

（3）疼痛剧烈时也可给予镇痛剂或局部封闭。对病情严重难以缓解且病因不明者可施行手术切断神经或实行神经松解术。

# 尺神经麻痹

尺神经麻痹是指由于压迫、外伤等因素损伤尺神经，而致其分布区域内出现的一系列运动及感觉障碍。归属于中医学"痿证""筋出槽"等范畴。

1.腧穴电针疗法

■ 取穴：头针运动区、足运感区，患侧支正、腕骨、外关、中渚。

■ 操作：常规消毒，将针刺入各穴0.5～1寸，运动区和足运感区行强刺激捻针3～5 min。接电针治疗仪，用连续波，运动区和足运感区、支正和腕骨、外关和中渚各通一组电针，电流刺激强度以患者能耐受为度，通电30 min。每日1次，10次为1个疗程。

2.腧穴注射结合皮肤针叩刺疗法

■ 取穴：少海、灵道、支正。

■ 操作：常规消毒，用一次性注射器抽取维生素$B_{12}$ 1 ml，将药液缓慢注入，少海0.45 ml、灵道0.1 ml、支正0.45 ml。穴位注射后，分别按患侧肘部以下手太阳小肠经皮部及手少阴心经皮部，再循两经皮部，用皮肤针各叩刺18次，中等刺激强度，使局部皮肤潮红、充血，但无渗血、患者稍感疼痛为度。

3.按语

（1）注意休息，同时配合功能锻炼，避免手部、肘部受压。

（2）患者要多食用富含B族维生素的食物，如酵母、米糠、全麦、燕麦、花生、猪肉、麦麸、牛奶等。并适当配以静滴或口服神经营养药物，以促进神经功能尽早恢复。

# 桡神经麻痹

桡神经麻痹是指因外伤、受压等因素而损伤桡神经，而致其分布区域内出现的一系列运动、感觉障碍。归属于中医学"麻木""痿证"的范畴。

1.针灸加腧穴注射疗法

（1）处方一

■ 取穴：肩髃、臂臑、曲池、合谷、手三里、外关。

■ 操作：常规消毒，用平补平泻手法针刺，并加艾条温和灸，每次30 min。每日1次。再取患侧曲池、合谷，注入甲钴胺注射液，每穴1 ml，3次为1个疗程。

（2）处方二

■ 取穴：肩髃、臂臑、曲池、合谷、手三里、后溪。

■ 操作：常规消毒，进行针刺，得气后用温针灸，留针30 min。隔日取一组腧穴，以2 ml注射器抽取复方丹参注射液2 ml，进行腧穴注射法，每次每穴注射0.5～0.75 ml。温针灸与穴位注射疗法隔日进行，20次为1个疗程，每疗程间隔3日。

2.腧穴电针加腧穴注射疗法

■ 取穴：臑会、曲池、手三里、外关、阳溪、合谷、鱼际。

■ 操作：常规操作，采用连续低频刺激20 min，强度以患者能耐受为度。电针结束后进行腧穴注射，取维生素$B_1$注射液2 ml、维生素$B_{12}$注射液1 ml，分别吸入 2 支 5 ml 一次性注射器内,每次选取上述腧穴中两个腧穴,缓慢注射 1 ml。每日 1 次,10 次为 1 个疗程。

3. 腧穴电针疗法

■ 取穴:极泉、臂臑、手五里、曲池、手三里、外关、合谷、阳溪、阳池。

■ 操作:常规消毒,毫针针刺,得气后通以脉冲电流,选用断续波。每次通电 20～30 min。每日 1 次,10 次为 1 个疗程。

4. 按语

(1)腧穴特种疗法对本病疗效确切而显著,且副作用小,患者易于接受。

(2)急性期应使患者适当休息,避免过多活动,并给予富含营养及多种维生素的饮食。

# 臀上皮神经损伤

臀上皮神经损伤是指由于急性损伤或慢性劳损而累及臀上皮神经,致使其分布区域内出现疼痛的疾病。归属于中医学“筋出槽”的范畴。

1. 腧穴电针疗法

■ 取穴:阿是穴。

■ 操作:每次选用 2～3 个阿是穴,常规操作,得气后通以脉冲电流,选用连续波,每次 30 min。每日 1 次,10 次为 1 个疗程。

2. 腧穴激光照射疗法

■ 取穴:肾俞、腰眼、阿是穴。

■ 操作:采用 He - Ne 激光腧穴治疗仪,常规操作,功率为 25 mW,每穴照射 5 min。每日或隔日 1 次,10 次为 1 个疗程。

3. 刺络拔罐疗法

■ 取穴:阿是穴。

■ 操作:在无菌操作下,以阿是穴为中心,用三棱针点刺出血,然后立即以大号火罐快速吸附于出血处,10 min 后除去火罐,以 75% 酒精棉球揩净吸出之瘀血,外敷消毒纱布 1 日。

4. 按语

(1)臀上皮神经综合征是腰腿痛的主要原因之一,因无神经根受压而无肌力及反射的改变,且腿痛多不过膝,因此易被临床医师忽视。

(2)治疗时,主要在病变局部施术,以痛为腧,绝大部分患者症状能在短期内缓解。

# 多发性神经炎

多发性神经炎又称末梢神经炎、多发性神经病,是指以四肢对称性末梢型感觉障碍、下运动神经元瘫痪及(或)自主神经障碍为主要特征的临床综合征。归属于中医学“痿证”“麻木”的范畴。

1. 腧穴注射疗法

■ 取穴:足三里、解溪、髀关、梁丘。

■ 操作:常规操作,每次取 2 个穴,每穴注射维生素 $B_{12}$ 注射液 0.5 ml;交替注射,连续 2 周,间隔 3 日重复以上过程。

2. 腧穴埋线疗法

■ 取穴:足三里、气海;上肢加曲池,下肢加阳陵泉。

■ 操作:腧穴埋线法常规操作,15～20 日埋线 1 次,3 次为 1 个疗程。埋线后 5 日内嘱患者切勿洗澡,以避免感染。同时每日按揉所埋腧穴 2 次,每次 5～10 min,以增强对腧穴的刺激。

3. 针刺配合腧穴注射疗法

■ 取穴:上肢病变取曲池、手三里、外关、八邪,下肢病变取足三里、阳陵泉、解溪、八风。

■ 操作:常规消毒,针刺得气后施泻法,并配合艾盒熏灸或神灯照射及乙酰谷酰胺和呋喃硫胺注射液穴位注射外关、阳陵泉穴。

4. 按语

(1)腧穴特种疗法治疗本病有较好的疗效,但疗程较长,须坚持治疗。

（2）本病在急性期应注意休息，饮食应富含营养和易于消化。

（3）治疗期间，应加强主动和被动的肢体功能锻炼，以利于病情的恢复。

# 雷诺病

雷诺病是由血管神经功能紊乱所引起的肢端小动脉痉挛性疾病，以阵发性四肢端（主要指手指）对称的间歇发白、发绀与潮红为特点。归属于中医学"血痹""脉痹""寒厥""血虚厥"等范畴。

1. 腧穴电针疗法

▓ 取穴：第5、第6颈夹脊穴，配合谷、外关。

▓ 操作：常规消毒，针刺第5、第6颈椎棘突下旁开0.5寸处，要求酸麻向患肢放射为宜，予平补平泻手法。再接通电针仪，疏密波，强度为4 mA，每次40 min。每日1次，15日为1个疗程，共治疗2～3个疗程，每疗程间隔5日。

2. 腧穴埋线疗法

▓ 取穴：曲池、外关、内关、后溪、肩髃、足三里、阳陵泉、三阴交、悬钟、环跳。

▓ 操作：取上述2～4个穴位，腧穴埋线法常规操作，每20日治疗1次。

3. 拔罐疗法

▓ 取穴：① 大椎、肩贞、肺俞；② 身柱、脾俞；③ 命门、承扶、殷门；④ 阳关、环跳、伏兔。

▓ 操作：常规消毒，每次选取一组穴位，行刺络拔罐，每次15 min，每日或隔日1次。

4. 按语

（1）避免寒冷刺激，保持手足温暖干燥；避免手足部创伤。

（2）调养精神，防止情绪激动、紧张，戒烟戒酒。有明显职业原因的患者，如常使用链锯或气钻等震动性工具的人，应调换工作或工种。

（3）禁用血管收缩药物；治疗好转的患者，每年冬天可预防性治疗1个疗程，以达到治愈的目的。

# 第五节·血液系统疾病

# 缺铁性贫血

缺铁性贫血是因为体内用以制造血红蛋白的储备铁不足，致使红细胞生成障碍所发生的贫血，表现为小细胞低色素贫血。多伴有皮肤黄而枯槁不泽、浮肿，脏腑气血亏虚等为特征。归属于中医学"虚劳""血虚""萎黄""黄胖"等范畴。

1. 腧穴敷贴疗法

（1）处方一

▓ 取穴：神阙。

▓ 操作：取芫花50 g（醋浸泡1日）、明雄黄6 g、胆南星10 g、白胡椒5 g，共研细末混匀。用75%酒精棉球消毒神阙穴后，取药末10～15 g，填放神阙穴内，覆以纱布，胶布固定。3～5日换药1次，3个月为1个疗程。

（2）处方二

▓ 取穴：血海、足三里、三阴交、气海、神阙。

▓ 操作：取党参、白术、茯苓、黄芪、丹参、陈皮、丁香、肉桂、莱菔子等制成药膏，每次选贴单侧4个穴位和神阙，用75%酒精棉球消毒后，将药膏贴敷于穴位上，每穴敷药的直径约1 cm。隔3日换药1次，连续贴10周，共20次。

（3）处方三

▓ 取穴：血海、足三里、三阴交、膈俞、脾俞、神阙、气海、中脘。

▓ 操作：取党参、苍白术、茯苓、黄芪、丹参、骨碎补、陈皮、使君子、莱菔子、丁香、肉桂、冰片等制成药膏，每次选单侧穴位4个和神阙、气海、中脘穴，用

75％乙醇棉球消毒后，将药膏贴敷于穴位上，隔3日换药，共20次；每日加服小剂量硫酸亚铁0.15 g。

**2. 腧穴注射疗法**

（1）处方一

■ 取穴：脾俞、膈俞、心俞；配足三里、肾俞、肝俞、悬钟。

■ 操作：取维生素B₁₂注射液或5％当归注射液，常规操作，每次每穴注射0.5 ml。每日1次，10次为1个疗程，每疗程间隔5～7日。

（2）处方二

■ 取穴：足三里、三阴交。

■ 操作：取当归注射液、维生素B₁₂注射液、注射用水。第一日在足三里操作，常规消毒后，用一次性5号牙科无菌注射器抽取当归注射液4 ml,快速进针皮下，提插手法得针感后，注入药液；隔日在三阴交操作，维生素B₁₂注射液1 ml加注射用水1 ml注射；按此类推交替注射，每周治疗3次，10次为1个疗程，共3个疗程。

**3. 腧穴电针疗法**

■ 取穴：足三里、三阴交。

■ 操作：常规针刺操作，行提插捻转补法，得气后接SDZ-Ⅱ型电针仪，采用连续波，频率120次/min，强度以患者适应为度，留针30 min。每周治疗3次，10次为1个疗程，共3个疗程。

**4. 刮痧联合口服元素铁疗法**

■ 取穴：脾俞、胃俞、大肠俞、四缝、天枢、中脘、足三里。

■ 操作：常规消毒，用刮痧板在皮肤上反复刮动，通过良性刺激，充分发挥营卫之气的作用，健脾和胃，从而达到扶正祛邪的作用。同时采取间隔补铁法，剂量为每日元素铁4～6 mg/kg,分3次餐间服用，每隔3日服药1次。

**5. 按语**

（1）腧穴特种疗法治疗缺铁性贫血有一定疗效，在治疗过程中，要加强饮食调护，进食含铁多的食物，增加铁剂的摄入；忌饮茶，尤其是忌饮浓茶，因茶中鞣酸可阻止铁的吸收。

（2）婴幼儿应及早添加富含铁的食品，如蛋类、肝、菠菜等；青少年应纠正偏食，定期查验寄生虫感染情况；对孕妇、哺乳期妇女可补充铁剂；做好肿瘤性疾病和慢性出血性疾病的人群防治。积极防治钩虫病、溃疡病、痔疮出血、月经过多、胃肠功能紊乱等疾病。

（3）嘱患者注意避风寒，适寒暑，调节情志，劳逸结合，不可过度劳累。

# 再生障碍性贫血

再生障碍性贫血简称"再障"，是由于多种病因引起骨髓造血组织明显减少，骨髓造血功能衰竭的综合征，主要表现为进行性贫血、出血、反复感染和全血细胞减少。归属于中医学"虚劳""血证"等范畴。

**1. 腧穴埋线疗法**

■ 取穴：脾俞、肾俞、肝俞、血海。

■ 操作：每次选用2个穴位，埋线法常规操作，将羊肠线埋在穴位肌层，贴上创可贴，15～20日埋1次。

**2. 腧穴割治疗法**

■ 取穴：阳性反应点。

■ 操作：通过望诊和触诊确定阳性反应点，常规消毒，用砭石等针器刺入约皮下2 mm深处，即刻拔出，然后沿经络的方向由远往近向针孔处切循，挤出一种黏稠的病理性物质（称为出积），然后用消毒干棉球和胶布将针孔封住，令患者自行按压数分钟。治疗时间仅1～2 min,整个过程不流血。

**3. 腧穴注射疗法**

■ 取穴：足三里。

■ 操作：常规消毒，以2 ml注射器、5号针头取足三里穴垂直刺入，缓慢将人重组促红细胞生成素(rh-EPO)约8 U推入后拔针，局部敷无菌敷料。每日1次。

**4. 腧穴敷贴疗法**

■ 取穴：肾俞、命门。

■ 操作：取肉桂、白及、三七、阿胶、当归、鹿角胶研粉，加蜂房水调成糊状。常规消毒，将药糊置于穴位上，敷胶布固定，贴敷后加压刺激穴位，使穴位部位产生轻度的酸胀感。贴敷后要经常询问患者有无痒、热及灼烧感，也要及时处理红肿等情况。

**5. 按语**

（1）注意患者的出血倾向，如皮肤黏膜出血、鼻衄、牙龈出血、眼底出血等，给予对症和止血处理。

（2）注意生活规律，进食高蛋白质、高维生素、易消化的食物；保持心情舒畅，劳逸结合；加强锻炼，养成良好的卫生习惯，少到或不到公共场所；禁止剧烈运动，防止意外情况导致出血。

（3）避免使用对造血功能产生损害的药物，必须使用时，应在用药过程中定期进行血常规检查。

# 急性白血病

急性白血病是一组高度异质性造血系统的恶性肿瘤，是骨髓中原始与早期幼稚细胞的急剧增生，并浸润到其他器官组织，使正常造血功能受到抑制的恶性病。临床常见发热、出血、贫血、感染和肝脾淋巴结肿大等症状。归属于中医学"急劳""热劳""虚劳""血证"等范畴。

1. 腧穴注射疗法

■ 取穴：足三里、血海。

■ 操作：采用 HOAP 方案（H 常规量、A 静滴、O 静注、P 口服），连用 7 日；停药 7～10 日后换用阿糖胞苷 10 mg 加生理盐水 2 ml，在足三里、血海进行穴位注射。常规消毒，以 2 ml 注射器 5 号针头垂直刺入所选穴位，缓慢将药液推入穴位后拔针，局部敷无菌敷料。双侧交替，每日 1 次，7～15 日为 1 个疗程。

2. 腧穴敷贴疗法

■ 取穴：中脘、血海、脾俞、胃俞、肝俞、足三里。

■ 操作：取红参 15 g，补骨脂、当归、红花各 10 g，干姜、血竭各 6 g，共为细末，以 0.9% 生理盐水搅拌成泥膏状。常规消毒，取适量上述药膏置于穴位，并以胶布固定。每日换药 1 次，连续治疗 5～10 次。

3. 按语

（1）患者应避免服用造成骨髓损害的药物，保持室内环境安静整洁、空气流通，保持皮肤清洁，注意保暖。

（2）给予高热量、高蛋白质、高维生素和易消化、清淡可口而富有营养的饮食。

（3）注意保持心情愉快，协助患者及家属建立与疾病长期抗争的信心、决心，做好接受规范治疗的心理准备。

# 白细胞减少症

白细胞减少症又称白细胞减少状态，是指末梢血中白细胞总数持续低于 $4.0 \times 10^9 / L$ 而红细胞和血小板计数正常的一组综合征。临床上的原因不明者较多见，患者可无症状，或容易出现疲劳、全身乏力、低热、盗汗和失眠等症状。归属于中医学"血虚""虚劳""脾虚"等范畴。

1. 腧穴注射疗法

（1）处方一

■ 取穴：足三里。

■ 操作：采用 5 ml 注射器抽取地塞米松注射液 1 ml，取双侧足三里穴，常规操作。每日 1 次，5～7 日为 1 个疗程。

（2）处方二

■ 取穴：大椎、脾俞、肾俞、膈俞、足三里。

■ 操作：每次取 2 个穴位，用醒脑静注射液（含黄芩、黄连、栀子、郁金、麝香、牛黄等药）行穴位注射。常规操作，每穴注入 2 ml。每 2 日 1 次，10 次为 1 个疗程。

（3）处方三

■ 取穴：足三里、曲池、大椎、三阴交。

■ 操作：上述穴位分 2 组，用地塞米松 5 ml，选择 5 ml 一次性注射器，常规操作，每次每穴注入 2.5 ml。2 组穴位每日交替 1 次，连续 10 次为 1 个疗程。

（4）处方四

■ 取穴：足三里、肾俞。

■ 操作：放疗中发现白细胞下降时，即给予足三里、肾俞穴位注射当归注射液各 4 ml。每日 1 次，左右轮换，7 日为 1 个疗程。

2.腧穴敷贴疗法

（1）处方一

■取穴：中脘、血海、脾俞、胃俞、肝俞、足三里。

■操作：取红参 15 g，补骨脂、当归、红花各 10 g，干姜、血竭各 6 g，共为细末，以生理盐水搅拌成泥膏状。常规操作，每次取适量置于穴位，并以胶布固定，每日换药 1 次，连续治疗 5～10 次。

（2）处方二

■取穴：神阙。

■操作：取干姜 10 g，肉桂 10 g，血竭 5 g，附子 10 g，当归 5 g，冰片 2 g，粉碎成细末，过筛后混匀。常规操作，每次取 3 g 药末置脐上，再用伤湿止痛膏外封固定，24 h 更换 1 次，连用 10 日。

3.腧穴埋线疗法

（1）处方一

■取穴：大椎，足三里。

■操作：采用一次性 8 号注射针头做套管，用 30 号毫针剪去针尖部做针芯，经高压消毒后使用。取约 1 cm 长 0 号灭菌羊肠线，常规操作。每 10 日埋线 1 次，3 次为 1 个疗程。

（2）处方二

■取穴：气海、关元、足三里、肾俞、脾俞、膈俞。

■操作：以 2% 利多卡因做浸润麻醉，剪取羊肠线约 1 cm 长，常规操作，每 3～5 日 1 次。

4.腧穴激光照射疗法

■取穴：足三里、大椎、脾俞、肾俞。

■操作：采用 He－Ne 激光腧穴治疗仪，常规操作，激光器输出端距照射部位 1 cm，每穴照射 5～8 min。每周 3 次，6 次为 1 个疗程，每疗程间隔 1 周。

5.腧穴磁疗法

■取穴：足三里、大椎、脾俞、膻中。

■操作：选用 GC－I 型光磁治疗仪，同时输出光针信息激光波长 632.8 nm，激光管输出功率 7 mW，光纤末端输出功率 ≥3 mW。每穴照射 10 min，每日 1 次，6 次为 1 个疗程，每疗程间隔 2 日。根据治疗效果决定疗程。

6.按语

（1）白细胞减少症治疗应以补气养血为主，患者较常人易发生感染，故在治疗操作时应严格消毒。

（2）治疗本病时，需配合抗生素治疗；放射线及苯等化学毒物接触者和使用易引起粒细胞减少的药物者，须定期检查血常规，以及时诊治。避免服用造成骨髓损害或白细胞减少的药物。尽量避免去公共场所，以防止呼吸道感染。

# 第六节·内分泌和代谢疾病

## 甲状腺功能亢进症

甲状腺功能亢进症简称"甲亢"，为一种自身免疫性疾病。是由于甲状腺功能增高，合成和分泌过多甲状腺激素引起。伴有食欲亢进，体重减轻，心悸烦躁，畏热出汗，手抖眼突等症状。归属于中医学"瘿病"的范畴。

1.腧穴注射疗法

■取穴：心俞、肝俞、脾俞、肾俞。

■操作：每次取 2 个穴位，交替使用。用维生素 $B_1$ 2 ml、维生素 $B_{12}$ 2 ml 的混合液，常规操作，每次每穴注射 2 ml。每日或隔日 1 次，30 次为 1 个疗程。

2.腧穴激光照射疗法

■取穴：甲周五穴（甲前穴：廉泉与天突连线中点；甲上穴：廉泉与甲前连线中点；甲下穴：天突与甲前连线中点；甲左穴：左下颌骨与左锁骨中点连线中点；甲右穴：右侧与甲左穴对称点）。

■操作：常规消毒，用 28 号 2 寸毫针分别在甲上、甲下、甲左、甲右呈 45° 角向肿大腺体方向刺入腺体 1/3，甲前穴宜刺入 1～1.5 寸，得气后分别提插 3 次、捻转 2 周，然后用 He－Ne 激光腧穴治疗仪，常规操作，每穴 3 min，照后即拔针。每日 1 次，10 次为 1 个疗程。

3.腧穴直流电药物导入疗法

■取穴：阿是穴。

■操作：取柴胡、香附、山甲、生牡蛎、鳖甲等炮制药液，浸泡 5 cm×3.5 cm 的纱布垫 2 个，敷于两侧甲状腺腺体,导药 2 min,隔日 1 次。

4.腧穴敷贴疗法

■ 取穴:阿是穴或肿块中心或气瘿穴。

■ 操作:取海藻、昆布、黄药子、浙贝各 10 g,夏枯草、牡蛎各 30 g,鳖甲 15 g,捣成糊状。常规操作,每晚敷于上述穴位,盖绷带一层,翌晨除去,温水洗净。每日 1 次,6 次为 1 个疗程,每疗程间隔 1 日。

5.腧穴埋线疗法配合中药

■ 取穴:心俞穴、肝俞穴。

■ 操作:常规消毒、局麻后,用 12 号腰椎穿刺针穿入羊肠线 1～1.5 cm,刺入穴位得气后埋入羊肠线,以棉花球按压,外敷创可贴。2 周 1 次,共 4 次。同时,口服拟方抑亢胶囊(由龙胆草、夏枯草、黄药子等药物组成。),每次 5 粒,每日 3 次;症状控制后减为每次 3 粒,每日 3 次,连续服用 12～18 个。

6.腧穴磁疗法

■ 取穴:十二经井穴、督脉、任脉。

■ 操作:采用 SDZ-Ⅲ型声电提针仪做刺激源,进行十四经激发循经感传,十二经从井穴、督脉从腰俞、任脉从关元开始做向心性感传治疗。有感传不能达病所者,给以间断刺激,每穴刺激不少于 2 min。如仍不出现感传时,将针尖与皮肤呈 30°角左右,并不断调节磁锶针的压力与方位,以适应机体的特点。气至病所后,继续治疗 30 min,每日 1 次,每次 1 条经,28 日为 1 个疗程。

7.按语

(1)腧穴特种疗法可以辅助治疗甲亢。同时甲亢患者应给予高热量、高蛋白质、高维生素及矿物质、低纤维素的饮食。有低钾的甲亢患者多食橘子、榨菜等高钾食物,必要时药物补钾。

(2)患有重度心脏病出现心力衰竭者,肾脏病出现肾功能衰竭者,肝硬化腹水者的腹部、全身重度水肿者,慎用针灸。甲状腺功能亢进出现甲状腺危象时,应考虑中西医结合抢救。

# 单纯性肥胖症

单纯性肥胖症是指无明显内分泌、代谢原因,且排除因水钠潴留或肌肉发达等蛋白质增多诸因素而实际体重超过标准体重 20% 以上的一种疾患。中医学认为本病的发生与饮食不节、久坐少动及先天体质或七情影响等因素有关,为本虚标实之证。

1.腧穴电针疗法

(1)处方一

■ 取穴:梁丘、公孙。

■ 操作:两穴交替使用。常规消毒,毫针刺入,施以泻法,产生强烈针感后,接通电针仪,留针 20 min;腹部肥胖者可选天枢、大横、气海、关元。每日 1 次。

(2)处方二

■ 取穴:中脘、天枢、上巨虚、足三里、三阴交。

■ 操作:常规消毒,针刺提插捻转以获得针感后,行针 2～3 min。实证用泻证,虚证用补法,虚实夹杂以得气为度,补泻手法以提插补泻和捻转补泻相结合。补泻完毕后,在双侧天枢、足三里穴接通电针仪,采用疏密波或连续波,频率为 100 Hz,强度以患者可耐受为度,留针 30 min。每日 1 次,10 次为 1 个疗程。第 2 疗程隔日 1 次。

2.腧穴电针配合腧穴埋线疗法

■ 取穴:中脘、气海、滑肉门、外陵、府舍、大横、脾俞、胃俞。

■ 操作:常规操作,选用疏密波,频率为 3～4 Hz/50～100 Hz,强度以患者能耐受为度,留针 20 min。起针后进行穴位埋线,穴位局部常规消毒,镊取一段长 10～15 mm 已消毒的 3-0 铬制医用羊肠线,放置在 8 号注射针针头前端,后接以毫针剪去针尖制作的针芯,按常规埋线操作置入穴内。14 日治疗 1 次,2 次为 1 个疗程。

3.腧穴埋线疗法

■ 取穴:天枢、丰隆、足三里、水分、三阴交,以足阳明、手阳明、足太阴为主。

■ 操作:取一段 1～2 cm 长已消毒的羊肠线,按常规埋线操作置入穴内。14 日治疗 1 次,2 次为 1 个疗程。

4.拔罐配合腧穴埋线疗法

■ 取穴:天枢、中脘、大横、滑肉门、带脉、足三里、脾俞、肾俞、气海、丰隆、风市、伏兔、臂臑。

■ 操作:常规消毒,将 1～2 cm 的 3-0 号羊肠线放置于 8 号一次性注射针头前端,尾端插入剪切平头的 1.5 寸一次性针灸针,左手拇、示二指绷紧进针部位皮肤,直刺进针到适宜深度后,运针至局部有酸胀感时边退针边将针灸针往前推动羊肠线,待针下有落空感时将注射针取出,按压局部即可。待全部埋线完成时再用茂康碘对每个埋线部位进行消毒 1 次,防止局部感染。

5. 拔罐疗法

■ 取穴:天枢、大横、中脘、关元。

■ 操作:常规操作,用火罐法拔吸 15～20 min。每日 1 次,20 次为 1 个疗程,每疗程间隔 3 日。

6. 按语

(1) 对于肥胖症而言,腧穴特种疗法皆有较好疗效。在取得疗效后仍应调控饮食、坚持运动,以防体重回升。

(2) 及时纠正生活中的不良习惯,保持适度的体力劳动和体育运动,能够起到良好的效果。

# 糖尿病

糖尿病是由于胰岛素分泌和(或)作用缺陷所引起的一组以慢性血葡萄糖水平增高为主要特征的代谢性疾病,以多饮、多尿、消瘦、尿糖及血糖增高为特征。归属于中医学“消渴”的范畴,在古医籍中有详细记载。

1. 腧穴电针疗法

■ 取穴:胰俞、肺俞、脾俞、肾俞、三阴交;上消加心俞、太渊、少府,中消加胃俞、阴陵泉、内庭,下消加肝俞、太溪、太冲,口渴加廉泉,善饥加中脘,口舌生疮加通里、合谷、照海,视力模糊加养老、光明。

■ 操作:常规消毒,用 0.25 mm × 40 mm 毫针进行针刺,每次选 4～7 个穴位,得气后通以脉冲电流。

2. 腧穴注射疗法

■ 取穴:肺俞、胰俞、脾俞、肾俞等。

■ 操作:每次取 2 个穴位,常规消毒,以黄芪注射液 6 ml 进行穴位注射,每次每穴 3 ml,每日 1 次。

3. 腧穴敷贴疗法

■ 取穴:膈俞、脾俞、足三里;多饮加承浆、肺俞,多食加丰隆、中脘,多尿加气海、关元。

■ 操作:取当归 10 g,赤芍 10 g,冰片 10 g,芒硝 6 g,蜈蚣 2 条制粉拌匀,加牛胆汁适量,加温开水调成糊状。常规操作,进行穴位贴敷。

4. 腧穴埋线疗法

■ 取穴:胰俞。

■ 操作:将 3-0 号医用羊肠线剪成 1 cm 长的线段,放入黄芪注射液中浸泡 4～6 h。将药线从高压消毒后的备用 9 号腰穿针的尾部放入,用针芯推至针尖部,备用。取双侧胰俞穴,用 0.5% 碘伏常规皮肤消毒后,快速刺入皮内,行提插捻转补法,待患者有酸胀感时,使药线停留在体内。每 15 日埋药线 1 次。

5. 经皮腧穴电刺激疗法

■ 取穴:曲池、合谷、足三里、三阴交。

■ 操作:选用 TENS120Z 型治疗仪,具有粘贴性的皮肤电极;频率 10 Hz,断续波(肌肉收缩 7 次,间歇 8 s)。每次 45 min,每周治疗 5 次。

6. 刮痧疗法

(1) 处方一

■ 取穴:脊椎胰腺对应区、胰腺体表投影区。

■ 操作:用面刮法和双角刮法自上而下刮拭脊椎胰腺对应区(脊椎第 8 胸椎及两侧 3 寸宽的范围),用平刮法由内向外刮拭腹部上区和左季肋区的胰腺体表投影区。

(2) 处方二

■ 取穴:四肢相关经穴。

■ 操作:用平面按揉法施于腕部阳池穴,用平面按揉法或面刮法施于足三里、三阴交,并用推刮法刮拭下肢内侧糖尿病患者结节处。

7. 按语

(1) 腧穴特种疗法对轻型和中型患者疗效较好,对改善症状和调节胰岛素分泌有一定作用。如患者发生酮症酸中毒,应中西医结合及时抢救。

(2) 应重视饮食治疗,多吃粗粮和蔬菜,节制肥甘厚味和面食,严禁烟酒;保持乐观情绪,节制房事,避免过劳,注意保暖,防止感冒。同时,要注意坚持血糖自我监测、适度运动等防护措施。

# 第七节 · 泌尿生殖系统疾病

## 肾炎

肾炎即肾小球肾炎,临床上有急性、慢性之分,是一种以感染或变态反应引起两侧肾脏弥漫性肾小球损害为主的疾病。疾病表现多样化,病情迁延,进展缓慢,可有不同程度的肾功能减退,最终发展为慢性肾功能衰竭。归属于中医学"肾风""水肿""淋证""水肿"等范畴。

1. 腧穴敷贴疗法

■ 取穴:神阙。

■ 操作:取萱草根、马鞭草、乌柏叶各 60 g,葱白 7 根,生姜(连皮)6 g,捣碎混合,做成两个药饼。常规操作,每次取 1 块药饼敷于脐部,以塑料纸覆盖,包扎固定,1 日更换药饼 1 次,每日以热水袋盖在敷料上,热熨 2~3 次,每次约 30 min,3 次为 1 个疗程。

2. 腧穴注射疗法

■ 取穴:主肾俞、足三里、脾俞;尿白细胞增高加中极,尿红细胞增高加血海。

■ 操作:主穴用板蓝根注射液或黄芪注射液,每次取 2~3 对。配穴用当归注射液。以 5 号齿科针头吸入药液,穴位常规消毒,直刺得气后,略加提插使感应强烈,中等速度推入药液,每穴 1~2 ml。隔日 1 次,20 次为 1 个疗程。每疗程间隔 5 日,一般需 3~4 个疗程。

3. 腧穴埋线疗法

■ 取穴:神道、灵台、悬枢、命门。

■ 操作:埋线法常规操作,自神道穿入,透至灵台穿出;再自悬枢穿入,透至命门穿出。两头针眼处剪断,使其埋入皮下,注意线头不可露出皮表。敷以纱布,胶布固定。15~20 日埋线 1 次。

4. 腧穴磁疗法

■ 取穴:肾俞、膀胱俞、中极、气海、关元。

■ 操作:常规消毒,将中心直径为 11 cm 的圆柱电感器置于穴位上,接通电源,强度为 35 mT。每次 20 min,每日 1 次,20~25 次为 1 个疗程。

5. 拔罐疗法

■ 取穴:脊柱两侧。

■ 操作:常规消毒,并涂以凡士林油,以常规走罐法沿脊柱两侧操作,至皮肤潮红为度。

6. 按语

(1)肾炎多为泌尿系统感染等原因导致,西医对本病多采用抗感染治疗、对症治疗为主,腧穴特种疗法作为中医特色疗法对慢性肾炎患者疗效显著且无副作用。

(2)在治疗的同时,患者应定期做肾功能、血压等检查。肾炎迁延不愈易反复发作,因此在日常生活中应注意饮食和精神调养,忌盐或低盐饮食;保持乐观心态,解除心理障碍,正确对待疾病。

## 前列腺炎

前列腺炎是中青年男性生殖系统感染而致前列腺长期充血、腺泡淤积、腺管水肿引起的炎症改变,以尿浊、尿频、尿急、尿痛、血尿等为主要临床症状。归属于中医学"淋浊""癃闭"的范畴。

1. 腧穴电针疗法

■ 取穴:肾俞、膀胱俞、八髎、关元、中极、三阴交、太溪。

■ 操作:每次选 4 个穴位,常规消毒,针刺得气后接上电极,采用疏密波或疏波,由弱渐强,增至中度刺激。急性期每日 1 次,恢复期可隔日 1 次,每次留针 15 min。15 次为 1 个疗程,每疗程间隔 3~6 日。

2. 腧穴注射疗法

■ 取穴:会阴。

■ 操作:根据前列腺液细菌培养及药敏治疗结果

选用有效的药物,如庆大霉素、林可霉素、头孢类霉素及卡那霉素等抗菌药物。常规消毒,以5号60 mm长封闭针,先在会阴穴注射药物约1 ml,随即将针退至皮下,分别斜向前列腺左右叶,穿过前列腺上皮脂膜(进针5~6 cm),各注入药液2~3 ml。

3. 腧穴激光照射疗法

■ 取穴:会阴。

■ 操作:采用He-Ne激光器腧穴治疗仪,常规操作,以3~25 mW功率照射5~10 min。每日1次,10次为1个疗程。

4. 腧穴磁疗法

■ 取穴:关元、中极、三阴交;配曲骨、会阴、足三里、次髎。

■ 操作:常规操作,取表面磁场为1 000~1 500 GS的圆形磁片,直径9 mm,厚2 mm,用胶布固定于穴位上。2~3个月为1个疗程。

5. 腧穴敷贴疗法

■ 取穴:中极。

■ 操作:取甘遂30 g,麝香少许(也可用冰片代替)、面粉适量,将甘遂研细末装瓶备用,用时取10 g药末兑入麝香或冰片、面粉,加温开水调成糊状。常规操作,将药糊贴于中极穴处,药面直径约2寸,用塑料纸覆盖,胶布固定。每日1~2次,排尿后取下。如加热敷则见效更快。

6. 腧穴直流电药物导入疗法

■ 取穴:腹侧与背侧对应取穴,腹侧选耻骨联合及小腹部,包括关元、中极、曲骨、横骨、大赫等穴;背侧选骶部,取次髎、中髎、膀胱俞、中膂俞。

■ 操作:以直流感应电疗机行中药离子导入治疗,腹侧为负极导入区,根据电子定向流动原理,每次负极极板套垫上浸润大黄注射液4 ml(主要成分为大黄素,每2 ml相当于生药大黄1 g),输入电流为20 mA±5 mA,治疗时间20 min。隔日1次,10次为1个疗程,每疗程间隔10日,两侧套垫覆盖距离为8~10 cm。

7. 腧穴激波照射疗法

■ 取穴:肾俞、三阴交;配白环俞、中极、足三里。

■ 操作:常规消毒,肾俞向脊椎方向刺入1寸左右,出现针感时提插捻转30 s,留针30 min,余穴常规针刺。采用YWY-2A医用微波治疗仪,将照射头移至前列腺位置,每次辐射时间为20 min,输出功率为6~10 W,辐射剂量以患者能耐受为宜。每日1次,10次为1个疗程,每疗程间隔2日。一般治疗2个疗程。

8. 按语

(1)前列腺炎初期治疗,多选用抗生素为主,效果明显,后期疗效逐渐不理想。针灸、腧穴注射、腧穴直流电药物导入疗法等疗法对前列腺炎的治疗有较好疗效,但需长期坚持。

(2)患者还要合理安排性生活,注意防寒保暖,忌食刺激性食物,治疗期间节制房事。配合局部热敷或坐浴,可缓解症状。

# 尿潴留

尿潴留是指由于排尿障碍而致使尿液滞留于膀胱中的一类疾病,归属于中医学"癃闭"的范畴。

1. 腧穴电针疗法

(1)处方一

■ 取穴:膀胱俞、中极、三阴交、阴陵泉。

■ 操作:常规消毒,针刺得气后留针,通以脉冲电流,根据病情虚实,采用弱刺激或强刺激15~30 min。如果尿潴留是由脊髓病变引起的,可选用相应部位的夹脊穴,中等度刺激。

(2)处方二

■ 取穴:①腰神经丛、膀胱点;②骶神经丛、膀胱下点。

■ 操作:腰神经丛由第2、第3、第4腰椎棘突中点旁开3 cm进针,直刺4~5 cm;骶神经丛由关元俞进针,针尖朝脊柱斜刺,穿过腰椎横突达神经根部;膀胱点位于耻骨联合上2 cm,直刺1.5寸;膀胱下点位于耻骨联合上1 cm,刺法同膀胱点。两组刺激点同时选用,针刺得气后接G6805型治疗仪,采用断续波,左右分别通电,电流强度以患者能耐受为宜,通电20~30 min。

2. 腧穴注射疗法

■ 取穴:次髎、中极。

操作：以 2 ml 注射器、5 号封闭针头吸取 0.5 mg 新斯的明注射液，上两个穴位任选其一，按常规操作。每日 1 次，5 次 1 个疗程。

3. 腧穴激光照射疗法

取穴：中极、关元、阴陵泉。

操作：采用 He - Ne 激光针灸治疗仪，常规操作，功率 3～5 mW，波长为 6 328 Å，光斑直径 0.3 cm，单机加速器照射距离为 5～10 cm，每穴照射 10 min。

4. 腧穴敷贴疗法

取穴：神阙。

操作：取白矾、食盐各 7.5 g，以冷水调成糊状。常规操作，填敷脐部，上覆塑料薄膜固定，2 h 左右取下。如仍不通，可次日再敷。

5. 腧穴红外线照射疗法

取穴：神阙、中极、关元、气海。

操作：常规消毒，TDP 灯照射，距离 20 cm，定时 30 min，每日 1 次，5 次为 1 个疗程。

6. 按语

（1）腧穴特种疗法治疗尿潴留疗效较好。若膀胱充盈过度，经针灸治疗 1 h 后仍不能排尿者，应及时采取导尿措施。

（2）患者日常应放松心情，不宜紧张，可反复做腹肌收缩、松弛的交替锻炼。并锻炼身体，增强抵抗力，起居生活要有规律，避免久坐少动。

（3）消除外邪入侵和湿热内生的有关因素，如过食肥甘、辛辣、酗酒，或忍尿、纵欲过度等。

# 尿失禁

尿失禁是由于膀胱括约肌损伤或神经功能障碍而丧失排尿自控能力，使尿液不自主地流出。归属于中医学"遗尿"的范畴。

1. 腧穴电针疗法

取穴：足运感区、气海、关元、中极、八髎穴。

操作：常规操作，采用疏密波，频率 80～100 次/min，强度以患者能耐受为度，留针 30 min。每日 1 次，10 次为 1 个疗程。

2. 腧穴埋线疗法

取穴：足三里、肾俞、三阴交、关元透中极。

操作：每次选穴 2～4 个，常规消毒后局麻，用 12 号腰椎穿刺针套管穿入羊肠线 1.5～2 cm，在局麻皮丘处快速刺入穴位，行针得气后埋入羊肠线，以无菌干棉球按压片刻，外敷创可贴。2 周 1 次，4 次为 1 个疗程，共行 2 个疗程，每疗程间隔 20 日。

3. 腧穴敷贴疗法

（1）处方一

取穴：气海、关元、肾俞、脾俞、足三里。

操作：取黄芪、白术、防风、升麻研粉，调成糊状。常规操作，每次用量约 0.5 g，抹于胶布中央，敷贴于上述穴位，用胶布固定，每次敷贴 4 h，然后撕去胶布，抹去药膏即可。每 2 日 1 次，连续 3 个月，妇女月经期停止治疗。

（2）处方二

取穴：神阙、气海、关元。

操作：取乌药、益智仁、桑螵蛸、金樱子、丁香、肉桂、补骨脂共 7 味中药，烘干，打粉，混匀，加黄酒和甘油混匀为膏，捏成直径 1 cm 大小的药丸。常规操作，用医用透气胶带分别固定于神阙、气海、关元 3 穴上，隔日更换。

4. 腧穴注射疗法

取穴：中极、膀胱俞。

操作：患者治疗前先排尿，选用无菌的 5 ml 注射器、5 号针头，抽取维生素 $B_{12}$ 注射液 2 ml。常规操作，每次每穴注入 1 ml 药液。隔日 1 次，10 次为 1 个疗程。

5. 腧穴红外线照射疗法

取穴：中极、关元。

操作：常规消毒，将 DAJ - 10 型多功能艾灸仪温控调至 40℃，定时 30 min，灸头置于中极、关元穴；同时用 TDP 照射下腹部（以中极、关元为中心）30 min，照射距离 20～30 cm。每日 1 次。

6. 针刺配合拔罐疗法

取穴：三焦俞、肾俞、膀胱俞、次髎、中脘、天枢、气海、关元、中极、子宫、百会、地机、阴陵泉、太冲。

操作：常规消毒，用 0.25 mm×40 mm 毫针，三焦俞、肾俞以呈 45°角针尖斜向脊柱方向针刺，提插捻转,平补平泻;百会穴以呈30°角针尖沿头皮下帽状腱膜下层,只捻转不提插,平补平泻;余穴均直刺0.5～1.5寸,留针20～30 min。起针后,再行背俞穴拔罐,10～15 min后起罐。隔日1次,10次为1个疗程。

7. 按语

(1) 腧穴特种疗法对本病有极好的疗效,且方法简便。

(2) 治疗期间应注意卫生,防止发生感染;避风寒,调情志,以清淡饮食为主,忌烟酒、海鲜及辛辣刺激性食物。

(3) 配合盆底肌功能锻炼,能改善和提高盆底肌收缩功能,会收到事半功倍的效果。

# 男性不育症

男性不育症是指由于男性因素引起的不育,一般指婚后同居2年以上未采取任何避孕措施,由于男方原因使女方未能受孕者。

1. 腧穴电针疗法

■ 取穴:① 关元、三阴交;② 中极、复溜;③ 归来、太溪;④ 肾俞、志室、次髎;⑤ 大赫、足三里。

■ 操作:选1～2组处方,或5组处方交替应用。常规消毒,毫针针刺,待有针感后通以低频脉冲电流,每10 min行针1次,留针30～40 min。每日或隔日1次,2～3个月为1个疗程。

2. 腧穴注射疗法

■ 取穴:肾俞穴。

■ 操作:常规操作,用鹿茸精注射液2 ml注射肾俞穴,双侧交替使用。每日1次,每周5次,8周为1个疗程。

3. 腧穴埋线疗法

■ 取穴:① 肾俞、京门;② 肝俞、期门;③ 脾俞、章门。

■ 操作:常规消毒,将3-0号1 cm长度羊肠线装入经消毒的9号腰穿针前端内。腹部穴位针尖与穴位呈15°～20°角,向下沿皮肤平刺1.0寸;背部的穴位针尖与穴位呈45°～50°角,向脊柱方向刺1.0寸。以100～120次/min的频率捻转得气后,边推针芯边退针管,使羊肠线埋入穴位皮下,线头不得外露。每1次1组穴位,均取双侧,3组交替使用。

4. 腧穴敷贴疗法

■ 取穴:关元、大赫、三阴交。

■ 操作:取丁香9 g、肉桂30 g,打磨成细粉后过十目筛,调成膏状,制成药饼。常规操作,每次贴敷的时间为4～6 h。

5. 按语

(1) 针灸对男性不育症有较满意的效果,往往不需配合药物就能达到治疗目的。

(2) 治疗期间宜节制房事,并注意选择同房日期,以利于受孕。

(3) 应避风寒、调情志,以清淡饮食为主,忌烟酒、辛辣刺激性食物,营养均衡,并且要加强锻炼。

# 阳痿

阳痿是指在有性欲要求时,阴茎不能勃起或勃起不坚,影响性生活的疾病。大多数为功能性的,如中枢神经系统功能紊乱,精神过度紧张、忧虑、恐惧,夫妻感情不和,身体过度疲劳等。

1. 腧穴电针疗法

■ 取穴:关元、气海、长强;湿热配丰隆、足三里、阴陵泉,肾阳虚配曲骨、肾俞、命门,肝气郁结配三阴交、太冲、肝俞。

■ 操作:常规消毒,以上穴位毫针针刺,得气后通电针,用断续波加神灯照射。

2. 腧穴埋线疗法

■ 取穴:中极、关元、气海、命门、百会、三阴交。

■ 操作:将2-0号羊肠线剪成0.3 cm、0.5 cm、1 cm长度,浸泡于75%乙醇内备用。选上述诸穴2～3个,用络合碘常规严格消毒,取出羊肠线(其中百会穴0.3 cm,命门穴用0.5 cm,余穴则用1 cm)放入针头。埋线法常规操作,使羊肠线埋入穴位,消毒针孔,用创可贴贴24 h。

3. 腧穴敷贴疗法

■ 取穴:神阙穴。

■ 操作:取五灵脂、白芷、青盐各6 g,麝香0.3 g,先将前三味药研细末,然后加入麝香调匀,备用。使用时将面粉和成面圈置于神阙穴上,再将上述药末填实于神阙,最后用艾条于神阙穴灸至温暖而止。

4. 腧穴电针配合红外线照射疗法

■ 取穴:关元、气海、长强;湿热配丰隆、足三里、阴陵泉,肾阳虚配曲骨、肾俞、命门,肝气郁结配三阴交、太冲、肝俞。

■ 操作:针刺下腹部和腰部穴位时,要求得气后务必使针感下传到会阴、阴茎、龟头等部位。常规操作,下腹部穴位每2个通1组电针,用锯齿波,通2组,以患者耐受为限,留针30 min。后用神灯照射下腹部及腰部,每次30 min。10次1个疗程。

5. 腧穴注射疗法

(1) 处方一

■ 取穴:① 归来、三阴交;② 次髎、足三里;③ 长强、肾俞。

■ 操作:以5 ml注射器及5号牙科针头抽取复方丹参注射液4 ml,常规消毒归来穴之皮肤,将针头刺入穴位1～1.5寸,每次注药1 ml,归来穴针感较强,一般均能放射至阴茎及腹股沟。同样注射双侧三阴交,深1.5～2寸,每穴注药液1 ml。隔日再注射第2组穴,再隔日注射第3组穴,反复交替注射。长强穴的注射方法:患者取膝胸卧位,医者左手(戴手套)示指插入患者肛门做引导,右手持注射器将针头刺入消毒过的长强穴内深1～1.5寸,注药液2 ml,这样可避免刺破直肠影响疗效和发生感染。10次为1个疗程。

(2) 处方二

■ 取穴:曲骨穴。

■ 操作:常规消毒,取5 ml注射器抽取复方丹参注射液2 ml,用6号针头垂直刺入0.5～1寸,得气后,促使针感到阴茎,轻轻旋转针头,抽取无回血,即注入复方丹参注射液1.5～2 ml。隔日1次,7次为1个疗程。

6. 按语

(1) 腧穴特种疗法治疗阳痿有一定疗效,可作为首选方法之一。

(2) 治疗期间应注意清心寡欲,节制房事,少饮酒,少食辛辣之品,避免性刺激,平时应戒断手淫。

(3) 在性生活中,要消除紧张情绪,保持心情舒畅;加强体育锻炼,避免过劳。

# 遗精

遗精是指不因性交而精液自行泄出的表现,大多属非器质性改变,多由大脑皮层功能或脊髓的性功能中枢紊乱所致,中医可将遗精分为梦遗和滑精。

1. 腧穴电针疗法

■ 取穴:志室、中极、天枢、太溪、足三里、三阴交;配内关、神门、次髎、神阙。

■ 操作:常规消毒,夹持进针法进针。主穴每次都针,配穴每次选取2穴。先俯卧针志室,得气后出针。而后仰卧取上述诸穴,进针得气后,连接电针治疗仪,强度以患者能耐受为度,留针20 min。神阙穴不直接进针,采用"苍龟探穴法"以天枢透之;中极透大赫,要求针感向阴茎放射。针感反应不佳或下焦有热时取配穴次髎,使针感向会阴部放射。每日1次,10日为1个疗程,每疗程间隔5～7日。

2. 腧穴注射疗法

(1) 处方一

■ 取穴:长强。

■ 操作:患者侧卧位,两腿屈曲,暴露尾骨,尾骨尖与肛门之间为取穴点。抽取胎盘注射液2 ml,常规消毒,以6号针头直刺入穴中,行提插补法,待患者有酸胀麻木感后,注入药液2 ml。出针后用棉球按针孔。隔日1次,5次为1个疗程。

(2) 处方二

■ 取穴:会阴。

■ 操作:用20 ml注射器、12号针头抽取0.25%普鲁卡因15 ml,山莨菪碱注射液1 ml(10 mg)待用。嘱患者仰卧位,露出会阴部,常规消毒,将针刺入会阴穴,深度约 1.5 cm,缓慢注入 10～15 ml 药液。每日治疗 1 次,7 次为 1 个疗程。每疗程间隔 7 日。

（3）处方三

■ 取穴:① 关元、三阴交;② 肾俞、命门。

■ 操作:常规消毒,用注射针吸取山莨菪碱注射液 1 ml(20 mg),垂直刺入以上穴位,局部有酸麻胀感,回抽无血,缓慢注入药物。每 3 日穴位注射一组,两组穴位交替使用。

### 3.腧穴埋线疗法

■ 取穴:关元、三阴交、肾俞。

■ 操作:取关元穴,常规消毒、麻醉后,用大号缝合针穿上 0 号羊肠线,用血管钳夹住线的一端,左手将穴位皮肤固定,右手持针,从距关元穴上 1 cm 处穿入皮肤,然后轻提皮肤,剪断两端露在皮肤外面的线头,并放松皮肤,敷上消毒纱布;再取三阴交、肾俞穴,亦按上述操作程序进行穴位埋线。每次间隔 20 日,3 次为 1 个疗程。

### 4.腧穴敷贴疗法

■ 取穴:石门、关元。

■ 操作:将 1 000 g 粗盐放入锅里急火爆炒 3～5 min,然后装入厚的袋子里,在肚子上先放条毛巾,热敷关元、石门穴 20～30 min;或者直接将 500 g 粗盐用布袋封好,使用前用烤箱将其烤热,放置在关元、石门穴热敷,每日 2 次。

### 5.腧穴磁疗法

■ 取穴:关元、肾俞、心俞、三阴交、内关。

■ 操作:根据辨证选取 3～4 穴。常规操作,在选定的穴位上每穴贴敷磁片 1 块(直径 1 cm,磁强 0.9 T 的磁片),用普通胶布粘固。连续贴敷 7 日为 1 个疗程,一般 1～3 个疗程。

### 6.腧穴红外线照射疗法

■ 取穴:① 足太阴、足少阴、手厥阴、足阳明经穴及任脉穴,以三阴交、大赫、内关、足三里、关元为主;② 背俞穴,以志室、心俞、肾俞为主。

■ 操作:第 1 日取第 1 组穴针刺施以补法,第 2 日取第 2 组穴,均针刺得气后留针 20 min,其间行针 2 次。并用 TDP 照射神阙、命门穴及其周围穴位,以温热为度,时间 30 min。2 组穴位轮流,10 次为 1 个疗程,每疗程间隔 3 日。

### 7.按语

（1）腧穴特种疗法治疗本病可获得满意疗效,最好在临睡前施术,也可不拘时限。

（2）加强体育锻炼,正确看待病情。

（3）戒除手淫,着宽松内衣,睡前用温水泡脚。

# 第十七章
# 外科疾病

## 乳腺增生病

乳腺增生病是乳腺发育和退化过程失常导致的一种良性乳腺疾病,以肿块和疼痛为特点,是内分泌功能紊乱导致的妇女常见病,多与月经周期有关。归属于中医学"乳癖"的范畴。

**1. 针刺配合刮痧疗法**

■ 取穴:膻中、乳根、期门、屋翳、关元、足三里、丰隆、三阴交、太冲、合谷、阿是穴。

■ 操作:常规针刺操作,留针 30 min,隔日 1 次,经期停止治疗。针刺结束后,采用经络刮痧法中的疏表理气法、泻法。先循胃经,从库房—膺窗,由乳根—不容;后循肝经,从章门—期门;再循胆经,从环跳—膝阳关,以均匀力度由上向下、由内向外刮拭,至局部出痧(斑点或斑块),每周治疗 2 次。

**2. 腧穴埋线疗法**

**(1)处方一**

■ 取穴:膻中、期门、天枢、风市、阳陵泉、丰隆、肩井、膈俞、肝俞、脾俞。

■ 操作:分 3 组取穴,每次取上下、左右、前后共8~10穴,连续 3 次穴位不重复。按穴位深浅及患者胖瘦选取不同长度肠线,膻中、期门、天枢、风市、阳陵泉、丰隆、肩井用 1.0~1.5 cm 肠线,膈俞、肝俞、脾俞用1.5~2.0 cm 肠线,穿刺针埋线法常规操作。每月 1 次,3 次为 1 个疗程。

**(2)处方二**

■ 取穴:中脘、天枢、足三里、丰隆、阴陵泉、梁丘、膏肓、肝俞、膻中。

■ 操作:穿刺针埋线法常规操作,刺入穴位 2~3 cm。每月 1 次,3 次为 1 个疗程。

**(3)处方三**

■ 取穴:① 膻中、天宗、期门;② 屋翳、肩井、肝俞;肝郁气滞加内关、行间,痰浊凝结加丰隆、脾俞,肝肾阴虚加肾俞、足三里。

■ 操作:将3-0羊肠线剪成1~2 cm。膻中向下平刺 4 cm,有胀感或向剑突放射;屋翳向外斜刺4 cm,局部有胀感;期门向内刺入 4 cm,有胀感;天宗,针尖呈 45°向外下方刺入 4 cm,有胀重感;肩井,由后向前平刺 4 cm,向肩臂放射;背俞穴,针尖斜向脊柱方向斜刺,其他穴位可按常规埋线操作。每次埋线取主穴 1 组,两组主穴交替使用,共治疗 3 个疗程。

**3. 腧穴敷贴疗法**

**(1)处方一**

■ 取穴:阿是穴。

■ 操作:金黄膏外敷治疗。金黄膏方药组成为天花粉 80 g,大黄、白芷、黄柏及姜黄各 40 g,厚朴、苍术、陈皮、甘草及天南星各 15 g,药材烘干后,打磨成细粉后过十目筛；加热凡士林 500 mg，将其化开成为液体；将 100 g 金黄粉加入其中，调制成膏状，待冷却后成为金黄膏。常规操作，在一次性医用棉垫上均匀涂抹金黄膏，敷在患者的病变部位，每天更换 1 次，10 次为 1 个疗程。

(2) 处方二

■ 取穴：屋翳、乳根、灵墟、天池、胸乡、神封、膏肓、膈俞、风门、肝俞及肿块部位。

■ 操作：取炮穿山甲 15 g、姜黄 50 g、凤仙子 50 g、天葵子 50 g、乳香 50 g、朱砂莲 50 g、透骨草 50 g、金果榄 50 g、威灵仙 50 g、大蜈蚣 20 条，研细末备用。将蜂蜜调和药末成泥状，放在小方块形胶布中央，贴敷穴位。贴敷穴位可分为 2 组，每组 4～5 个穴位，一次贴 24 h，轮换使用，30 日为 1 个疗程。

(3) 处方三

■ 取穴：阿是穴。

■ 操作：外消乳瘀膏贴敷治疗。取川乌、丁香、延胡索、大黄、丹参、王不留行、白英、冰片，药物按一定比例超微粉碎，要求粉粒＜10 μm，药膏基质采用巴布剂。常规操作，将外消乳瘀膏巴布剂贴于乳房疼痛最明显处（即阿是穴），每 1～2 日更换 1 贴，月经来潮时停止使用，连续使用 2 个月经周期。

(4) 处方四

■ 取穴：阿是穴。

■ 操作：① 将自制消瘀散结汤（组成为柴胡、川芎、荔枝核、当归、桃仁、白芍、赤芍）浓缩液浸湿 8 层纱布，包于电极外，置于患处，用中频治疗仪导入，导入时间为 15～20 min，电流为 20～40 mA，隔日治疗。月经期暂停治疗，月经干净后继续治疗。② 完成药液敷贴导入后，将自制消瘀散（组成为当归、白芷、麝香、薄荷、木香、郁金、蒲公英、青皮、橘核）置于乳根、归来、中极及肿块痛点处，再用医用胶布密封紧贴，隔日更换。月经期暂停治疗，月经干净后继续治疗。

### 4. 腧穴注射疗法

(1) 处方一

■ 取穴：肾俞、乳根、足三里、膻中；肾阳虚加腰阳关，痰凝加丰隆，性情急躁、失眠、月经不调加三阴交，胸闷不适、胸胁胀痛加期门或太冲。

■ 操作：常规消毒，用 5 ml 注射器、6 号针头，抽取当归注射液 2 ml。手持注射器垂直或斜刺穴位，深

度在 5～20 mm 不等，待出现酸、麻、胀感以后抽取无回血，再缓缓将药液 0.2 ml 推入穴位深部。每次选主穴 1～2 个，配穴 1～2 个，左右交替选穴。每周注射 2 次，10 次为 1 个疗程。

(2) 处方二

■ 取穴：屋翳、乳根、膺窗、天溪、食窦、神封、步廊、灵墟、膻中。

■ 操作：取维生素 $B_1$ 2 ml（100 mg）、维生素 $B_{12}$ 1 ml（0.1 mg）的混合液。乳房局部 9 个穴位每次选 3～5 个穴位，交替进行穴位注射，但是要避开乳头。用 5 ml 注射器、6 号针头吸取药液，常规操作。每日 1 次，10 次为 1 个疗程，注意少数患者有过敏现象。药物注射后也可配合简单的按摩，按摩时可以用一些活血化瘀的中药液涂搽。最后，用 OTP 治疗器照射 30 min，乳房局部照射的同时可针刺上述穴位。

### 5. 腧穴电针疗法

(1) 处方一

■ 取穴：屋翳、膻中、合谷、足三里；肝郁加阳陵泉、肝俞，肝火盛加太冲，肝肾阳虚及经期延后加太溪、肾俞，气血不足者加脾俞，月经不调及经期超前加三阴交。

■ 操作：常规操作，采用连续波，每次通电 20～30 min。

(2) 处方二

■ 取穴：屋翳、膻中、合谷。

■ 操作：常规消毒，屋翳穴针体呈 25°向外斜刺 1.5 寸，膻中穴向下平刺 1.5 寸，采用连续波。三穴交替使用，每日 1 次，10 次为 1 个疗程。

### 6. 腧穴磁疗法

■ 取穴：合谷、膻中、足三里、鱼际；肝火旺盛加太冲穴，肝郁气滞加太冲穴、期门穴，气血不足加脾俞穴、足三里穴，肝肾阴虚加肾俞穴、太溪穴。

■ 操作：常规消毒，将磁片放于患者乳房肿块的两侧，并连接电针仪上的 1 对电极。采用疏密波，持续 30 min，频率为 17 次/min。治疗时间为每周 3 次。

### 7. 腧穴激光照射疗法

■ 取穴：膻中、天枢、关元、子宫、血海、足三里、三阴交、太冲；肝郁气滞加期门、气海，痰瘀互结加中脘、丰隆，冲任失调加太溪。

■操作：常规消毒，膻中采用平刺，余穴位均采用直刺，针刺得气后，选用 XS-998C 光电治疗仪小功率激光的输出头置于乳腺肿块处或乳腺疼痛明显处，用疏密波，激光输出功率为 5 mW，波长 650 nm，强度以患者能耐受为度。自月经来潮第 14 日起，到下次月经来潮止，每 2～3 日 1 次，每周 3～4 次，1 个月经周期为 1 个疗程。

8. 按语

（1）腧穴特种疗法治疗乳腺增生病具有疗效佳、危害小、取穴少、疗程短等优点。

（2）治疗期间应及时治疗月经失调及子宫、附件的慢性炎症。

（3）注意适当休息，保持良好的心态；营养搭配平衡，控制脂肪类食物的摄入；适当体育锻炼。

# 急性乳腺炎

急性乳腺炎为乳腺的急性化脓性感染，是乳腺管内和周围结缔组织炎症，多发生于产后哺乳期的妇女。以乳房红肿热痛为主要症状，同时伴有恶寒、发热、口渴、便秘等。归属于中医学"乳痈"的范畴，俗称"奶疖"。

1. 腧穴电针疗法

（1）处方一

■取穴：阿是穴（即乳房肿块、硬结处）；胃热蕴结加足三里、丰隆，肝气郁结加膻中、太冲，恶寒发热加曲池、合谷。

■操作：常规消毒，用 1.5～2 寸毫针对准结块底部，快速进行散在的多点斜刺（即在肿块下面每隔 2～3 cm 处斜刺 1 针，呈圆形或弧形状）。视肿块的大小，一般用 4～8 根针，针尖指向乳中央，进针 0.8～1.2 寸，不提插捻转。然后，接 G6805 型治疗仪，选用疏密波，治疗 30 min。配穴常规针刺，每 10 min 行泻法 1 次。每日 1 次，5 次为 1 个疗程。

（2）处方二

■取穴：阿是穴（即乳房肿块、硬结处）。

■操作：常规消毒，于有明显压痛的乳房肿块周围，采取围刺法上下、左右向中心斜刺进针，针身不超过肿块的半径为度，连接 G6805 型电针仪，上下、左右各一组，选用疏密波，电刺激 20 min；同时取患侧肩井、期门，双侧太冲、内庭，针刺至局部酸胀感后留针，20 min 后起针。

2. 腧穴敷贴疗法

（1）处方一

■取穴：阿是穴（即乳房肿块、硬结处）。

■操作：取蒲公英 30 g、漏芦 20 g、王不留行 30 g、路路通 30 g、通草 20 g、甘草 50 g，水煎

1 000 ml，冷却至 50～60℃，以患者皮肤能接受为宜，用毛巾浸液，外敷患处，每次 30 min～1 小时。每日 3 次，7 天为 1 个疗程。

（2）处方二

■取穴：阿是穴（即乳房肿块、硬结处）。

■操作：取云南白药加入 75% 乙醇调成糊状后，取适量外敷在乳房的肿胀疼痛部位，并用消毒纱布包扎，每日换药 1 次。

3. 腧穴微波照射疗法

■取穴：阿是穴（即乳房肿块、硬结处）。

■操作：采用外科微波治疗仪，对乳房病灶区垂直照射，距离 5～10 cm，输出功率 20～30 W，温度以患者感觉局部温热而不烫为度，每次 20 min。每日 1 次，7 日为 1 个疗程。

4. 腧穴注射疗法

（1）处方一

■取穴：郄门。

■操作：在患部对侧取穴，即右乳取左臂，左乳取右臂。常规消毒，抽取复方丹参注射液 4 ml，垂直进针，深达 0.8～1.2 寸，抽无回血，方慢慢注入药水，快速出针，隔日 1 次。

（2）处方二

■取穴：间使。

■操作：用 10 ml 一次性注射器，抽取 2% 利多卡因 5 ml、维生素 $B_{12}$ 1 ml（0.5 mg）、注射用水 4 ml，以 5 号针头刺入穴位，待患者有明显向上传导针感时，回抽无血再缓慢推药。双侧注射，隔日 1 次。

5. 腧穴红外线照射疗法

■取穴：阿是穴（即乳房肿块、硬结处）。

■操作：常规消毒，给予乳房局部红外线照射，灯

与皮肤距离为 30～40 cm,波长为 760 nm～1.5 μm,每次治疗 30 min。

6. 刺络拔罐疗法

■ 取穴:乳根穴;乳汁不畅加刺膻中、少泽。

■ 操作:常规消毒,乳根用三棱针点刺 7～8 点,闪火法拔罐,出血 10～15 ml,血见赤即可;化脓破溃无需点刺,拔罐可排脓见血。膻中行合谷刺法,针 1～1.5 寸,予提插泻法 1 min;少泽浅刺 0.1～0.2 寸,施捻转泻法 1 min。隔日 1 次。

7. 走罐疗法

■ 取穴:灵台、至阳和督脉(灵台至命门)。

■ 操作:常规消毒,先以小号无菌三棱针分别疾刺灵台、至阳两穴 1～2 分深,再在两穴用闪火法拔罐助血出约 2 ml,去罐,按压片刻。然后自灵台穴至阳穴沿督脉走罐到命门穴,反复数遍,使督脉处均匀出痧。走罐时下行重按,上行轻游。根据病情治疗,隔日 1 次或每日 1 次。

8. 按语

(1) 腧穴特种疗法治疗本病初期效果良好,若配以热敷、按摩等疗效更佳。

(2) 急性乳腺炎初、中期以穴位放血疗法最好,脓熟阶段以切开排脓为主。

(3) 注意乳房的清洁卫生,保持心情舒畅,树立信心;饮食应清淡,忌辛辣油腻之品。

# 痔疮

痔疮是直肠下端和肛管皮肤下痔静脉丛扩张,迂曲形成的柔软静脉团,临床上可分为内痔、外痔、混合痔三种。形成原因较为复杂,痔静脉回流受阻及局部的炎症与损伤是主要病因。

1. 腧穴电针疗法

(1) 处方一

■ 取穴:长强、腰俞、大肠俞、中髎、下髎。

■ 操作:常规操作,每对双电极接于双侧同名穴位上,选用连续波,低频率,留针 30 min。每日 1 次,10 次为 1 个疗程。

(2) 处方二

■ 取穴:承山、长强。

■ 操作:常规操作,取频率 2～100 Hz 的疏密波,电流强度为 3～12 mA 的恒流输出,电针持续刺激 30 min。每日 1 次,10 次为 1 个疗程。

2. 腧穴埋线疗法

■ 取穴:次髎、长强、承山、二白;湿热壅滞加会阳、阴陵泉、三阴交,气虚下陷加百会、脾俞、关元俞,便秘加支沟、大肠俞。

■ 操作:穿刺针埋线法常规操作,每周 1 次。

3. 腧穴激波照射疗法

■ 取穴:阿是穴。

■ 操作:患者充分暴露肛门,常规消毒,将微波治疗仪辐射头置于距肛门 10 cm 处,功率 60 W,照射 10 min。隔日 1 次。

4. 刺络拔罐疗法

(1) 处方一

■ 取穴:腰阳关。

■ 操作:常规消毒,用三棱针对准穴位快速垂直刺入 0.2～0.3 cm,以出血为佳,再拔罐 10～15 min。起罐后清除瘀血,消毒创面。隔日 1 次。

(2) 处方二

■ 取穴:腰骶部痔点。

■ 操作:常规消毒,以三棱针挑破腰骶部痔点,并行拔罐。痔点为腰骶部圆形如小米粒大小,呈灰白色、棕褐色或暗红色,凸出皮肤的丘疹,加压不褪色。痔点不明显者,可在皮肤上摩擦数下使其明显;如出现两个可选其明显的一个;若找不出,可在长强上端,臀丛纹尽头中央及八髎穴处挑刺,每次只挑一处,深达皮下,把 0.5 cm 深的数十条白色纤维素逐一挑断,挑尽为止,后拔火罐 10 min,消毒后以无菌纱布包扎固定。挑刺后 2～3 日内治疗部位不沾水。

5. 腧穴注射疗法

■ 取穴:长强。

■ 操作:用 10 ml 注射器、5 号长针头抽 5% 当归注射液 2 ml 加 2% 利多卡因 2 ml 混合,常规操作。

6. 腧穴割治疗法

■ 取穴:腰骶部痔点。

■ 操作:常规消毒,以三棱针挑破痔点表皮,垂直进针刺入 1 mm,深度不超过皮下筋膜,针尖向对侧挑断具有弹性、坚韧、白色的纤维组织,可挤出少量血液或黏液,后用碘酒消毒,创可贴固定。

7. 按语

（1）腧穴特种疗法能疏通经络、调和气血、平衡阴阳,并能增强机体自身免疫力,从而达到消炎祛痔止痛的作用,对减轻痔疮疼痛和出血等症状有较好的疗效。

（2）要注意改变饮食结构、多饮水、多进膳食纤维,忌食辛辣刺激性食物,保持大便通畅;勿久坐,适当运动。

（3）注意保持卫生,及时治疗,必要时进行手术治疗。

# 第十八章
# 骨、关节科疾病

## 腰痛

腰痛是指由肌肉韧带扭伤或拉伤、椎间盘突出或其他原因引起的腰骶部的急性或慢性疼痛。临床上以腰部一侧或两侧疼痛为主症,常伴有腰部活动不利,中医学将腰痛分为虚实两类。

### 1. 腧穴电针疗法

(1) 处方一

■ 取穴:肾俞、大肠俞、秩边、委中。

■ 操作:常规操作,采用疏密波,时间为 30 min。每日 1 次,10 次为 1 个疗程。

(2) 处方二

■ 取穴:华伦夹脊穴、肾俞、大肠俞;根据疼痛部位可选择阳陵泉、承扶、环跳等。

■ 操作:常规操作,采用连续波,频率为 50 Hz,留针 30 min。每日 1 次,10 次为 1 个疗程。

### 2. 腧穴注射疗法

■ 取穴:第 4、第 5 腰椎夹脊穴,阿是穴。

■ 操作:取复方当归注射液 4 ml,每穴注射 1 ml。间隔 1~2 日注射 1 次,每周治疗 5 次,10 次为 1 个疗程。

### 3. 腧穴敷贴疗法

(1) 处方一

■ 取穴:大肠俞、肾俞、腰阳关、环跳、命门、秩边,以及患部周围阿是穴等。

■ 操作:取透骨草、伸筋草、川乌、草乌、羌活、独活、防风、威灵仙、生大黄、徐长卿各 20 g,红花、木瓜各 15 g,共为细末,以生理盐水搅拌成泥膏状。常规操作,每次取适量置于穴位,并以胶布固定,每日换药 1 次,连续治疗 10~15 次。

(2) 处方二

■ 取穴:大肠俞、肾俞、阿是穴等。

■ 操作:取香附 15 g、玄胡 15 g、木瓜 30 g、葛根 30 g、苏木 15 g、泽兰 15 g、伸筋草 15 g、炙甘草 10 g。根据临床辨证进行药物加减,寒湿腰痛加独活 15 g,湿热腰痛加秦艽 15 g、防己 15 g,气滞血瘀证加川芎 15 g,肾虚腰痛加巴戟天 15 g。常规消毒,将浸润中药液的纱布垫摊放在电极板上趁热敷于治疗部位,固定后选择合适的温度,调节电流强度,每次 30 min。每日 1 次,10 次为 1 个疗程。

### 4. 刮痧疗法

■ 取穴:命门、肾俞、白环俞、环跳、风市、膝阳关、阳陵泉、悬钟,以及患侧殷门、委中、承山、阿是穴等。

■ 操作:从命门至肾俞,肾俞至白环俞、环跳、风市至膝阳关,阳陵泉至悬钟,患侧殷门委中、承山、阿是穴等,用刮痧板以中等刺激量操作,腰及下肢以较重的刮拭手法操作。3~4 日刮 1 次(即痧退后再行第二次刮痧),4 次为 1 个疗程。

5. 腧穴激波照射疗法

■ 取穴：阿是穴。

■ 操作：以阿是穴为中心，在周围给予微波治疗，治疗仪距离患者病灶部位的皮肤 10 cm 左右，工作强度为五～八档强度。每次 20 min，每日 2 次，5～10 日为 1 个疗程。

6. 腧穴红外线照射疗法

■ 取穴：阿是穴。

■ 操作：常规照射，一般距离皮肤 25～40 cm，治疗时间为 30 min。每日 1 次，10 日为 1 个疗程。

7. 腧穴埋线疗法

■ 取穴：第 1～5 腰椎夹脊穴。

■ 操作：取患侧第 1～5 腰椎夹脊穴处选敏感压痛点，穿刺针埋线法常规操作。每周 1 次，3 次为 1 个疗程。

8. 刺络拔罐疗法

■ 取穴：阿是穴（患侧腰椎椎体棘突下及棘突旁的压痛点）。

■ 操作：用三棱针在压痛点处快速点刺 5 下，深度 15～30 mm；随即在刺血处拔火罐，留罐 5 min 后起罐，局部酒精棉球擦拭血迹后，用无菌干棉球压迫止血。隔日 1 次，5 次为 1 个疗程。也可在患侧委中进行刺络拔罐。

9. 腧穴激光照射疗法

■ 取穴：阿是穴。

■ 操作：采用 JLT‐MD500B 型半导体激光照射，激光波长 808 nm，LED 输出波长 400～650 nm，额定功率 200 VA，照射面积 28.3 cm²。常规操作，探头距离皮肤 8 cm，总时间持续 5 min。每日 1 次，7 日为 1 个疗程。尤其适宜腰肌劳损者。

10. 筋骨针疗法

■ 取穴：腰椎棘突筋结点（各腰椎棘突骨突点）、腰椎关节突关节筋结点（各腰椎棘突间旁开 1.5～2 cm）、腰椎椎间外口筋结点（各腰椎棘突间旁开 3～3.5 cm）、秩边、环跳、殷门、风市、委中、承山、局部压痛敏感筋结点。

■ 操作：根据取点部位深浅分别选用 0.5 mm×30 mm、0.5 mm×60 mm 或 0.6 mm×90 mm 的筋骨针快速纵行垂直进针，进针后采用苍龟探穴法，由浅至深逐层松解筋膜结节辅以深转、白虎摇头法。1 周治疗 1 次，共治疗 3 次。

11. 按语

（1）腧穴特种疗法治疗腰痛的疗效因病因不同而有所差异：急性腰扭伤、风湿性腰痛、腰肌劳损疗效最好；腰椎病变和椎间盘突出引起的腰痛，可明显缓解症状；腰部小关节周围的韧带撕裂疗效较差；内脏疾患引起的腰痛要以治疗原发病为主；因脊柱结核、肿瘤等引起的腰痛，则不属于治疗范围。

（2）治疗期间要卧硬板床休息，注意腰部保暖，或加用腰托固护，避免腰部损伤。

（3）在劳动中尽可能变换姿势，纠正习惯性不良姿势。

# 膝骨关节炎

膝骨关节炎是以膝关节软骨退行性改变为主要特征，常累及关节囊滑膜及其他关节结构，主要表现为关节疼痛肿胀、畸形，严重时可出现功能障碍。归属于中医学"膝痛""伤筋"等范畴。

1. 腧穴电针疗法

■ 取穴：犊鼻、内膝眼、鹤顶、足三里、阿是穴。

■ 操作：常规操作，采用疏密波，电流强度以患者能耐受为度，时间为 30 min。每日 1 次，14 次为 1 个疗程，连续治疗 2 个疗程。

2. 腧穴注射疗法

■ 取穴：肾俞、足三里、梁丘、阴陵泉、血海、阳陵泉。

■ 操作：用 5 ml 注射器抽取复方当归注射液进行常规操作，双侧穴位各缓慢注射 2 ml。1 周 1 次，14 日为 1 个疗程，连续治疗 2 个疗程。

3. 刺络拔罐疗法

■ 取穴：阿是穴。

■ 操作：常规消毒，用三棱针在膝关节局部压痛点点刺 2～3 次至出血，然后在点刺部位拔火罐，留置 5～10 min 后起罐。一般选取 1～2 个压痛点施以刺络拔罐法，隔日治疗 1 次，5 次为 1 个疗程。

**4. 腧穴直流电药物导入疗法**

■ 取穴：阿是穴。

■ 操作：常规消毒，将两块电极黏片分别贴于患侧和四周，将治疗仪正极置于患侧电极黏片，负极固定于四周电极黏片。固定后，逐渐加大电流，强度以患者能耐受为度，时间为 20 min。每日 1 次，10 日为 1 个疗程，每疗程间隔 3～5 日，共治疗 2 个疗程。

**5. 腧穴敷贴疗法**

（1）处方一

■ 取穴：犊鼻、内膝眼、阳陵泉、鹤顶，压痛点明显处可斟酌取 1～2 穴。

■ 操作：取川乌 15 g、草乌 15 g、桂枝 9 g、干姜 9 g、威灵仙 15 g、羌活 15 g、独活 15 g、怀牛膝 15 g、川芎 15 g、千年健 15 g、秦艽 15 g、骨碎补 15 g，研极细末，用醋、麻油（比例 1∶10）混调，搓揉成团状，放置 24 h。用时以干净压舌板制直径为 1 cm 的圆形膏面，平铺在大小约 4 cm×4 cm 的橡皮膏上，贴敷于穴位处。每次贴敷 4～6 h，每日贴敷 1 次，皮肤刺激明显者可减少贴敷用药时间。连续治疗 10～15 日。

（2）处方二

■ 取穴：阿是穴。

■ 操作：取红花 25 g、白芷 20 g、乳香 15 g、没药 15 g、牛膝 25 g、桑枝 25 g、桂枝 25 g、防风 25 g、芒硝 15 g、延胡索 30 g、艾叶 15 g，风寒湿者加伸筋草 30 g、木瓜 25 g、川椒 20 g 等，气滞血瘀者红花加至 100 g、桃仁 25 g、两头尖 30 g 等，肝肾亏虚者加杜仲 25 g、骨碎补 30 g、川续断 20 g 等。将药物粉碎成小颗粒，用黄酒浸泡 3 日，装入纱布袋后用蒸锅加热 10 min，然后散热至患者可以承受，患处以一层纱布覆盖，药袋敷于患处，每次 15 min，每日早晚各 1 次。10 次为 1 个疗程。

**6. 腧穴埋线疗法**

■ 取穴：血海、梁丘、鹤顶、阳陵泉、足三里、阿是穴、委中、浮郄、肾俞。

■ 操作：将 0 号医用羊肠线剪成 0.8～2 cm，穿刺针埋线法常规操作。其中肾俞穴穿入 2 cm 羊肠线向下斜刺，其余穴位直刺。30 日 1 次，3 次为 1 个疗程。

**7. 腧穴激光照射疗法**

（1）处方一

■ 取穴：内膝眼、外膝眼、犊鼻。

■ 操作：采用 He－Ne 激光腧穴治疗仪，常规操作，照射双侧犊鼻穴 20 min。每周治疗 3 次，连续治疗 6 周。

（2）处方二

■ 取穴：阿是穴。

■ 操作：采用半导体激光治疗仪，以波长为 810 nm 的光束持续照射病痛部位，输出功率 250～350 mW，照射距离 5 cm，每次 5～10 min。根据病情每日 1～2 次，10 次为 1 个疗程。

**8. 腧穴红外线照射疗法**

■ 取穴：患病膝关节疼痛部位。

■ 操作：常规消毒，距膝关节疼痛部位 20～30 cm，垂直进行红外线照射，每次 30 min。每日 2 次，共 20 日。一般采用双膝关节同时照射。

**9. 按语**

（1）膝骨关节炎是一种常见的慢性退行性病变，若拖延不治，晚期将导致膝关节变形，甚至可能造成残疾。临床研究表明，腧穴特种疗法治疗本病有很好的疗效。

（2）平时要注意控制体重，及时和妥善治疗关节外伤、感染、代谢异常等原发病。

（3）生活中注意补钙及营养的平衡，同时应多见阳光及补充维生素 D，以促进钙吸收。

# 颞下颌关节功能紊乱综合征

颞下颌关节功能紊乱综合征又称颞下颌关节炎，是口腔颌面系统的一种常见病、多发病，其临床表现为颞下颌关节局部疼痛、运动时弹响及张口受限三大症状，严重时进食及语言均受影响。归属于中医学"口响""口噤"的范畴。

**1. 腧穴电针疗法**

■ 取穴：下关、颊车、听会、内关、三阴交。

■ 操作：常规操作，采用疏密波，电流强度以患者能耐受为度，时间为 30 min。每日 1 次，10 次为 1 个疗程。

2. 腧穴埋线疗法

■ 取穴：患侧下关、颊车、阿是穴。

■ 操作：穿刺针埋线法常规操作。10 日埋线 1 次，3 次为 1 个疗程，治疗 2 个疗程。

3. 腧穴磁疗法

■ 取穴：阿是穴（颞下颌关节局部压痛点）。

■ 操作：常规消毒，将低频电磁综合治疗仪的电磁头紧贴患侧颞下颌关节区域，调节输出电流量，强度以患者能耐受为度，一般选择磁感应强度为 0.1～0.4 T，时间为 20 min。每日 1 次，6 次为 1 个疗程。

4. 腧穴注射疗法

■ 取穴：听宫。

■ 操作：常规消毒，采用 10 ml 注射器穿刺，推注透明质酸钠注射液 1 ml，出针后针眼处敷料保护 2 日。每周治疗 1 次，5 次为 1 个疗程。

5. 腧穴激光照射疗法

（1）处方一

■ 取穴：阿是穴。

■ 操作：常规操作，疼痛面积较大者选用散射头非接触照射，治疗头距颞下颌关节疼痛区 2～5 cm，模式设定为连续照射，功率设定为 20～25 Hz，时间为 20～30 min。每日 1 次，7 日为 1 个疗程。

（2）处方二

■ 取穴：下关。

操作：采用 MDC - 500 半导体激光治疗仪，波长 810 nm，输出功率 500 mW，光斑直径约 3 mm，探头正对患者的下关穴辐射 5 min。每日 1 次，10 次为 1 个疗程。

6. 按语

（1）在治疗的同时必须及时消除致病因素，纠正患者不良的咀嚼习惯，忌食硬物；日常生活中避免寒冷刺激或开口过大造成关节损伤等，防止本病的复发。

（2）应及时修复缺牙，使其保持正常的咬合关系。

# 颈椎病

颈椎病是指由于颈椎间盘退行性变，颈椎骨质增生或椎间关节退变致使压迫或挤压邻近的神经根、脊髓、椎动脉和颈部交感神经等，并由此产生头晕不适、颈项强直、肩部酸痛、上肢麻木症状的疾病。归属于中医学"骨痹""肩颈痛""阴痹""肩背痛"等范畴。

1. 腧穴电针疗法

■ 取穴：颈夹脊、风池、大椎、百会、阿是穴。

■ 操作：常规操作，采用疏密波，时间为 30 min。每日 1 次，10 次为 1 个疗程。

2. 腧穴敷贴疗法

■ 取穴：风池、大椎、肩髃、悬钟、后溪。

■ 操作：取海桐皮 15 g、透骨草 15 g、桑寄生 15 g、骨碎补 15 g、续断 15 g、伸筋草 15 g、川椒 8 g、艾绒 15 g、制川乌 10 g、制草乌 10 g、川芎 5 g、红花 5 g、威灵仙 10 g、白芷 10 g，共为细末，以生理盐水搅拌成泥膏状，每次取适量置于穴位，并以胶布固定，每次贴敷 4～6 h。每日换药 1 次，连续治疗 10～15 次。

3. 腧穴注射疗法

■ 取穴：颈夹脊、阿是穴。

■ 操作：常规消毒，使用一次性 10 ml 注射器，取丹参注射液 2 ml 及腺苷钴胺 1 mg，每个腧穴注射 1 ml。每日 1 次，6 日为 1 个疗程，每疗程间隔 1 日，治疗 3 个疗程。

4. 刮痧疗法

■ 取穴：后颈部、耳后及肩胛、肩井部。

■ 操作：常规消毒，在患者后颈部、耳后及肩胛、肩井部由上向下刮拭，先刮正中，后刮两侧，刮拭力度力求均匀适中，年轻身强力壮者、病程短者、病属实证者可用泻法，手法重一点；年老体弱者、病属虚证者用补法，手法轻一点。约 1 周至 10 日刮痧 1 次，以皮肤恢复原态后再刮拭下一次为宜。刮痧 4 次为 1 个疗程。

5. 腧穴埋线疗法

■ 取穴：颈部夹脊穴、天宗、肩井。

■ 操作：穿刺针埋线法常规操作，10 日为 1 个疗程，每疗程间隔 2 日，共 2 个疗程。

6. 刺络拔罐疗法

■ 取穴：阿是穴。

■操作：常规消毒，三棱针点刺放血，每处约点刺3针左右，拔罐10 min。隔日1次，4次为1个疗程。

7.腧穴激光照射疗法

■取穴：阿是穴。

■操作：采用He-Ne激光腧穴治疗仪，常规操作，输出功率180 mW，距离照射部位20～50 cm，每次照射15 min。每日1次，每周连续治疗5次，1周为1个疗程，连续治疗2个疗程。

8.筋骨针疗法

■取穴：枕隆突下筋结点、枕腱弓筋结点、颈1横突尖筋结点、颈2棘突筋结点、颈7棘突筋结点、颈2～7关节囊筋结点。

■操作：常规消毒，选取0.5 mm×30 mm一次性扁圆刃筋骨针，进针方向与人体纵轴平行，与神经、肌肉的走行方向一致，垂直于体表，快速无痛进针至皮下。待所有筋骨针均刺入皮下后，再逐一对治疗点进

行松解。松解过程中，缓慢刺入浅筋膜层，再由浅入深，运用"筋膜扇形松解法"逐层分离粘连筋结点，松解至针下无弹性阻力感，同时患者局部产生酸胀感，留针守气2 min。继而快速出针，局部拔罐3 min。每周1次，共治疗2周。

9.按语

（1）腧穴特种疗法对颈椎病具有一定疗效，对于缓解颈项痛、肩背痛、上肢痛、头晕头痛等，效果尤为明显。

（2）加强颈肩部功能锻炼，以放松颈部肌肉；要保持正确的睡眠姿势，枕头高低要适中，枕于颈项部，以保持颈椎的生理弯曲；减少劳累，避免损伤；平时应注意颈部保暖，避免风寒之邪侵袭。

（3）有较明显或进行性脊髓受压症状时禁忌运动，特别是颈椎后仰运动应禁忌；患椎动脉型颈椎病时颈部旋转运动宜轻柔缓慢，幅度要适当控制。

# 肩关节周围炎

肩关节周围炎又称肩周炎，是肩周肌肉、肌腱、滑囊、关节囊等软组织广泛性、退行性、炎症性疾患，临床上以肩关节疼痛、活动受限为主要特征。归属于中医学"痹证"范畴，又称为"肩痹""漏肩风"。

1.腧穴电针疗法

■取穴：肩髃、肩髎、肩贞、肩前、臂臑、曲池、阿是穴。

■操作：常规操作，采用疏密波，时间为30 min。每日1次，10次为1个疗程。

2.腧穴敷贴疗法

■取穴：肩井、曲池、肩髃。

■操作：取当归40 g，桑枝30 g，没药30 g，乳香30 g，土鳖20 g，全蝎20 g，独活20 g，寄生20 g，乌附片20 g，肉桂20 g，干姜15 g，莪术15 g，三棱15 g，冰片6 g，将药物研磨成粉，过筛后使用食醋调湿，并制作成药丸。常规操作，将药丸置于胶布中央，分别贴在患者患侧的肩井穴、曲池穴和肩髃穴。每日1次，10～15次为1个疗程。

3.刮痧疗法

■取穴：哑门、风池、大椎、肩井、天宗、肩贞、外关、曲池等。

■操作：常规消毒，刮痧部位为患者的后颈部，肩胛骨内侧、下角以及中间，腋前线，上肢外侧。在刮痧部位从内到外、从上至下向着同一方向进行刮拭，每个部位10～20次，并做到力量均匀。每周可刮痧2次。

4.刺络拔罐疗法

■取穴：天宗、肩髃、肩髎、阿是穴。

■操作：常规消毒，在以上穴位行三棱针放血，再拔罐，以每处穴位有少量的鲜血渗出为宜。每2日1次，5次为1个疗程。

5.腧穴直流电药物导入疗法

■取穴：阿是穴。

■操作：取羌活、防风、桂枝、当归、姜黄、乳香、没药、桑枝、葛根、制川乌、淫羊藿、芪黄各10 g，白芍、伸筋草各20 g，用水煎好，滤掉药渣，备用。将蘸取中药液的方形棉纱片（自制）贴在2个方形加热电极片上，之后分别放置于肩关节的内外侧或患者的压痛或粘连张力点，必要时同时放2组（4个电极片，2个一组），然后用弹力绷带固定。治疗时间30 min，每日1次，10次为1个疗程。

6.腧穴埋线疗法

■取穴：阿是穴、肩井、肩髎、臂臑、肩前。

■ 操作：穿刺针埋线法常规操作。每15日埋线1次，3次为1个疗程。

**7. 腧穴注射疗法**

■ 取穴：肩井、肩髃、肩前、肩贞、天宗等。

■ 操作：用复方当归注射液2 ml行穴位注射治疗，常规操作，每次选2个穴位，交替使用。每日1次，5次为1个疗程。

**8. 筋骨针疗法**

■ 取穴：肩前痛点喙突点、肩峰痛点肱骨大结节、肩后痛点盂下结节、三角肌止点疼痛点；再活动取点，即令患者行上举、外展、前屈、背伸等活动受限时最痛处硬结点。

■ 操作：常规消毒，取一次性微型无菌扁圆刃筋骨针，规格0.5 mm×30 mm，快速无痛斜行进针，纵行逐层松解后再按"八"字形分离，松解后医者握住针柄，嘱患者向肩关节活动受限的方向运动，若疼痛较前减轻但仍有疼痛，医者续用前法，待疼痛消除、活动受限解除则快速出针。1周治疗1次，治疗3次为1疗程。

**9. 按语**

（1）腧穴特种疗法治疗肩周炎有较好的疗效，但必须明确诊断，积极治疗原发病。及时把握好治疗时机，对于组织产生粘连、肌肉萎缩者，须结合推拿治疗，才能提高疗效。

（2）适当进行肩部功能练习，注意肩部保暖，避免过度劳累。

（3）急性期不宜做肩关节的主动活动，可采用热敷、拔罐、轻手法推拿等方法综合治疗，注意热敷时不要烫伤。

# 肱骨外上髁炎

肱骨外上髁炎又称网球肘，主要表现为肘关节外侧疼痛，肱骨外上髁附近有明显压痛点，或涉及整个前臂，尤其在旋转背伸、提拉端推等动作时疼痛加剧，劳累后加重，休息后好转。患者推力下降，持物无力。归属于中医学"伤筋""肘痛""痹证"的范畴。

**1. 腧穴电针疗法**

■ 取穴：阿是穴、曲池、手三里、手五里、尺泽。

■ 操作：常规操作，采用疏密波，时间为30 min。每日1次，10次为1个疗程。

**2. 腧穴注射疗法**

■ 取穴：曲池、手三里、阿是穴。

■ 操作：常规消毒，注射器抽取2%利多卡因注射液4 ml及丹参注射液6 ml，每个穴位注射2 ml。隔日1次，10日为1个疗程，共治疗3个疗程。

**3. 腧穴敷贴疗法**

（1）处方一

■ 取穴：曲池、手三里、阿是穴。

■ 操作：取刘寄奴、秦艽、独活、续断各15 g，艾叶、牛膝、桑寄生、当归各20 g，川乌、红花、大黄、樟脑、白附子、草乌、花椒、干姜各10 g，冰片3 g，黄丹、伸筋草各30 g，将药物研磨成粉，过筛后使用食醋调湿，并制作成药丸。常规操作，药丸置于胶布中央，分别贴在穴位上，并以胶布固定。每日换药1次，连续治疗10～15次。

（2）处方二

■ 取穴：阿是穴。

■ 操作：取血竭、麻黄、延胡索、川芎、葛根、干姜，按1∶1∶2∶2∶3∶5比例配制，并将药物共研细末，用50%乙醇调和药末呈稠糊状，取适量放于大小约5 cm×5 cm的贴布上。常规操作，以肱骨外上髁压痛点处为中心，上下各选择5 cm区域，将疼痛贴膏贴于选中区域，贴敷60 min后取下。每日1次，7日为1个疗程，每疗程间隔5日。

**4. 腧穴电针结合红外线照射疗法**

■ 取穴：阿是穴、肘髎、尺泽、曲池、合谷。

■ 操作：肘髎、尺泽、曲池、合谷常规针刺；在肱骨外上髁处找出最痛点（阿是穴），直刺或斜刺直达骨面，得气后，再于四周斜刺3针。在阿是穴和尺泽连接低频脉冲治疗仪，选用连续波，调节电流输出，以关节周围肌肉轻度收缩、舒张为度。另用红外线灯在患侧肘关节上加以照射，留针和红外线照射共40 min。隔日1次，10日为1个疗程，每疗程间隔3日，治疗2个疗程。

**5. 按语**

（1）腧穴特种疗法治疗本病效果较好，一般2～3

次即可见效。

（2）治疗期间应避免肘部过度用力，急性发作期应绝对避免肘关节运动，尤其禁打网球。

（3）急性疼痛消失后要轻柔牵拉肘部和腕部，加强腕伸肌力量的训练；病程较长、局部肌腱或组织发生粘连者可配合推拿，并做适当的活动，有利于恢复。

（4）适当佩戴护具，注意局部保暖或进行热疗，避免受风寒。

# 第十九章
# 皮肤科病

## 带状疱疹

带状疱疹是指由病毒引起的一种非传染性皮肤病,临床上多单侧发病,以在红斑上出现密集成簇的水疱伴较重的神经痛为特点。归属于中医学"缠腰火丹""串腰龙""蛇串疮"的范畴。

1. 腧穴激光照射疗法

■ 取穴:病变局部、曲池、合谷、阳陵泉、三阴交。

■ 操作:采用小功率 He - Ne 激光腧穴治疗仪,常规操作,每穴 5 min,每次共照射 20 min,局部穴位先用,其他穴位交替运用,10 次为 1 个疗程。

2. 腧穴注射疗法

■ 取穴:均取患侧,胸背部神经痛取第 1～8 胸椎夹脊穴,腰腹部神经痛取第 6 胸椎～第 5 腰椎夹脊穴,骶部神经痛取第 1～5 腰椎夹脊穴,上肢神经痛取第 1～3 胸椎夹脊穴。

■ 操作:注射器抽取维生素 $B_{12}$ 1 ml(0.5 mg)、10%葡萄糖注射液 3 ml,充分混匀,进行穴位注射常规操作。每次注入相应病损的上下两穴,或上中下三穴。隔日 1 次。

3. 腧穴电针疗法

■ 取穴:病变皮损处阿是穴及患侧与皮损部位相对应的夹脊穴。

■ 操作:常规电针操作,取直流电,疏密波,频率为 2～100 Hz,电流为 2～5 mA,强度以患者能耐受为度,留针 30 min。每日 1 次,10 次为 1 个疗程。

4. 腧穴埋线疗法

■ 取穴:患侧相应神经节段的夹脊穴、阿是穴。

■ 操作:取穴以患病部位夹脊穴为中心,再上下各取一对夹脊穴及阿是穴(皮损局部或皮肤周围疼痛部位),进行穿刺针埋线法常规操作。1 周 1 次,3 次为 1 个疗程。

5. 刺络拔罐疗法

■ 取穴:阿是穴。

■ 操作:用皮肤针弹刺病损局部,叩刺频率80～100 次/min,刺激强度以患者能耐受为度(但水疱应全破)。叩刺时由病变外围向中心叩刺,并在疱疹病灶的头尾两端适当加重刺激强度。叩刺后用闪火法拔罐于被叩刺的部位,留罐 5～10 min。

6. 按语

(1)腧穴特种疗法治疗带状疱疹方法简便,无副作用,确有较好疗效,并能减少神经痛的后遗症状。

(2)带状疱疹皮损严重者,应与外科和皮肤科配合治疗,患处可用 2%甲紫液涂擦,以防继发感染。

(3)组织病或恶性肿瘤合并本病时,应采取中西医结合综合治疗措施。

# 荨麻疹

荨麻疹是一种由各种因素致使的皮肤黏膜小血管扩张及渗透性增加而出现的局限性水肿反应。临床上多表现为骤然发作，发无定处的红色或白色风团，时隐时现，瘙痒无度，消退后不留痕迹。归属于中医学"隐疹"的范畴。

1. 腧穴埋线疗法

■ 取穴：风池、曲池、外关、合谷、血海、足三里、三阴交、太冲。

■ 操作：穿刺针埋线法常规操作，采取单侧埋线，穴位交替使用。15日埋1次，埋线2次为1个疗程。

2. 刺络拔罐疗法

■ 取穴：大椎、风门、肺俞、膈俞、曲池。

■ 操作：常规消毒，用无菌三棱针点刺穴位，拔火罐3～5 min，局部吸出瘀血。拔罐后用无菌药棉揩擦局部，碘伏消毒以防感染。隔日1次，10～15次为1个疗程。

3. 腧穴注射疗法

■ 取穴：曲池、血海。

■ 操作：常规消毒，取复方丹参注射液在双侧曲池、血海穴处进行注射，每侧腧穴注射药液3 ml。隔日1次，10次为1个疗程。

4. 腧穴电针疗法

■ 取穴：曲池、合谷、外关、肩髃、血海、三阴交。

■ 操作：常规操作，采用疏密波，电流强度以患者能耐受为度，时间为30 min。每日1次，10次为1个疗程。

5. 腧穴磁疗法

■ 取穴：大椎、足三里、手三里、三阴交。

■ 操作：常规消毒，采用直径7～8 mm、厚度3～4 mm、表面磁场为2 000 GS的圆形钻磁片，将N极贴敷于穴位上，S极用胶布固定，贴2～3日取下。间隔半日至1日，按原方向贴6敷，同一人贴用的磁片均采用同一极向。

6. 按语

（1）荨麻疹为一种常见的过敏性皮肤病，一般不易找到病原。有的患者因风团发生于胃肠道黏膜，因而出现腹痛拒按、恶心呕吐等症状，必须与急腹症加以鉴别；对于发生于喉头黏膜的，则出现呼吸困难，甚至窒息，此时必须以西医学急救为主、辅以针刺治疗。

（2）发病期间适当忌口，日常饮食宜清淡、易消化，避免烟酒、海鲜和酸辣刺激、生冷硬油、腐败变质的食物，同时要注意身体有无异常的症状出现，待病情逐渐稳定后再恢复以前饮食。一旦考虑为某种食物引起的荨麻疹应将其列入禁忌。

（3）若女性患者有严重持续慢性荨麻疹，应注意检查血沉、甲状腺功能、自身抗体等，以排除伴发的相关疾病。

# 皮肤瘙痒症

皮肤瘙痒症是临床常见的皮肤病之一，尤其多见于老年人，其特征以瘙痒为主，而无原发性损害，往往夜间痒重，患者因发痒而失眠。归属于中医学"痒风"的范畴。

1. 腧穴注射疗法

■ 取穴：瘙痒部位的相对应穴位。

■ 操作：抽取1%的普鲁卡因注射液2 ml，进行穴位注射常规操作。隔日1次，10次为1个疗程。

2. 腧穴埋线疗法

■ 取穴：合谷、膈俞、血海、曲池穴。

■ 操作：将0号羊肠线剪成1.5 cm的小段，行穿刺针埋线法常规操作。15～20日埋线1次，3次为1个疗程。埋线5日内嘱患者切勿洗澡，以避免针孔感染。

3. 刺络拔罐疗法

■ 取穴：阿是穴（瘙痒的皮损处）。

■ 操作：常规消毒，用梅花针在患者瘙痒的皮损处直接叩刺，叩刺时速度一致，约70次/min，至局部皮肤明显潮红并见隐隐出血为度，每次叩刺时间控制在5～15 min。叩刺后拔火罐3～5 min，局部吸出瘀血。隔日1次,10次为1个疗程。

4.腧穴电针疗法

■取穴:百会、风池、三阴交、膈俞。

■操作:常规操作,采用疏密波,强度以患者能耐受为度,电针刺激30 min,每日1次。

5.按语

(1)腧穴特种疗法治疗皮肤瘙痒症疗效确切,可以有效改善患者的皮肤瘙痒程度、皮肤炎症情况以及由瘙痒而引发的情绪焦虑、紧张症状,且不良反应小。同时应积极治疗原发病,以有利于本病的缓解和痊愈。

(2)注意保湿润肤,忌强碱性皂液清洁,避免搔抓和热水烫洗等,贴身穿纯棉内衣。

(3)忌食辛辣发物,调畅情志,避免劳累。

# 神经性皮炎

神经性皮炎又称慢性单纯性苔藓,是较为常见的皮肤神经功能障碍性疾病。常发于颈侧、背部、肘窝、股内侧、腰骶部等,以阵发性剧痒和皮肤苔藓样变为特征,归属于中医学"白疕""松皮癣"的范畴。

1.腧穴埋线疗法

■取穴:皮损处、大椎;对于病发腰部以上及上肢者加取曲池,对于病发腰部以下或下肢者加取血海。

■操作:根据皮损面积在皮损周围做等距离2～6个局麻皮丘。选择3-0无菌医用羊肠线,行穿刺针埋线法常规操作,各根线需距离1～2 cm,皮损处呈环状埋线。对于皮损范围较大可从中心处再埋1根。各穴位埋线后挤捏两侧皮肤,挤出2～3滴血,再经消毒、创可贴处理针孔。隔20日埋线1次,治疗6次。

2.腧穴注射疗法

■取穴:皮损局部;配曲池、血海、足三里、肝俞、百虫窝、风市、三阴交、大肠俞、肺俞。

■操作:常规消毒,选用一次性5 ml注射器抽取适量静脉血。针尖向皮损中心斜刺15～25 mm,一针

多个方向呈扇形在皮损下注入自身静脉血0.5 ml;可选用上述穴位1～3个,每穴注入静脉血1 ml。间隔2～3日治疗1次,6次为1个疗程。

3.刺络拔罐疗法

■取穴:皮损局部;并配合其相应神经节段的夹脊穴,头、面、颈部及上肢者选取颈夹脊穴及胸椎夹脊穴,下肢及腹部者选取腰椎夹脊穴。

■操作:用皮肤针进行常规叩刺操作,对皮损局部进行强刺激,以有局部出血为限;对夹脊穴进行中等刺激,以皮肤潮红、无渗出、出现皮肤疼痛为限。每次叩刺15～20 min,然后在皮损叩刺局部拔火罐,3～5 min后取下,拔出黑血5～10 ml,用消毒棉球擦去拔出的血液并消毒,防止发生感染。间隔3～5日治疗1次。

4.按语

(1)腧穴特种疗法治疗神经性皮炎有较好的临床效果,部分可治愈,部分可改善症状。

(2)皮损处不宜搔抓和热水烫洗,亦不宜用刺激药物涂擦,忌辛辣食物,忌烟酒。

# 湿疹

湿疹是一种常见的过敏性炎性皮肤病,有瘙痒、糜烂、渗出、结节、肥厚、苔藓样变、多形性、对称分布和反复发作的特征。归属于中医学"湿毒症"的范畴。

1.腧穴敷贴疗法

■取穴:大椎穴。

■操作:取细辛、肉桂、麻黄、苍术、附子、防风、地肤子、薄荷等,打细粉后加工制成片剂。常规操作,将

制备好的敷贴药片平放于低敏胶布上,贴于大椎穴处,每次敷贴6 h。每日晚上1次,4周为1个疗程,连续治疗3个疗程。

2.刺络拔罐疗法

(1)处方一

■取穴:阿是穴、耳背静脉、阴陵泉、足三里、脾俞、曲池、血海、膈俞。

■ 操作：常规消毒，阿是穴采用皮损周围三棱针点刺，后拔罐放血。耳背静脉以三棱针点刺后挤出鲜血数滴，再以消毒干棉球按压。余穴采用毫针平补平泻法，留针 30 min。隔日 1 次，10 次为 1 个疗程。

（2）处方二

■ 取穴：大椎、身柱、肺俞。

■ 操作：常规消毒，每个穴位用皮肤针轻叩 60 次，以皮肤微红为宜，然后拔罐约 15 min。隔日 1 次，10 次为 1 个疗程。

### 3. 腧穴激光照射疗法

■ 取穴：曲池、三阴交、血海、大椎、阴陵泉、膈俞（选 3 个穴位），阳白、四白、地仓、迎香等面部穴位（选 3 个穴位）。

■ 操作：常规消毒，先用 3% 硼酸制剂开放式冷湿敷患处，每隔 15～20 min 重新操作 1 次，每次持续 1～2 h。然后采用 He－Ne 激光腧穴治疗仪，常规操作，每穴 10 min。每日 2 次，7 日为 1 个疗程。

### 4. 腧穴埋线疗法

■ 取穴：足三里、丰隆、三阴交、脾俞、阴陵泉。

■ 操作：穿刺针埋线法常规操作，选择 2 个穴位，各穴埋入 3 号羊肠线 2.5 cm。15 日进行 1 次，4 次为 1 个疗程。

### 5. 按语

（1）腧穴特种治疗湿疹的方法很多，根据不同期的表现，治疗方法也有所不同。临床上需注意与接触性皮炎、神经性皮炎等相鉴别。

（2）湿疹患者应避免酒、咖啡、辛辣刺激与油炸的食品；饮食应清淡，多吃水果蔬菜，多吃绿豆、冬瓜、莲子、苦瓜等清热利湿食品。

# 斑秃

斑秃是一种头部突然发生的局限性脱发，一般头发多呈圆形或椭圆形脱落，局部皮肤正常，无自觉症状。归属于中医学"油风""鬼舐头"等范畴。

### 1. 腧穴埋线疗法

■ 取穴：阿是穴（斑秃区）。

■ 操作：用 2% 利多卡因表皮局麻，穿刺针埋线法常规操作，按斑秃大小掌握好深度、方向。一般 1 个月行 1 次埋线。

### 2. 腧穴注射疗法

■ 取穴：足三里、阿是穴。

■ 操作：穴位注射常规操作，各穴注入丹参注射液 1 ml。隔日 1 次，10 次为 1 个疗程。

### 3. 腧穴割治疗法

■ 取穴：耳穴内分泌区。

■ 操作：常规割治操作，深度以不超过耳软骨为限。每周 1 次，连续 4 次为 1 个疗程。

### 4. 按语

（1）腧穴特种疗法治疗斑秃能活血通络、祛瘀生新，可改善循环、调节分泌，从而促进毛发再生。

（2）患者宜保持心情舒畅，切忌烦恼、悲观、忧愁和动怒；饮食宜多样化，克服和改正偏食的不良习惯。

（3）注意头发卫生，不要用碱性强的肥皂洗发。

# 扁平疣

扁平疣好发于青少年，皮损为米粒或黄豆大，表面光滑，稍高于皮肤，呈淡褐色或正常肤色，数目较多，可散发也可聚集成群。一般无自觉症状，时有轻微瘙痒，可自行接种传染。

### 1. 腧穴注射疗法

■ 取穴：阿是穴。

■ 操作：常规消毒，在母疣的基底部边缘平刺，缓慢进针，并左右轻轻摆动，约有空洞感即刺入疣底部，再注入 2.5% 碘酒少许，以药物铺满疣底为度。针刺时需要注意进针不能太浅或太深，刺入母疣底部是治疗的关键。每 3～5 日进行 1 次。

### 2. 腧穴激光照射疗法

■ 取穴：耳穴肺、内分泌。

■ 操作：采用激光针灸仪常规操作，光纤外径为

125 μm,末端输出功率小于 2 mW。用双光纤对准穴位照射,每对穴位照射 5 min。每日 1 次,10 次为 1 个疗程。

### 3. 刺络拔罐疗法

■ 取穴:肺俞、膈俞、脾俞;热重加大椎,便秘加大肠俞。

■ 操作:皮肤针常规叩刺操作,实证重叩,虚证轻叩。叩刺完毕,即在被叩刺部位拔罐,约 5 min 后起罐。每周 1 次。

### 4. 按语

(1)腧穴特种疗法能够调整、促进机体细胞及体液免疫功能,达到清除病毒、消除疣体的作用。而火针治疗也是针灸的特色之一。

(2)扁平疣发病期间以及治疗期间忌辛辣、鱼虾之品,注意均衡饮食,多吃蔬菜和水果;严禁抓破皮肤。

(3)治疗期间如疣体局部皮肤发红、痒感明显,往往是转愈的征兆,应注意观察,不要轻易放弃治疗。

# 第二十章
# 妇产科疾病

## 痛经

痛经又称经行腹痛、经期腹痛、经痛,是指月经来潮时少腹及腰部疼痛,伴有面色苍白、手足厥冷等症,随着月经周期发作。归属于中医学"经行腹痛"的范畴。

1.腧穴激光照射疗法

(1)处方一

■取穴:三阴交、子宫(耳穴)。

■操作:采用 He-Ne 激光腧穴治疗仪,常规操作,于经前3日开始照射三阴交、子宫(耳穴),每穴照射5 min。隔日照射1次,每次照1侧,5~6次1个疗程。

(2)处方二

■取穴:关元、气海、三阴交。

■操作:采用 He-Ne 激光腧穴治疗仪,常规操作,于经前1周至经期第3日,照射关元、气海和三阴交,每次每穴照射5 min,每日1次;至月经来潮时改为每日2次(早、晚各1次),持续至月经第3日后停药。

(3)处方三

■取穴:神阙。

■操作:采用磁光通经仪,激光波长650 nm,5个矩阵排列半导体激光光源,在上、中、下3个半导体激光管上安装有3个呈异名极排列的永磁磁环,磁场强度100 mT±30 mT。中心激光源呈乳头状突起,对准人体腹部神阙穴,其他光源分别作用于脐周上下、左右穴位。使用时用固定带将仪器固定于腰部即可。每次治疗时间为15 min,上下午各1次。经期前4~6日开始至经期结束为1个疗程,连续治疗3个疗程。

2.腧穴电针疗法

(1)处方一

■取穴:关元、合谷、气海、三阴交、足三里、太冲。

■操作:每次取2~4穴,交替使用。常规针刺操作,待针下得气后,接通 G6805 型电针仪,选用疏密波,中等刺激,通电20~30 min。每日1次,10次为1个疗程。

(2)处方二

■取穴:三阴交。

■操作:选用规格为 0.25 mm×40 mm、0.25 mm×25 mm 的针灸针和韩氏 HANS-200 穴位神经刺激仪,电流强度最小值为 0.1 mA。取三阴交穴,常规消毒后,直刺1~1.2寸后行提插捻转得气,在距此针近心端2~5 mm位置再加刺一针,浅刺1分不必得气。两针分别接电针仪两极,频率2~100 Hz,强度以患者能够耐受为度,留针30 min。隔日1次。

3.腧穴注射疗法

（1）处方一

■取穴：肾俞、上髎、气海、关元。

■操作：注射器抽取当归注射液 2 ml 并加入 1% 普鲁卡因 2 ml，常规消毒穴位后，快速刺入，待酸胀得气后回抽无血，缓慢注入药液，每穴注 1～2 ml。隔日 1 次。

（2）处方二

■取穴：三阴交、次髎。

■操作：在针刺双侧三阴交的基础上，选用 5 ml 一次性注射器、5 号针头，直刺次髎穴，进针 2～3 cm，待得气后回抽无血便将复方当归液 1 ml 注入穴位中，起针后用无菌棉球按压片刻致局部无出血即可。每日 1 次。

4.腧穴敷贴疗法

（1）处方一

■取穴：中极、关元、气海。

■操作：取制南星、三棱、莪术、冰片，以 3：3：3：1 比例配制，将其研成粉末，加甘油调配成膏状制成中药膏剂。常规消毒，在所选穴位区域使用上述膏剂贴敷，继用胶布固定。于患者月经来潮前 1 周开始贴敷，每次 6～8 h，每日 1 次，贴至痛经消失而停止（一般于月经来潮后第 3 日停用），3 个月经周期为 1 个疗程。

（2）处方二

■取穴：关元、神阙。

■操作：取延胡索、艾叶、小茴香、细辛、川芎，研成粉末，等比例混匀后加适量黄酒与冰片制成中药膏剂，制成 1 cm×1 cm 大小、3 mm 厚度的药丸。常规消毒，将药丸黏附关元、神阙穴。在月经来潮前 5～7 日开始治疗，每次 6～8 h，每日 1 次，经至时停止治疗。

5.腧穴埋线疗法

（1）处方一

■取穴：关元、三阴交、十七椎、次髎。

■操作：取丹参 20 g 用 75% 乙醇 100 ml 浸泡密封 2 周过滤液备用，将 00 号羊肠线剪成 1～1.5 cm 长，放入药液中浸泡 7 日以上。于月经前 3 日将线埋入关元、三阴交、十七椎、次髎穴内。每月 1 次，3 次为 1 个疗程。

（2）处方二

■取穴：三阴交、次髎、关元；寒湿凝滞加肾俞，气滞血瘀加肝俞，气血亏虚加足三里。

■操作：常规消毒，将 0 号羊肠线埋入上述穴位内。每周期首次治疗为月经前 7 日，第二次治疗为月经结束后 10 日，如遇周期紊乱则首次治疗为月经结束后第 20 日。

6.经皮腧穴电刺激疗法

（1）处方一

■取穴：三阴穴、足三里、血海、合谷。

■操作：常规消毒，在穴位处贴上电极片，2～100 Hz 电刺激持续刺激 30 min。每日 1 次，5 次为 1 个疗程。每个疗程从经前 1～2 日开始，治疗连续 3 个月经周期。

（2）处方二

■取穴：气海、合谷、三阴交、血海、足三里。

■操作：常规消毒，用 LH2800 韩式穴位刺激仪经皮穴位电刺激气海、合谷、三阴交、血海、足三里穴，频率 2～100 Hz，疏密波 90 次/min，电流强度维持在患者能承受的最大程度，每次 30 min。每日 1 次，连续 5 日。

7.腧穴磁疗法

■取穴：关元、神阙、归来。

■操作：于月经来潮前 3 日开始，选用磁热疗贴，每次每穴 1 贴，每次贴敷 12 h 以上至产品停止发热为止。每日 1 次，连续贴敷 10 日或贴敷至经行痛止，1 个月经周期为 1 个疗程。若治疗有效，行第 2、第 3 个疗程巩固治疗。

8.刮痧疗法

（1）处方一

■取穴：气海、血海、关元、中极、三阴交、肾俞、三焦俞、膀胱俞。

■操作：常规消毒，在穴位处涂抹刮痧油后，用水牛角刮痧板进行刮拭，采用平补平泻手法，刮拭 10 min。刮拭后，在肾俞、气海、关元、中极、血海 5 个穴位上拔罐，留罐 5～10 min，以局部皮肤充血为最佳。以上治疗每 3 日 1 次，4 次为 1 个疗程，共 4 个疗程。

（2）处方二

■取穴：气海至曲骨、八髎。

■操作：常规消毒，取气海至曲骨方向轻轻刮拭，由轻到重，以患者能耐受为度。待患者小腹部皮肤出现小片红色痧疹，再令患者俯卧位，刮八髎穴部位，由上而下，逐渐加大力度，刮至局部出现红色痧疹或紫红色瘀斑为止。每次刮痧需 15～20 min,每个月经周期治疗 1 次,一般治疗 1～2 次。

9. 按语

(1) 对继发性痛经,针灸虽能改善症状,但不能根治原发病变,必须在明确诊断的情况下,配合其他疗法治疗。

(2) 经期应注意卫生,避免体力劳动;痛经时卧床休息,可以热敷下腹部;调节情绪,克服恐惧心理;平日注意锻炼身体,增强体质。

(3) 做好经期心理、卫生宣教工作。

# 闭经

女子年 16 岁仍未行经者,称为原发性闭经;既往曾有过正常月经,但闭止在 3 个月以上者,为继发性闭经。归属于中医学"经闭""血闭""月水不来"等范畴。青春期前、妊娠期、哺乳期及绝经期后的闭经属生理性闭经,子宫发育不良、垂体肿瘤、生殖器畸形、卵巢功能衰退等引起的闭经属病理性闭经。

### 1. 腧穴电针疗法

▪ 取穴:气海、中极、中脘、归来、子宫、丰隆、血海、地机、三阴交、足三里。

▪ 操作:常规针刺操作,行针至得气后施以平补平泻手法,腹部穴位要求针感向小腹部传导,其余穴位以患者有酸麻胀感为度。连接脉冲电疗仪,选用连续波,强度以患者适宜为度,留针 30 min。每日 1 次,10 次为 1 个疗程。若期间月经来潮则治疗停止,月经干净后继续治疗。

### 2. 腧穴注射疗法

(1) 处方一

▪ 取穴:水道、三阴交、子宫、血海。

▪ 操作:采用一次性注射器抽取黄体酮、乙菧酚注射液各 2 ml,常规操作,每次每穴注入 0.5 ml。每日 1 次,7 日为 1 个疗程,每疗程间隔 5 日。

(2) 处方二

▪ 取穴:膈俞、肝俞。

▪ 操作:用两支 2 ml 注射器、5 号半针头,各抽取复方丹参注射液 1 ml。常规操作,各穴快速注入药液 1 ml。两侧穴位交替使用,隔日 1 次,10 次为 1 个疗程,每疗程间隔 10 日。

(3) 处方三

▪ 取穴:合谷、三阴交、足三里;肾虚加太溪,脾虚加阴陵泉,血虚加膈俞,气滞血瘀加肝俞,寒凝血瘀加肾俞,痰湿阻滞加丰隆。

▪ 操作:常规操作,抽取复方当归注射液 2 ml,每次每穴注射 0.5 ml。隔日 1 次,10 次为 1 个疗程。

### 3. 腧穴埋线疗法

(1) 处方一

▪ 取穴:天枢、带脉、子宫、脾俞、胃俞、肾俞、足三里、关元、中极、中脘。

▪ 操作:将羊肠线分别剪成若干长约 1 cm 的小段,腧穴埋线法常规操作,每次取穴 2～3 个。1 个月 1 次,4 个月为 1 个疗程。

(2) 处方二

▪ 取穴:天枢、归来、胃俞、肾俞、脾俞、足三里、中脘、关元、中极。

▪ 操作:裁剪羊肠线为 1 cm 的小段,每次取穴 2～3 个,腧穴埋线法常规操作。半个月 1 次,治疗 6 次为 1 个疗程。

### 4. 腧穴敷贴疗法

▪ 取穴:神阙。

▪ 操作:取桃仁 12 g,红花、当归、生地黄、牛膝各 9 g,赤芍、枳壳、甘草各 6 g,川芎、桔梗各 4.5 g,柴胡 3 g,磨成粉末,用生姜汁调和。常规操作,取 1 枚硬币大小药糊填充神阙穴,胶布固定。于每次月经行经前 5 日至月经行经第 2 日,24 h 换药 1 次,连续 7 日,连续治疗 3 个月经周期。

### 5. 按语

(1) 对于内分泌功能失调等引起的闭经,应配合其他疗法才能获得最佳疗效。

(2) 患者应做好避孕措施,尽量减少宫腔手术,可有效预防闭经。

(3) 注意精神调节,保持乐观心态,生活起居要有规律,经期忌受凉和过食冷饮。

# 盆腔炎

盆腔炎即盆腔炎症性疾病,是由女性上生殖道炎症引起的一组疾病,包括子宫内膜炎、输卵管炎、输卵管卵巢脓肿和盆腔腹膜炎。根据盆腔炎的病变发展过程,临床上一般分为急性盆腔炎和慢性盆腔炎。归属于中医学"热入血室""痛经""癥瘕"等范畴。

1. 腧穴电针疗法

(1)处方一

■ 取穴:维胞、阴陵泉、归来、三阴交。

■ 操作:嘱患者排尿后予常规针刺操作,然后接G6805型电针仪,选用连续波,频率3~5 Hz,强度以患者能耐受为度,留针30 min。

(2)处方二

■ 取穴:关元、中极、足三里、三阴交、子宫、阴陵泉。

■ 操作:常规消毒,用0.25 mm×0.40 mm毫针快速刺入,捻转提插,其中,关元、中极直刺0.3~1寸,给予缓和均匀刺激,以患者有酸胀感和温热感为宜;足三里和三阴交直刺0.8~1.2寸,施以补法;子宫穴斜刺0.5~1寸,针尖朝内下方向,手法为平补平泻,以得气为准;阴陵泉直刺0.8~1.2寸,施以泻法;子宫采用电针连续波,频率2~4次/s。每日1次。

2. 腧穴注射疗法

(1)处方一

■ 取穴:关元、气海、肾俞、次髎、足三里、三阴交。

■ 操作:抽取维生素B₁₂ 2 ml(5 mg)加生理盐水稀释到5 ml,或用黄连、当归、红花、胎盘等注射液。常规操作,每次选用2~4穴,各注射药液0.5~1 ml,隔日1次。

(2)处方二

■ 取穴:足三里。

■ 操作:抽取人胎盘组织液2 ml,常规操作。每日1次,10日为1个疗程。经期停止治疗,连续治疗4个疗程。

(3)处方三

■ 取穴:关元、中极、维胞、子宫或肾俞、次髎、下髎。

■ 操作:抽取丹参注射液10 ml加生理盐水

10 ml混合均匀后平均注入上述穴位中,也可选用维生素B₁注射液、维生素B₁₂注射液加生理盐水注射双侧足三里或三阴交。每日1次,10次为1个疗程,月经期间停止治疗,每疗程间隔3~5日,连续治疗3个疗程。

3. 腧穴激光照射疗法

■ 取穴:冲门、气海、肾俞、白环俞、血海、三阴交、足三里。

■ 操作:采用He-Ne激光腧穴治疗仪,常规操作,每次每穴照射5 min,1次治疗一般不超过20 min,每日或隔日1次。

4. 腧穴微波照射疗法

■ 取穴:阿是穴。

■ 操作:采用微波治疗仪,下腹部疼痛部位放置圆形辐射器,功率为30~35 W,时间40 min,以患者感到温热为宜。每日1次,7~10日为1个疗程。同时可配合中药灌肠,取红藤30 g,金银花20 g,延胡索20 g,败酱草30 g,地丁30 g,连翘30 g,云苓30 g,蒲公英30 g,水煎2次混合分两次保留灌肠,每日1次,1次250 ml,10日为1个疗程。

5. 腧穴敷贴疗法

(1)处方一

■ 取穴:神阙、关元、归来。

■ 操作:取制乳香、没药、炮山甲各6份,蟾酥1份,研极细粉末,以水调成硬币大小药饼,再用姜汁或蒜汁滴于穴位上,然后放置药饼于穴位上,用敷料胶布固定,早晚在敷贴部位热敷30 min。2日换药1次,10次为1个疗程。

(2)处方二

■ 取穴:膀胱俞、中极、关元、三阴交、水道、归来。

■ 操作:取薄荷10 g,大黄10 g,黄柏8 g,泽兰15 g和含侧柏叶10 g的加味双柏散,研制成细末状,取适量温开水,混合成药饼,大小约为1 cm×1 cm×1 cm,贴于上述穴位,用通气胶布将药饼固定妥当,松紧适宜。1次使用4 h,每日1次,持续治疗10日。

6. 经皮腧穴电刺激疗法

■ 取穴:子宫和中极,足三里和三阴交。

■操作：采用经皮穴位电刺激仪进行治疗。将自粘电极 1 对放置于子宫和中极，另 1 对电极放在足三里和三阴交。刺激参数为 2～100 Hz 疏密波、交替输出，刺激强度以患者能耐受为宜，一般为 10～30 mA，每次 30 min。每日 1 次，8 周为 1 个疗程。经期暂停治疗。

7. 水针刀疗法

■取穴：骶后孔外缘；骶脊外缘；尾骨根部背面、骶管裂孔外缘。

■操作：将 1% 利多卡因 2 ml、胎盘组织液 2 ml、鱼胆草注射液 2 ml、阿米卡星 0.2 g，组合成水针四联。用含妇炎平药磁医用线 1 条，分别在患者生殖区（骶后孔外缘；骶脊外缘；尾骨根部背面、骶管裂孔外缘）留线。皮肤常规消毒后取水针刀，在留线的治疗区斜形进针刀，推注水针四联。然后在局部充分摇摆剥离，左三刀右三刀。当患者有酸、胀感时边推线边退水针刀，将药磁线送入治疗点的肌筋膜层。水针刀退出后，消毒针眼，贴创可贴。每月月经干净 3～5 日后治疗 1 次，3 个月为 1 个疗程。

8. 按语

（1）急性盆腔炎常需针药并用，采用综合方法治疗。

（2）注意个人卫生与性生活卫生，严禁经期房事，积极治疗宫颈炎、阴道炎等妇科疾病，防止人工流产及分娩后感染。

（3）急性盆腔炎治疗务必彻底，以免转为慢性盆腔炎；慢性盆腔炎患者平时应注意劳逸适度，以防疾病复发；进食清淡饮食，避免生冷、辛辣刺激品，多饮水。

# 妊娠剧吐

妊娠剧吐是以反复出现恶心、呕吐、厌食，甚至闻食即呕、食入即吐、不能进食和饮水为特征的一类病证，以妊娠早期（6～12 周）常见。中医学称"妊娠恶阻"或"妊娠呕吐"，亦有"子病""病儿""食病"之称。

1. 腧穴注射疗法

（1）处方一

■取穴：内关、中脘、足三里。

■操作：用维生素 B$_1$ 2 ml（100 mg）加维生素 B$_6$ 1 ml（50 mg），选择 5 ml 一次性注射器，常规操作，待针下有得气感后，将药液缓慢推入，每次每穴注入 0.5 ml。每日 1 次，5 次为 1 个疗程。

（2）处方二

■取穴：安眠。

■操作：常规消毒，用 5 ml 一次性注射器抽取 0.9% 氯化钠注射液，刺入 0.8～1 寸，得气后，将药液缓慢推入 1 ml，拔针后棉签按压 3～5 min。

（3）处方三

■取穴：足三里、内关。

■操作：用一次性注射器取维生素 B$_1$ 注射液 2 ml，常规操作，每次每穴注射 1 ml，按压 30～60 s。每日 1 次，左右穴位交替注射，7 日为 1 个疗程。

2. 腧穴敷贴疗法

（1）处方一

■取穴：内关。

■操作：取紫苏梗 10 g，半夏 5 g，黄连 6 g，砂仁 6 g，研粉过 90 目筛，姜竹茹 10 g 煎水取汁，放 4℃ 冰箱备用。用时调成膏状，制成大小 2 cm×2 cm，厚约 1 cm 的药垫，于每日起床前将药垫置于内关穴，外用弹性绷带固定，用拇指分别按压 5 min。早晚数次（不少于 4 次），每 12 小时更换药垫 1 次。5 日为 1 个疗程，连续 2 个疗程。

（2）处方二

■取穴：天突、内关。

■操作：取春砂仁 20 g，烘干，研碾成细粉，将细药末与蜜糖调为膏状，选定穴位并常规消毒后，取适量药膏敷于天突穴及内关穴，并予固定。每日换药 1 次，7 日为 1 个疗程。

（3）处方三

■取穴：中脘、上脘、内关或足三里。

■操作：肝胃不和型取中脘、上脘、内关，中药配方为黄芩、黄连、梅花、苏梗各 3 g。脾胃虚弱型取中脘、上脘、足三里，中药配方为炒白术、砂仁、豆蔻、党参各 3 g。将四味中药颗粒置于药杯中搅匀，用生理盐水少许调至黏稠状,取适量用敷贴贴于相对应的穴位,并予以固定,持续 24 h 后去除。隔日 1 次,7 日为 1 个疗程。

(4) 处方四

■ 取穴:内关、足三里、神阙。

■ 操作:取中药颗粒剂吴茱萸、黄连、半夏、姜竹茹各 15 g,用蜂蜜调成糊状,然后将药糊敷于双侧内关穴、双侧足三里穴、神阙穴,并用 6 cm×7 cm 敷贴覆盖固定。每次保留 6 h,每日 1 次。

(5) 处方五

■ 取穴:神阙。

■ 操作:取吴茱萸 5 g,姜制半夏 3 g,丁香 3 g,研磨成粉,用生姜汁调成糊状,烘干后制成饼状。患者暴露腹部神阙穴,消毒处理后,将药糊填满患者整个肚脐,用胶布覆盖固定,每次敷贴 6 h。每日 2 次,7 日为 1 个疗程。

3. 腧穴埋线疗法

■ 取穴:中脘、内关、足三里。

■ 操作:常规消毒,采用套管针埋线法,将胶原蛋白线置入套管针的前端,接入针芯,左手拇指和示指捏起拟进针穴位皮肤,右手持针刺入穴位,给予捻转提插,出现针感后推针,将羊肠线埋植入皮下组织或肌层,并用创可贴按压针孔止血。

4. 按语

(1) 重症患者如出现严重脱水、酸中毒、休克等症时,应及时采取相应措施。

(2) 积极开导患者,消除不必要的顾虑,避免急躁和情绪激动;饮食应少量多餐,以清淡、易消化食物为主,还应含丰富蛋白质和碳水化合物,以加强患者及胎儿的营养。

# 子宫脱垂

子宫脱垂是指子宫从正常位置沿阴道下降,至子宫颈外口达坐骨棘水平以下,甚至全部脱出于阴道口外。归属于中医学"阴挺""阴脱""阴菌""子宫脱出""子宫下坠"的范畴,因本病多发生于产后,故又有"产肠不收""子肠不收"之称。本病常伴发阴道前、后壁膨出。

1. 腧穴注射疗法

(1) 处方一

■ 取穴:环上穴、足三里、三阴交。

■ 操作:取 2.5%～5% 当归液或红花液 10～20 ml,常规操作,以 20 号腰椎穿刺针刺入两侧环上穴,待酸胀得气后回抽无血,缓慢注入药液 1 ml;足三里、三阴交用 5% 当归液 2 ml,每穴注入 1 ml。每日或隔日 1 次,7 次为 1 个疗程。

(2) 处方二

■ 取穴:三阴交、足三里。

■ 操作:抽取三七注射液 6 ml,常规操作,每穴注射 3 ml。每日 1 次,10 日为 1 个疗程。

2. 腧穴电针疗法

(1) 处方一

■ 取穴:维胞、子宫、维道、关元、中极、足三里、三阴交。

■ 操作:常规消毒,采用规格为 0.30 mm×40 mm 针灸针,捻转进针,待得气后,接 G6805 型脉冲治疗电针仪,采用断续或疏密波,频率为 20～30 次/min,中等强度刺激,每次通电 15 min。隔日 1 次,10 次为 1 个疗程。

(2) 处方二

■ 取穴:维道、关元、气海、子宫穴等。

■ 操作:常规消毒,采用 0.35 mm×150 mm 针灸针,由维道穴进针斜刺向内下方的关元穴,再由气海穴斜刺子宫穴,视患者体质及针刺部位刺入 50～100 mm,捻转得气,针下沉紧后接 G9805－C 型低频电子脉冲治疗仪,采用断续波,电流强度以患者有节律性收缩感为度,留针 30 min。同时温和灸百会、关元、气海穴 30 min,以患者局部有温热感、皮肤潮红为度。每日 1 次,10 次为 1 个疗程,共治疗 3 个月。

3. 腧穴敷贴疗法

(1) 处方一

■ 取穴:百会、关元、神阙。

■ 操作:取新鲜蓖麻仁 60 g 捣烂,以等量面粉和捏成一角硬币大小药饼,贴敷于穴位处,外用敷料覆盖固定,贴药 3～5 h 子宫有收缩感后即去药饼。每日 1 次,7 日为 1 个疗程,每疗程间隔 3～5 日,如局部皮肤有破损时则停用。

（2）处方二

■ 取穴：神阙。

■ 操作：取蓖麻子研面后与食盐等比例混合填入神阙穴中，然后用艾条悬灸此穴，以感灼热为好。以上治疗均在月经干净后进行，每日 1 次，10 次为 1 个疗程，治疗 3 个疗程。

**4. 按语**

（1）针刺腹部穴位前，应使患者解尽小便；针刺前先把脱于阴道外的子宫推入阴道，针刺时垫高臀部，针刺后卧床休息半小时，或做胸膝卧式 20 min，可以提高疗效。

（2）避免用力劳作、便秘、咳嗽而增加腹压；保持内衣柔软、阴户清洁干燥，节制房事。

# 不孕症

女子婚后，夫妇同居 2 年以上，男方生殖功能正常，未采用避孕措施而未妊娠者；或曾孕育过，未避孕又间隔 2 年以上未再受孕者，称为不孕症。前者称为原发性不孕，古人称"全不产"或"无子"；后者称为"继发性不孕"，古人称"断续"。

**1. 腧穴激光照射疗法**

■ 取穴：气海、关元、大赫、气穴、水道、归来、子宫。

■ 操作：采用 He－Ne 激光腧穴治疗仪，常规操作，每次每穴照射 5 min，1 次治疗一般不超过 20 min。每日 1 次，15～25 日为 1 个疗程。

**2. 腧穴电针疗法**

（1）处方一

■ 取穴：中极、关元、子宫、三阴交。

■ 操作：常规针刺操作后，接 G6805 型脉冲治疗电针仪，采用疏密波，电流强度以患者感觉舒适为度，留针 30 min。每日 1 次。

（2）处方二

■ 取穴：① 带脉、关元、气海、三阴交；② 维道、中极、石门、足三里；③ 肾俞、大肠俞、次髎。

■ 操作：3 组穴位每日取 1 组，交替使用。常规针刺操作后，接 G6805 型脉冲治疗电针仪，采用疏密波，频率为 16～18 次/min、幅度 15～30 V，电流强度以患者感觉舒适为度，每次 30 min。每日 1 次，15 日为 1 个疗程。

（3）处方三

■ 取穴：子宫、关元、中极、足三里、三阴交；湿热瘀滞加阴陵泉、次髎、蠡沟，气滞血瘀加血海、地机，伴经前乳房胀痛或便秘腹胀甚加太冲、天枢，腰骶痛、肾虚明显加肾俞穴。

■ 操作：辨证选取穴位后，常规消毒，取0.3 mm×40 mm 毫针直刺，用平补平泻手法，肾虚者关元穴、肾俞穴施以补法。针刺得气后通电针 25 min，用连续波频率 3～5 Hz。每日 1 次，连续治疗到下次月经来潮前，行经期暂停。连续治 2 个月经周期。

**3. 腧穴埋线疗法**

（1）处方一

■ 取穴：三阴交。

■ 操作：常规消毒，将穿刺针抽出针芯约 2 cm，用 0 号羊肠线 2 cm 从针尖插入针内，后接针芯，右手持针，直刺三阴交约寸许，得气后推针芯将羊肠线埋入穴内，取出穿刺针。棉球按压针孔片刻后，创可贴固定。每日 1 次。

（2）处方二

■ 取穴：足三里、三阴交、太冲；肾虚加肾俞、关元，痰湿加中脘、丰隆、脾俞，血瘀加膈俞。

■ 操作：常规消毒，在进针点皮肤用 2% 利多卡因做局麻，用 12 号穿刺针从尖端放入 1 cm 长 0 号羊肠线，将针快速刺入穴位，足三里轻轻提插、捻转，得气后（最好使针感到达腹部），推针芯，将羊肠线注入穴位，缓慢退针，用创可贴贴住针孔；三阴交、太冲及配穴，埋线法操作同前。在月经干净第 2 日进行埋线治疗（无月经者随时治疗），每月 1 次，3 次为 1 个疗程。

**4. 腧穴敷贴疗法**

（1）处方一

■ 取穴：关元。

■ 操作：取生附子 60 g，透骨草 60 g，赤丹参 120 g，吴茱萸 50 g，小茴香 50 g，芒硝 60 g，路路通 30 g，桂枝 60 g，艾叶 30 g 研末，用白酒浸透、拌匀，装入 20 cm×8 cm 的纱布袋内,入蒸笼中蒸 1 h,取出后用毛布包住,置穴上保温热敷 60 min。经来第 1 日放置,每晚 1 次,连续 15 日。3 个月为 1 个疗程。

(2) 处方二

■ 取穴:关元、气海、次髎。

■ 操作:根据中医辨证分为 3 型,肝郁:将桃仁 10 g、皂角刺 20 g、败酱草 30 g,三药配制成浓缩液,进行局部穴位关元、次髎穴热敷;肾虚:取透骨草、丹参、吴茱萸、小茴香各 50 g,路路通、淫羊藿各 30 g,细辛 20 g,将药物研粉,用白酒浸透拌匀,置于关元穴热敷 60 min,以下腹部微微汗出为佳;痰湿:取苍术 30 g、益母草 30 g、覆盆子 30 g、香附 30 g、赤芍 30 g、陈皮 20 g,茯苓 50 g,15 g 甘草,将药物研粉,用白醋浸透拌匀,置于关元、气海穴热敷 60 min,以下腹部微微汗出为佳。3 个月为 1 个疗程。

(3) 处方三

■ 取穴:神阙穴。

■ 操作:取炒干姜、肉桂、白芥子、麻黄、生附子、五灵脂、白芷、川椒、巴戟天适量,研磨调成膏状,敷贴于神阙穴。每日 1 次,1 个月经周期为 1 个疗程,共 3 个疗程。

5. 腧穴注射疗法

■ 取穴:归来、次髎。

■ 操作:取丹红注射液,常规消毒,快速刺入穴位,待酸胀得气后回抽无血,缓慢注入药液,每次每穴注射 2 ml。隔日 1 次,经期停用。

6. 腧穴微波照射疗法

■ 取穴:阿是穴。

■ 操作:微波理疗采用 ECO 理疗型微波治疗仪,治疗时将理疗探头横向平放对准下腹部阿是穴,距离皮肤 1～2 cm,功率 35～40 W,每次 40 min。每日 1 次,连续治疗到下次月经来潮前,行经期暂停。连续治疗 2 个月经周期。

7. 按语

(1) 夫妇间需相互关怀体贴,调和阴阳,避免急躁,以利成孕。

(2) 形体肥胖者,忌食肥甘油腻及生冷食物,以防损伤脾阴;阴虚火旺者,忌酒及辛辣刺激等;虚弱证者,平时应注意增加营养,可服用大枣、桂圆、瘦肉、猪肝、菠菜等。

(3) 戒除嗜酒及吸烟的习惯,检查及治疗其他内分泌性疾病等,均有利于提高受孕机会。

(4) 合理进行性生活和接受受孕知识教育,消除精神紧张因素。

# 功能失调性子宫出血

凡月经不正常,经诊查无妊娠、肿瘤、炎症、外伤或全身出血疾病等,而系由内分泌失调所引起的子宫内膜异常出血,称为功能失调性子宫出血,简称"功血"。临床表现为月经周期紊乱、出血时间长、经量增多,甚至大量出血或淋漓不止。归属于中医学"崩漏"的范畴。

1. 腧穴电针疗法

(1) 处方一

■ 取穴:归来、三阴交、关元、气海。

■ 操作:采用规格为 0.30 mm×40 mm 针灸针,常规针刺操作后,接通 G6805 型脉冲治疗电针仪,采用密波,中等或强刺激,电流强度以患者感觉舒适为度,留针 30 min,每日 1 次。

(2) 处方二

■ 取穴:关元、中极、血海、归来、子宫、地机、三阴交、公孙、太冲、隐白。

■ 操作:针刺关元穴、三阴交,针感分别放射至小腹或会阴部,其余各穴得气后,接 G9805-C 型低频电子脉冲治疗仪,采用断续波,电流强度以患者有节律性收缩感为度,留针 30 min。月经干净第 2 日治疗,一般 10 日为 1 个疗程,病情重、病程长者最好连续治疗 2～3 个月经周期。

2. 腧穴注射疗法

(1) 处方一

■ 取穴:关元、三阴交、中极、血海。

■ 操作:用一次性注射器抽取 5% 当归注射液或维生素 $B_{12}$、维生素 $K_3$,每次选 2～4 穴。常规消毒,快速刺入穴位,待酸胀得气后回抽无血,缓慢注入药液,每穴注射 0.5～1 ml。每日 1 次,15 次为 1 个疗程。

（2）处方二

■ 取穴：三阴交、归来、关元、气海。

■ 操作：抽取复方黄连素 2 ml，每次选 2～4 穴。常规消毒，快速进针，缓慢送至所需深度，上下提插至有得气感后，将针芯回抽一下，如无回血，注入药液，每穴注射 0.5～1 ml。每日 1 次，10 日为 1 个疗程。

（3）处方三

■ 取穴：次髎、归来、关元、中极、气海、三阴交、地机。

■ 操作：取注射人胎盘组织液 4 ml，每次选 4～6 穴。常规消毒，快速进针，待酸胀得气后回抽无血，缓慢注入药液，每穴 0.5～1 ml。每日 1 次，15 次为 1 个疗程。

3. 腧穴激光照射疗法

■ 取穴：地机、归来、三阴交、关元、气海。

■ 操作：采用 He-Ne 激光针灸治疗仪，常规操作，每穴 5～10 min，剂量 10～191 J/cm²。每日 1 次，每次治疗 20 min，5～12 日为 1 个疗程。

4. 按语

（1）对出血量多者要卧床休息，并注意脉搏、血压、面色等变化。

（2）病情紧急者应配合中西药治疗，以免延误病情。

# 产后少乳

产妇在产后 2～10 日内没有乳汁分泌，或分泌量过少；或在产褥期、哺乳期内乳汁正行之际而减少或全无，不够喂哺婴儿的，统称产后少乳。中医学称"缺乳""乳汁不足""乳汁不行"等。

1. 腧穴电针疗法

■ 取穴：少泽。

■ 操作：选择 0.5 寸针灸针，采用韩氏穴位神经刺激仪（LH202H）。常规消毒，选取穴位后，使针尖与皮肤呈 15°角，迅速刺入皮下，进针后针尖向腕关节方向刺入 0.2 寸左右，待针刺得气后将电极接针柄，采用断续波，强度以患者能够耐受为度。每次留针 30 min。每日 1 次，5 次为 1 个疗程，每疗程间隔 2 日，共进行 2 个疗程。

2. 腧穴注射疗法

■ 取穴：膻中、乳根、肝俞、合谷。

■ 操作：取一次性注射器抽取维生素 B₁ 2 ml（100 mg）加 0.5% 普鲁卡因 10 ml，常规消毒，快速刺入穴位，待酸胀得气后回抽无血，缓慢注入药液，每次每穴注入 0.3～0.5 ml。每日 2 次，3 日为 1 个疗程。

3. 腧穴敷贴疗法

■ 取穴：膻中、乳根、足三里。

■ 操作：取黄芪 60 g，党参 30 g，白术、当归各 12 g，川芎、熟地黄、王不留行、穿山甲、通草各 10 g，路路通、漏芦各 15 g，益母草 20 g，甘草 5 g，共研粉，用白醋浸透拌匀。常规操作，取膻中、乳根、足三里穴位，每日贴 12 h。

4. 腧穴埋线疗法

■ 取穴：膻中、乳根、少泽、足三里。

■ 操作：产后第 3 日进行治疗，用特制的埋线针（金属钩针）埋线。常规消毒，以 2% 利多卡因作浸润麻醉，剪取羊肠线约 1 cm 长，埋入以上穴位中。

5. 腧穴激光照射疗法

■ 取穴：乳根、少泽、合谷、期门。

■ 操作：常规消毒，采用半导体激光 820 nm 波长输出点光束照射，平均输出功率 200 mW，功率密度 1.6 W/cm²，脉冲频率选用 10～20 Hz，照射时间每穴 1～2 min。每日 1 次，10 次为 1 个疗程。

6. 按语

（1）提倡早开奶；治疗期间产妇乳头常用温水清洗，要进食富有营养的食物，多喝鱼肉汤，充分睡眠和休息，调摄精神，纠正不正确的哺乳方法，以加速乳汁分泌。

（2）树立信心，坚持母乳喂养，坚持勤喂奶，禁止使用抑制乳汁分泌的药物。

（3）如果解决好了乳汁分泌不足问题，亦能促使母体子宫收缩，加速恢复过程，并可排迟月经复潮。

# 子宫收缩乏力

正常子宫收缩有一定的节律性、一定的强度和频率,若临产以后,阵缩稀弱或不规则,在宫缩最强时,子宫壁不坚硬,子宫颈也不相应扩张,致使产程延长者,称子宫收缩乏力,可分为协调性子宫收缩乏力和不协调性子宫收缩乏力。

### 1. 腧穴电针疗法

（1）处方一

■ 取穴:足三里、三阴交、太冲、太溪。

■ 操作:常规消毒,采用规格为 0.30 mm× 40 mm 的针灸针,快速刺入皮肤,针刺得气后接 G6805 型电针仪,采用疏密波或断续波,强度以患者适宜为度,留针 30 min。每日 1 次,10 次为 1 个疗程。

（2）处方二

■ 取穴:三阴交、漏谷、地机。

■ 操作:常规消毒,采用规格为 0.30 mm× 40 mm 针灸针,三阴交穴平刺 25～30 mm,用医用胶布固定;接韩氏穴位神经刺激仪 LH202H,一端接右侧三阴交穴,另一端作为无关电极,固定在右侧漏谷和地机之间的部位,刺激频率为 2～100 Hz,电流强度约 20 mA。于宫口扩张 2～3 cm 时进行电针,留针 30 min,电针 1 次后观察疗效。

（3）处方三

■ 取穴:合谷。

■ 操作:常规消毒,采用规格为 0.30 mm× 40 mm 的针灸针,针刺约 25 mm 深,用提插捻转手法使之得气,然后行平补平泻法使针感向肘及上臂传导;继而接通韩氏穴位神经刺激仪,选疏密波,频率为 2～100 Hz,强度以患者能耐受为度,留针 30 min。

（4）处方四

■ 取穴:合谷,三阴交。

■ 操作:常规消毒,采用规格为 0.30 mm× 40 mm 的针灸针,快速刺入穴位,针刺得气后接 G6805 型电针仪,选择疏密波,强度以患者能耐受为度,留针 30 min。

### 2. 腧穴注射疗法

■ 取穴:合谷、三阴交、次髎。

■ 操作:采用 5 ml 一次性注射器抽取 1% 的普鲁卡因加催产素 10 U,或维生素 $B_1$ 100 mg,或维生素 $B_{12}$ 100 $\mu$g。常规消毒,快速刺入穴位,待酸胀得气后回抽无血,缓慢注入药液,每穴注射 0.5～1 ml。

### 3. 腧穴敷贴疗法

■ 取穴:涌泉、神阙。

■ 操作:取蓖麻叶捣烂,做成药饼;或用巴豆 2 粒去壳,加蹄香 0.3 g,制成药饼,贴于穴位上,用保鲜膜包裹,使药饼保持潮湿状态,3 次为 1 个疗程。

### 4. 按语

（1）子宫痉挛性狭窄不能缓解,子宫口未全开,臀先露,或伴有胎儿窘迫征象,滞产时间过长,均应立即行剖宫术,以防对产妇和胎儿健康带来危害。

（2）分娩前应对孕妇进行产前教育,解除孕妇思想顾虑和消除恐惧心理,使孕妇了解妊娠和分娩是生理过程,预防精神紧张所致的子宫收缩乏力。

（3）分娩前鼓励多进食,必要时从静脉补充营养,避免过多使用镇静药物;注意检查有无头盆不称等,均是预防子宫收缩乏力等有效措施。

# 胎位异常

正常胎位多数为枕前位,胎位异常包括胎头位置异常、臀先露及肩先露,是造成难产的一个重要因素。归属于中医学"坐臀生""坐生"及"横产""横生"的范畴。

### 1. 腧穴电针疗法

■ 取穴:至阴。

■ 操作:穴位常规针刺操作,得气后接 G6805 型电针仪,选择疏密波,强度以患者感觉适宜为度,留针 30 min。每日 1 次,7 次为 1 个疗程。

### 2. 腧穴激光照射疗法

■ 取穴:至阴。

■操作：采用 He - Ne 激光腧穴治疗仪,照射两侧至阴穴,时间为 20 min。每日 1 次,7 次为 1 个疗程。每次照射前检查胎位,若已转成头位则停止治疗。

### 3. 腧穴敷贴疗法

（1）处方一

■取穴：至阴。

■操作：取新鲜生姜捣成泥状,睡前贴敷双侧至阴穴,每晚可更换 1～2 次,用保鲜膜包裹,使姜泥保持潮湿状态,直到胎位转正为止,3 次为 1 个疗程。治疗期间,患者会感到局部烧灼及胎动增加。

（2）处方二

■取穴：血海。

■操作：取当归 15 g、川芎 12 g、白芍 15 g、黄芪 30 g、菟丝子 30 g、羌活 15 g、艾叶 9 g 等共研末,用凡士林调制成膏状。嘱孕妇临睡前,分别贴在两侧血海穴区,一般贴 5～8 h。连用 3 日后,复查胎位。

### 4. 按语

（1）针灸治疗后,指导患者做胸膝卧位 10～15 min,能提高疗效。

（2）做好产前检查,预先诊断,及时治疗。如未转为头位,则先做好分娩方式的选择,提前住院待产。

# 第二十一章
# 儿科疾病

## 遗尿

遗尿俗称"尿床",是指3岁以上儿童,夜间睡眠时不能自主控制而排尿于床上的情况,且多无任何泌尿系统或神经系统疾病。

1.腧穴电针疗法

■ 取穴:气海、关元、中极;配足三里、三阴交。

■ 操作:常规针刺操作,腹部3穴要求针感放射至阴部,接G6805型治疗仪,留针30 min。每日1次,10~15次为1个疗程,每疗程间隔3~5日。

2.腧穴注射疗法

(1)处方一

■ 取穴:次髎、三阴交。

■ 操作:采用5 ml一次性注射器抽取1‰普鲁卡因注射液,常规操作,每次每穴注射1~2 ml,两穴交替使用,隔日1次,10次为1个疗程。

(2)处方二

■ 取穴:关元、三阴交、肾俞。

■ 操作:排尿后穴位常规消毒,选5 ml注射器、5号半针头,快速进针,针尖垂直刺入关元、肾俞,缓慢送至所需深度,上下提插至有得气感后,将针芯回抽一下,如无回血,注入药液,每穴注入5%当归注射液0.3~0.5 ml。每日1次,10次为1个疗程。

3.腧穴激光照射疗法

■ 取穴:上髎、中髎;气虚加气海、关元,脾虚加三阴交。

■ 操作:采用He-Ne激光腧穴治疗仪,功率为4.8 mW,波长为6 328 Å,常规操作,先照主穴,后照配穴,每次每穴照射5 min。每日1次,10次为1个疗程,每疗程间隔2~3日。

4.腧穴埋线疗法

(1)处方一

■ 取穴:关元、中极、曲骨。

■ 操作:将3号羊肠线剪成若干0.5~2 cm长,常规操作,将羊肠线埋入以上穴位内。7日埋1次,各穴轮流。

(2)处方二

■ 取穴:关元、中极、三阴交。

■ 操作:将2号羊肠线剪成1~2 cm长,穿入12号腰穿刺针中。常规操作,先刺入穴位得气后,用针芯将羊肠线推至穴内,然后用无菌纱布覆盖,10日埋线1次,各穴轮流。

5.腧穴敷贴疗法

■ 取穴:中极、气海、关元、三阴交。

■ 操作:取丁香2 g,肉桂3 g,乳香、没药各5 g,研末加酒适量调成糊状。常规操作,用麝香止痛膏将药糊固定在所选穴位上。3~5日换药1次,2次为1个疗程,一般治疗2个疗程。

6. 腧穴注射疗法

■ 取穴：中极、关元、三阴交。

■ 操作：排尿后常规消毒，选 2 ml 注射器抽取黄芪注射液，并掌握进针的深度（约 0.5 cm），注射前抽无回血后，缓慢将药液注入，每个穴注入药液 0.5～1 ml。每日 1 次。

7. 按语

（1）遗尿患儿白日应避免过分紧张和疲劳，根据既往尿床时间定时用闹钟唤醒或由家长叫醒患儿，使患儿能及时觉醒排尿并逐渐养成每晚能自行排尿的好习惯。

（2）当儿童出现遗尿后，家长不应责备或体罚，应寻找原因，对症治疗。家长对患儿要耐心教育，切勿嘲笑和歧视他们，避免产生恐惧、自卑感，鼓励患儿克服遗尿习惯，以及紧张、害羞等不良精神因素。

# 小儿腹泻

小儿腹泻又称小儿消化不良，是由不同原因引起的以腹泻为主症的消化系统疾病。多见于 2 岁以下的婴幼儿，是儿科常见病之一。凡气候影响、喂养不当、饮食过度或吃不易消化的食物，均可影响肠胃的消化功能而引起本病。

1. 腧穴注射疗法

（1）处方一

■ 取穴：胃俞、气海俞、大肠俞、足三里、上巨虚。

■ 操作：每次选 2～3 穴，常规操作，取黄连素 10 ml，每穴注射 2 ml，每日 2～3 次。腹痛严重者取足三里，用阿托品 1 ml(0.5 mg)注射穴位。

（2）处方二

■ 取穴：天枢、足三里。

■ 操作：取维生素 B$_1$ 注射液 0.5 ml，于天枢或足三里穴进行常规操作，一般用中等速度推药。隔日 1 次，5 日为 1 个疗程。

2. 腧穴激光照射疗法

■ 取穴：神阙、天枢；伤食配中脘、上巨虚，寒湿配内关、足三里，阴伤阳虚型足三里、关元。

■ 操作：采用 He－Ne 激光腧穴治疗仪，常规操作，先照主穴，后照配穴，每次每穴照射 5～10 min，每日 1 次。

3. 腧穴磁疗法

■ 取穴：① 天枢、足三里；② 神阙、足三里、八髎。

■ 操作：采用穴疗法，用胶布或伤湿止痛膏将直径 5～20 mm、厚 3～4 mm 的磁铁片，直接贴敷在第一组穴位上，磁铁片表面的磁场强度约为数百至 2 000 GS，接上脉冲电流刺激 40 min，每日 1 次，5 次为 1 个疗程。也可采用旋磁穴疗法，用手电筒式旋磁机，将其头面贴放在第二组穴位上，每穴治疗 15 min，每日 1 次。

4. 腧穴敷贴疗法

（1）处方一

■ 取穴：神阙。

■ 操作：常规操作，取二乌膏、丁桂散或五倍子膏，用麝香止痛膏或胶布将糊状物固定在所选穴位上，每次 6 h。每日 1 次，2 次为 1 个疗程，一般治疗 2 个疗程。

（2）处方二

■ 取穴：神阙、关元。

■ 操作：取党参、白术、茯苓、陈皮等，粉碎并研成细末。常规操作，每次取用药粉 5 g，加酒适量调成糊状，保鲜膜及纱布覆盖，用麝香止痛膏将糊状物固定在所选穴位上，每次 6 h。每日 1 次，7 日为 1 个疗程，每疗程间隔 3 日。

（3）处方三

■ 取穴：神阙。

■ 操作：取吴茱萸 5 g、苍术 20 g、丁香 5 g、白胡椒 3 g，研成细末，取药粉 1～2 g 用水调成糊状，由无菌无纺布包好。清洁脐部皮肤，纳入脐中，用敷贴固定。睡前贴上，早晨取下来，每次贴敷时间 10 h，每日 1 次。

5. 刮痧疗法

（1）处方一

■ 取穴：大肠俞、中脘、天枢、气海、足三里。

■ 操作：常规消毒，刮拭穴位，每个穴位约 2 min。每日 1 次，3 日为 1 个疗程。

（2）处方二

■ 取穴：中脘、天枢、胃俞、脾俞、足三里。

■操作：常规消毒后，刮拭穴位，以皮肤发红、皮下有瘀血点、痧斑为度，切忌重手法。同时加个别穴位拔罐，以小儿感觉到有温热感、无疼痛感为度，留罐5~10 min。3日为1个疗程，最多治疗3个疗程。

6.拔罐疗法

(1)处方一

■取穴：拔罐取神阙；针刺取中脘、足三里、天枢、止泻、四缝，发热者配合谷，呕吐者配内关。

■操作：闪火法拔罐，急速将罐扣于神阙穴，留罐3~5 min；针刺可以用1~1.5寸毫针刺入皮下，到达一定深度后，行捻转提插手法，捻转幅度要大，速度要快，小幅度提插，不留针，每日1次。

(2)处方二

■取穴：拔罐取中脘、天枢；穴位贴敷取神阙。

■操作：拔罐用小儿专用抽气罐，3岁以下拔罐后立即起罐，3岁以上留罐3~5 min，每日1次；穴位贴敷选用丁香5 g，肉桂20 g，荜茇3 g，研磨成细末，加水调成糊状，贴敷在神阙穴处并给予固定，贴敷时间在10 h左右，每日1次，连续3日。

7.按语

(1)平时生活当中应节制饮食，并注意气候变化。根据气候变化来调节衣食，及时添减衣被，避免受暑或着凉。

(2)讲究饮食卫生，饭前便后要洗手，食具要消毒。新生儿提倡母乳喂养，避免在夏季断乳，改变饮食种类。

(3)适时适量添加辅食，合理喂养，乳食勿过饱，勿进难消化食物。

# 小儿肌性斜颈

小儿肌性斜颈又称先天性斜颈、原发性斜颈，是指一侧胸锁乳突肌的纤维化和短缩，造成头部向患侧歪斜、前倾，颜面旋向健侧，下颏指向健侧肩部，为一种先天性疾患。归属于中医学"筋强""颈筋硬结""筋伤"等范畴。

1.腧穴注射疗法

■取穴：风池、天鼎、肩井、肩髃、大椎。

■操作：取复方丹参注射液、维生素 $B_{12}$ 注射液、地塞米松注射液等进行穴位注射。一般用中等速度推药，体弱患儿速度可慢一些，体壮患儿的推药速度宜快。每次每穴注射1 ml，可将针头由深至浅分层推入。每次取两穴，每日1次，10次为1个疗程。

2.腧穴敷贴联合推拿疗法

■取穴：胸锁乳突肌(桥弓穴)。

■操作：① 胸锁乳突肌挛缩型。患儿仰卧位，医者在患侧的胸锁乳突肌施以推揉法；一手扶住患侧肩部，另一手扶住患儿头部渐渐向健侧肩部倾斜，逐渐拉长患侧胸锁乳突肌，反复进行数次；有颜面不对称者，加按揉较小的颜面部。另取威灵仙、桃仁、红花、地龙、莪术、伸筋草各10 g，每日推拿后，煎煮方药并热敷患处15 min。② 斜方肌萎缩型：患者仰卧位，医者用三指按揉较小的颜面；患儿坐位，用一指禅推法施于萎缩的斜方肌；将头旋向健侧3次，将头向患侧斜扳3次。另取生黄芪、党参、伸筋草、地龙、当归、赤芍各10 g，每日推拿后，煎煮方药并热敷患处15 min。每日1次，30次为1个疗程。

3.腧穴埋线疗法

(1)处方一

■取穴：风池、天鼎、肩井、肩髃、大椎、天宗、天髎、足三里。

■操作：取0-1号羊肠线1~2 cm，特制埋线针法常规操作，交替埋入以上诸穴。间隔15日进行1次，3次为1个疗程。

(2)处方二

■取穴：阳陵泉。

■操作：取1~2 cm长的羊肠线，穿刺针埋线法常规操作，每7日治疗1次。

4.按语

(1)临床上最主要的是要做到早期发现，早期诊断，早期治疗，防止给患儿带来进一步的损伤。病期日久，发生颜面、颈、胸椎继发性变形者，应考虑外科手术治疗。

(2)小儿不宜过早直抱，防止发生姿势性斜颈。

(3)孕妇应注意检查，纠正不良胎位；孕期注意坐姿，不要屈腰压腹，防止对胎儿造成不良影响，而致斜颈。

(4)在日常照顾患儿时(如喂奶、怀抱、睡眠、垫枕时)，采用与患儿斜颈相反的方向，以矫正斜颈。

# 小儿营养不良

小儿营养不良为一种慢性营养紊乱的常见病,是由于营养供给不足或吸收利用不良,不能满足小儿身体发育所引起的一组综合征,可出现体重下降或生长缓慢,甚至引起贫血,多见于3岁以内的婴幼儿。归属于中医学"疳疾"的范畴,列为小儿痧、痘、惊、疳四大要证之一。

### 1. 腧穴激光照射疗法

■ 取穴:中脘、足三里,配章门、脾俞、胃俞、商丘。

■ 操作:采用 He-Ne 激光腧穴治疗仪,常规操作,功率为 3~7 mW,先照主穴,后照配穴,每次每穴照射 3~5 min。每日1次,10次为1个疗程,每疗程间隔 2~3 日。

### 2. 腧穴敷贴疗法

(1) 处方一

■ 取穴:神阙。

■ 操作:取大黄、槟榔、白蔻仁、麦芽、神曲、山楂、良姜、陈皮,研末加凡士林适量调成糊状。常规操作,用麝香止痛膏将糊状物固定在穴位上,每次12 h。每日1次,15日为1个疗程,共治疗3个疗程。

(2) 处方二

■ 取穴:神阙。

■ 操作:取玄明粉、肉桂、九香虫、丁香、白术、鸡内金、砂仁各1份,枳壳、莱菔子、槟榔、藿香各2份,混合共研细末,过100筛,密闭保存备用。用时每次取 3~6 g 用食醋调匀成干湿适中的药饼(直径约5 cm大小)敷于神阙穴,盖上纱布,胶布固定。每日换1次,7日为1个疗程,共治疗 2~3 个疗程。

### 3. 腧穴割治疗法

■ 取穴:华佗夹脊十一椎、鱼际。

■ 操作:常规消毒,以小柳叶刀在穴位处向外下斜切 0.3~0.4 cm,深 0.5 cm,用刀尖拔出皮下脂肪少许并切除之,敷以纱布包扎,1个月割治1次。

### 4. 腧穴注射疗法

(1) 处方一

■ 取穴:足三里。

■ 操作:常规消毒,用一次性注射器抽取维生素 $B_{12}$ 注射液 2 ml,快速刺入足三里穴,得气后,回抽无回血时,缓慢注入药液,每穴 1 ml。隔日1次,3次为1个疗程。

(2) 处方二

■ 取穴:足三里。

■ 操作:常规消毒,用一次性注射器抽取维生素 C 2 ml,快速刺入足三里穴内,待得气,抽无回血后,缓慢注入药物,每穴 1 ml。隔日1次,3次为1个疗程。

### 5. 按语

(1) 家长应常带小儿进行户外活动,呼吸新鲜空气,多晒太阳,增强体质,避免伤风感冒。

(2) 在饮食方面要加强营养,小儿营养不良患者应以高蛋白质食物为主,注意合理的育儿方法,进食要定时定量,纠正偏食习惯。

(3) 当孩子出现偏食、拒食时,家长一定要根据孩子生长发育的特点,科学地拟定食谱和合理地安排膳食,并创造一个能够激发孩子食欲的用餐环境,让孩子心情愉快、津津有味地进食。

# 流行性腮腺炎

流行性腮腺炎是一种由病毒经飞沫传播引起的急性呼吸道传染病,以发热、耳下腮部漫肿疼痛为其临床主要特征。本病全年皆可发病,冬春季节多见。其特点是腮腺为非化脓性肿胀,儿童多发,成人较少,但病情较重,可并发睾丸炎、卵巢炎和脑膜炎,极少数病情严重者也可见昏迷惊厥现象。归属于中医学"痄腮"的范畴,俗称"大头瘟""颅鹚瘟""蛤蟆瘟",患病后可获终身免疫。

### 1. 腧穴电针疗法

■ 取穴:曲池、合谷。

■操作：常规操作，得气后，把电针器上每对输出的两个电极分别连接在身体同侧的两根毫针上，强度以患儿能耐受为度，留针 15 min。每日 1 次，10～15 次为 1 个疗程，每疗程间隔 3～5 日。

2. 腧穴敷贴疗法

（1）处方一

■取穴：腮区肿胀处。

■操作：取黄柏、大黄各 200 g，生南星、雄黄各 100 g，生川乌、生草乌、冰片各 50 g，共研细粉入于加热融化后的凡士林 2 kg，搅拌均匀，调成软膏备用。每次使用前将膏药加热融化，取适量均匀地涂于消毒纱布上，厚约 2 mm，范围稍超过肿胀面积，常规操作。每日换药 1 次，直至痊愈。

（2）处方二

■取穴：涌泉。

■操作：取大黄 9 g，黄连 12 g，胆南星 12 g，吴茱萸 18 g，共研细末。每次取 3 g，用消肿止痛液调和，贴于双侧涌泉穴，厚约 2 mm。每日更换 1 次，至治愈为止。

3. 腧穴激光照射疗法

（1）处方一

■取穴：翳风。

■操作：采用 He－Ne 激光腧穴治疗仪，常规操作，每次照射 5 min。每日 1 次，5 次为 1 个疗程，每疗程间隔 2～3 日。

（2）处方二

■取穴：患侧翳风、颊车、风池、扶突。

■操作：采用半导体激光治疗机，常规操作，小探

头穴位照射，功率 300 mW，光束直径 3 nm，探头光斑距穴位 2～5 mm，每点照射 3 min。每日 1 次，7 日为 1 个疗程。

4. 腧穴注射疗法

■取穴：曲池。

■操作：取琥乙宁注射液 10 ml，常规操作，每次注射 1～2 ml。每日 1 次，2～7 次为 1 个疗程。

5. 拔罐疗法

■取穴：耳垂下、下颌角后腮腺红肿处。

■操作：耳垂下、下颌角后腮腺红肿较大处，常规消毒，以三棱针在漫肿之顶尖点刺，然后在点刺处拔火罐，约 10 min 后，即有浓稠血液吸出，为 3～5 ml，取罐后，擦去血迹，覆盖消毒纱布即可；腮腺肿大较小者，以梅花针中度叩刺，然后将火罐拔在叩刺处，使少许血液渗出，为 1～5 滴。

6. 按语

（1）一经感染，患儿应卧床休息，给予对症治疗，至腺肿完全消失为止。

（2）应及时保持隔离治疗，至腮肿消退 5 日左右为止。对接触者应逐日检查，见有可疑症状，应隔离观察。

（3）注意口腔卫生，进流质或半流质饮食，禁食油腻、生冷、酸辣等刺激性食物；平时保持每日足量水分的摄入。

（4）本病预后良好，多数均能完全恢复。并发脑膜脑炎者，一般预后也良好，偶有重症因呼吸、循环衰竭致死者。少数病例可发生一侧永久性感音性耳聋。

# 惊厥

惊厥是指由于中枢神经系统器质或功能异常所引起的一种小儿常见急证，一般以 5 岁前婴幼儿为多见，主要表现为突然意识丧失，同时骤然发生全身性或局限性、强直性或阵挛性抽搐，出生后 2～3 年内多见。重者反复发作或呈持续状态，常因缺氧而致不可逆性脑损伤。归属于中医学"惊风""痉证"的范畴，亦称之为"惊风""惊厥""发搐"等，有"惊风即痉""痉即惊风"之说，一般分为急惊风和慢惊风。

1. 腧穴注射疗法

■取穴：耳门、听宫、听会、肝俞、大杼。

■操作：常规操作，耳门透刺听宫、听会，并注入苯巴比妥注射液 0.5 ml。然后，将维生素 $B_1$ 2 ml（100 mg）按常规操作注入肝俞、大杼，每穴 0.5 ml。隔日 1 次，10 次为 1 个疗程。

2. 腧穴激光照射疗法

■取穴：合谷、太冲；配百会、印堂、脾俞、足三里、涌泉、中脘、天枢。

■操作：采用 He－Ne 激光腧穴治疗仪，常规操作，功率为 3～7 mW。先照主穴，后照配穴，每次每穴照射 5～10 min。每日 1 次，10 次为 1 个疗程，每疗程

间隔 2～3 日。

3. 腧穴敷贴疗法

(1) 处方一

■ 取穴：涌泉。

■ 操作：取栀子、桃仁各 5 g，捣烂如泥；加面粉 15 g 及蛋清适量，调拌均匀，以纱布或棉布手绢做外垫，将该药分别外敷于两足心(即涌泉穴)，6～8 h 取下，以局部皮肤呈青蓝色为佳。连续用药 1～3 次为 1 个疗程。

(2) 处方二

■ 取穴：百会。

■ 操作：取牛黄醒脑丸(主要成分分为：水牛角、牛黄、冰片、薄荷脑等)1 丸加全蝎 1 只(焙干、研末)，用少许温水和在一起成膏状备用。用时敷于百会穴处，直至干燥脱落。一般配合针刺治疗，可敷贴 2 次。

4. 按语

(1) 高热时要及时补充水分，多饮水及果汁，如苦瓜汁、西瓜汁等。

(2) 合理控制食物的质和量。若脾胃功能虚弱，应以素食流质为好。

(3) 病情好转时可适当增加易吸收而富有营养的食品如豆浆、牛奶、鸡蛋羹等。

# 小儿麻痹症

小儿麻痹症又称脊髓灰质炎，是由脊髓灰质炎病毒引起的一种急性传染病，呈散发或小流行。在麻痹前期有发热、咳嗽、咽红、全身肌肉疼痛，或伴有呕吐、腹泻等症状，继而肢体瘦软、肌肉弛缓，后期以肌肉萎缩、骨骼畸形为主要临床特征。中医学认为本病早期归属于"温热病"的范畴，后期则属于"痿证""软脚瘟""痿躄""小儿中风"的范畴。腧穴特种针疗法主要用于瘫痪初期及恢复期。

1. 腧穴注射疗法

(1) 处方一

■ 取穴：上肢：① 曲池、支沟；② 手三里、四渎。下肢：① 脾俞、足三里、髀关；② 肾俞、梁丘、伏兔。

■ 操作：两组穴交替使用，取 5% 的当归注射液，常规操作，每次每穴注射 1～2 ml。隔日 1 次，10 次为 1 个疗程。

(2) 处方二

■ 取穴：上肢：肩髃、手三里、四渎、内关等穴；下肢：伏兔、风市、健膝、足三里、丰隆、三阴交等穴。

■ 操作：按病情循经取穴，一般上、下肢各 2 个。取东莨菪碱注射液 1 ml 加注射用水至 2 ml，分 4 个腧穴注射。每日 1 次，15～30 次为 1 个疗程，每疗程间隔 7～10 日。

(3) 处方三

■ 取穴：睛明、鱼腰、攒竹、球后穴。

■ 操作：常规操作，将神经生长因子 2 ml 分别注射于睛明、鱼腰、攒竹、球后穴，轻轻按摩 10 min 使药物扩散吸收。每日 1 次，7 日为 1 个疗程。

2. 腧穴电针疗法

(1) 处方一

■ 取穴：① 环跳、秩边；② 阳陵泉、足三里；③ 阴廉、廉下；④ 委中、髀关。

■ 操作：常规消毒，上述穴位配对进行针刺，得气后，把电针器上每对输出的两个电极分别连接在两根身体同侧的毫针上，留针 30 min。每日 1 次，10～15 日为 1 个疗程。

(2) 处方二

■ 取穴：神经干点：臂丛神经点、股神经点、腓总神经点；体穴：肩髃、手三里、合谷、伏兔、足三里、气海、关元；头针穴：运动区。

■ 操作：每次治疗一侧肢体，两侧交替进行。各取神经干点 1～2 个，体穴 1～2 个，及对侧头穴运动区。臂丛神经点(锁骨中点上 1.5 寸处)针尖稍向内后方，进针约 1 寸，至同侧上肢有针麻感即可；股神经点(腹股沟部股动脉外侧)垂直进针 1.5～2 寸，有电麻感传至大腿前群肌肉；腓总神经点(阳陵泉穴)针尖稍向外后，进针 1.5 寸，电麻感传至外脚跟处；其余体穴与头穴均按常规针法，接通电针仪，采用疏波，频率 50 次/min，神经干点以神经所支配的肌肉有中度收缩为宜，头穴、体穴则予中度刺激，每次留针 15 min。每日 1 次，10 次为 1 个疗程。

3. 腧穴激光照射疗法

■ 取穴：上肢：肩髃、曲池、合谷、外关、夹脊、肩井;下肢:腰夹脊、足三里、梁丘、髀关、伏兔、阳陵泉、绝骨、三阴交。

■ 操作:采用 He-Ne 激光腧穴治疗仪,常规操作,功率为 4.8 mW、波长为 6 328 Å,每次选用 3～5 穴,每次每穴照射 3～5 min。每日 1 次,10 次为 1 个疗程,每疗程间隔 2～3 日。

4.腧穴磁疗法

■ 取穴:上肢:肩髃、曲池、合谷、外关、颈夹脊穴、肩井;下肢:环跳、髀关、伏兔、阳陵泉、绝骨、三阴交。

■ 操作:常规消毒,将皮内针刺入腧穴,针的尾部伏在皮肤外面,其上再放 1 000～2 000 GS 的磁片,然后胶布固定,使磁场通过针尖集中透入深层组织,每日取穴 2～4 个,每 3 日换 1 次,15 日为 1 个疗程。

5.腧穴埋线疗法

■ 取穴:足三里、腰夹脊(患侧);如足跛行、易摔跤加环跳、承山、伏兔,足内翻加承山穴外开 1 寸,足外翻加承山穴内开 1 寸。

■ 操作:采用 12 号、14 号腰穿针,将 1 号羊肠线剪成 1.5～2.0 cm 长,按肌肉麻痹的特定部位选取相应穴位,穿刺针埋线法常规操作,每次埋线 2～3 次,间隔 2 周治疗 1 次。

6.按语

(1)腧穴特种针疗法治疗本病有较好疗效,尤以早期治疗效果更佳,对后遗症有一定改善作用。

(2)出现早期瘫痪的患儿,应绝对卧床休息,疼痛消失后应做按摩等治疗,且要坚持。

# 第二十二章
# 眼科疾病

## 近视

在不使用调节器的情况下,5 m 外的平行光线在视网膜前聚集成焦点,而视网膜上的物像模糊不清,这一屈光状态称为近视眼,可分为轴性近视、屈光性近视和假性近视。按近视程度又可分为轻度近视、中度近视和高度近视。古称"能近怯远症"。

1. 腧穴激光照射疗法

■ 取穴:睛明、承泣、光明。

■ 操作:采用 He-Ne 激光腧穴治疗仪,常规操作,功率为 3～7 mW,每次每穴照射 5 min。每日 1 次,10 次为 1 个疗程,每疗程间隔 2～3 日。

2. 腧穴注射疗法

■ 取穴:耳穴:眼;体穴:三阴交;腕踝针穴:上 1。

■ 操作:取胎盘组织液 2 ml,常规消毒,每次选取 4 个穴位。穴位注射常规操作,每次每穴注射 0.5 ml,小儿酌减。每周 3 次,5 次为 1 个疗程,每疗程间隔 4～5 日。

3. 腧穴磁疗法

■ 取穴:眼、肝、脾、肾(耳穴)。

■ 操作:选定穴位,75%酒精棉球消毒后,将皮内针刺入腧穴上,针的尾部伏在皮肤外面,将直径 1～3 mm 的小磁块或磁珠用胶布固封于皮内针上,然后胶布固定,使磁场通过针尖集中透入深层组织。一般

每次只贴一耳,每次贴磁珠以 3 粒为宜,5～7 日后换贴另一耳。

4. 腧穴电针疗法

■ 取穴:正光穴(位于眶上缘内 1/4 与外 3/4 交界处,即攒竹与鱼腰穴之间中点,正当眶上缘下方);配风池、大椎、内关、心俞、肝俞、胆俞、肾俞、中脘、期门。

■ 操作:将普通型梅花针用晶体管医疗仪通电,电源为直流 9 V 干电池,电流<5 mA,电流强度以患者能耐受为宜,以快频率连续波通电,如感觉减低,可适当加大输出电流量。隔日 1 次,一般 10～15 次为 1 个疗程。

5. 腧穴红外线照射疗法

(1) 处方一

■ 取穴:合谷、瞳子髎、鱼腰、承泣、睛明、丝竹空、攒竹、太阳。

■ 操作:嘱患者仰卧位,先按合谷、瞳子髎、鱼腰、承泣、睛明、丝竹空、攒竹、太阳等穴位致有酸胀感,休息 15 min 后远红外线纳米生物陶瓷敷贴剪成小块,敷贴于眼周穴位,约 6 h 除贴。每日 1 次,10 日为 1 个疗程,治疗 3 疗程。

(2) 处方二

■ 取穴:攒竹、太阳、睛明、承泣。

操作：采用脉冲模式半导体激光照射，波长为650 nm，输出功率≤5 mW，光斑直径1～2 mm。常规操作，光导纤维垂直对准穴位照射，每次7 min。每日1次，10次为1个疗程，每疗程间隔5日。

6.刮痧疗法

取穴：攒竹、睛明、丝竹空、风池、光明、上关、合谷、太阳。

操作：常规操作，用刮痧板刺激眼睛四周并刮攒竹、睛明、丝竹空、风池、光明、上关、合谷、太阳穴。用力柔和，以酸胀为度，每次5～10 min。每周2次。

7.按语

（1）久视近物后可眺望远处目标，以缓解视疲劳。

（2）注意均衡饮食，合理配镜。

# 麦粒肿

麦粒肿是生于胞睑边缘的局限性小硬疱，红肿疼痛，形似麦粒，易于溃脓。是睑腺组织受细菌感染，形成的化脓性炎症。归属于中医学"针眼"的范畴，又名"土疳""偷针"等。

1.腧穴注射疗法

（1）处方一

取穴：眼（耳穴）。

操作：在患眼同侧耳垂处取眼穴，用75%乙醇进行常规消毒，取维生素 $B_{12}$ 0.3～0.5 ml，常规操作，左右两穴交替使用。隔日1次，10次为1个疗程。

（2）处方二

取穴：足三里或角孙。

操作：在双侧足三里用75%乙醇进行消毒，取黄芪注射液2 ml，常规操作。每日1次，5日为1个疗程。一般2个疗程，每疗程间隔3～5日。

2.腧穴电针疗法

取穴：合谷、太阳、外关、光明。

操作：常规针刺操作，每次选2穴（眼周及肢体各1穴，交替使用），采用密波（连续波），留针20 min，通电和断电时应注意要逐渐加大或减小电流强度，以免给患者造成突然的刺激。每日1次，3日为1个疗程。

3.腧穴激光照射疗法

（1）处方一

取穴：太阳（患侧）。

操作：采用 He－Ne 激光腧穴治疗仪，常规操作，功率为 4.8 mW、波长为 6 328 Å，照射距离0～30 cm，皮肤上的光斑要控制在 3 mm 以内。每日1次，一般1～2次即可治愈。

（2）处方二

取穴：太阳、印堂或患侧攒竹。

操作：采用 He－Ne 激光治疗仪，常规操作，照射太阳、印堂或患侧攒竹，距离2～3 cm，照射时间每穴约5 min，每日1次。

（3）处方三

取穴：阿是穴（病灶处）。

操作：采用 He－Ne 激光腧穴治疗仪近距离（30 cm）局部照射，每次 20 min。每日2次，共计10次。

4.腧穴磁疗法

取穴：攒竹、太阳、合谷。

操作：常规消毒，用胶布或伤湿止痛膏将直径5～20 mm、厚3～4 mm的钐铝合金磁片，直接贴敷在穴位上，磁铁片表面的磁场强度约为数百至2 000 GS，接上脉冲电流刺激40 min，每次1 h。每日1次，3次为1个疗程。

5.腧穴敷贴疗法

（1）处方一

取穴：患侧太阳。

操作：取生南星、生地各50 g，共捣烂成膏状，取药少许制成厚约0.2 cm、宽约1.5 cm大小的圆状药饼敷贴于患侧太阳穴上，盖上纱布，以胶布固定，每日换药4次。多数患者在敷药半小时后，自感敷药处皮肤发痒，此为正常现象，不可随意将药除掉，以免影响疗效。

（2）处方二

取穴：涌泉。

操作：取吴茱萸研细粉，过100目筛，用适量食醋调成膏状，置于敷料上。每晚睡前贴敷双足的涌泉穴，晨起取掉。同时患眼局部点0.25%氯霉素眼药水，每日4次（其中睡前1次）。如有轻度发热等全身症状者,可口服抗菌药物。

(3) 处方三

■ 取穴:阿是穴。

■ 操作:取鲜蒲公英 20 g 捣碎如泥,直接外敷于患部阿是穴(注意不要使药物进入眼中),每次 30 min。每日 2 次,5 日为 1 个疗程。

(4) 处方四

■ 取穴:阿是穴。

■ 操作:患者仰卧位,闭合患眼,常规消毒,将金黄膏 1 g 均匀贴敷患眼上,然后将已消毒的 5 cm× 7 cm 纱布块 8 层覆盖于药膏上面固定。每晚贴敷,次日打开。3 日为 1 个疗程,连续 2 个疗程。

6. 拔罐疗法

(1) 处方一

■ 取穴:大椎、肝俞、脾俞。

■ 操作:常规消毒,先用无菌三棱针点刺出血再拔火罐,令出血 5~10 ml 为度,留罐 10 min。每日 1 次,7 次为 1 个疗程。如若粒肿成脓,在上述放血拔罐的基础上直接针刺病灶并挤压排脓。即用 1 寸消毒针灸针从肿物基底部两侧分别刺入两针,深至中心,但不穿透对侧皮肤。出针后,用干棉棒从肿物一侧滚动挤压到另一侧,另一只手用干棉棒蘸取排出的脓血或脓,可酌情反复几次。

(2) 处方二

■ 取穴:大椎、背部膀胱经腧穴。

■ 操作:① 大椎穴刺络拔罐。取大椎穴,常规消毒,医者左手固定皮肤,右手持一次性三棱针,快速点刺 3~5 下,然后以闪火法局部拔罐 5~10 min,出血以 3 ml 左右为度。② 背部刮痧。患者俯卧位,暴露后背部,涂少许刮痧油,用水牛角刮痧板以 45°角沿膀胱经单向轻刮 5 min,用力均匀,在痧疹较密集的部位加大力度重点刮,以出现紫红色痧疹为度。以上每日 1 次,4 次为 1 个疗程。

(3) 处方三

■ 取穴:背部第 1、第 2 胸椎水平至两侧腋后线区间的反应点。

■ 操作:患者俯卧位,暴露背部,取上述反应点,多为米粒大小红点,一般 2~3 处。常规消毒。医者左手捏紧患者反应点皮肤,右手持员利针逐个进行挑刺,挑破皮肤,挑出白色絮状物后,在各挑刺点闪罐法拔罐,使各挑刺点分别出血 3~5 滴。

(4) 处方四

■ 取穴:阿是穴(肩胛区病变反应点)。

■ 操作:患者俯卧位或坐位,暴露背部。医者于对侧肩胛区行常规消毒,左手拇、示二指捏起皮肤,右手持三棱针于淡红色皮疹处行快速挑刺,然后以挑刺处为中心拔罐,留罐 5 min,出血约 1 ml 起罐,以无菌干棉球压迫止血。

7. 按语

(1) 本病春季多发,故在此季注意多吃蔬菜、水果,少食辛辣厚味。以清淡食物为主,注意饮食规律。

(2) 患部禁止不适当的挤压,注意眼部卫生。

(3) 若出现眼部慢性炎症应予以积极治疗。

# 上睑下垂

上睑下垂是上睑提肌功能不全或丧失,以致上睑不能提起或提起不全,致使下垂的上睑挡住部分或全部瞳孔,而发生视力障碍,有先天性和后天性之分。归属于中医学"上胞下垂"的范畴,又名"侵风""目睑垂缓"。

1. 腧穴电针疗法

■ 取穴:眶上神经与面神经刺激点(位于耳上迹与眼外角连线中点,即面神经的分布点)。

■ 操作:常规操作,眶上神经接负极,面神经接正极,每次治疗 20 min。每日 1 次,7 次为 1 个疗程。

2. 腧穴注射疗法

(1) 处方一

■ 取穴:足三里、手三里。

■ 操作:取注射用甲钴胺 0.5 mg 2 支加 2 ml 注射用水稀释,常规操作,每次每穴注射 1 ml,腧穴注射部位不按揉、不热敷,让药物自然吸收。隔日 1 次,1 周为 1 个疗程。治疗期间注意休息和保暖。

(2) 处方二

■ 取穴:阳白、鱼腰、攒竹、申脉、后溪、足三里、百会、丝竹空、风池、三阴交。

■操作：取维生素B$_{12}$注射液5 ml,取穴2～4个,交替取穴。常规操作,每穴注药0.5～1 ml。每日1次,10次为1个疗程。

3. 腧穴磁疗法

■取穴：百会、风池、睛明、悬厘透太阳、阳白透鱼腰、攒竹透丝竹空、眼睑下垂穴(经验穴,即下垂之眼睑)。

■操作：每次取穴2～3个,面部用特定电磁波(TDP)照射,距离为40～50 cm,以局部微红为度。每日1次,10次为1个疗程。

4. 按语

(1)患病期间,宜吃维生素B$_1$、维生素B$_{12}$含量高的食物,以及富含胶原蛋白的食物。忌吃酒精性的饮料和具有麻痹作用的食物。

(2)眼睑下垂是许多疾病的早期症状,应认真检查和治疗。

# 原发性青光眼

青光眼是指眼内压间断或持续升高的一种常见疑难眼病,是导致人类失明的三大致盲眼病之一。该病发病迅速、危害性大、随时可导致失明。原发性青光眼的发病急骤、病势凶猛、眼珠变硬、瞳神散大、视力严重减退、眼痛剧烈为临床特征,分为急性闭角型青光眼和原发性闭角型青光眼。归属于中医学"青风内障""绿风内障"的范畴。

1. 腧穴注射疗法

■取穴：① 睛明、太阳、合谷；② 球后、风池、太冲。

■操作：取1%普鲁卡因注射液4 ml,常规操作,每次每穴注射1 ml,两组穴位交替使用。隔日1次,10次为1个疗程。

2. 腧穴电针疗法

■取穴：百会、风池、球后、太阳、睛明；肝郁化火加胆俞、肝俞、行间、阳陵泉,痰浊内生加脾俞、胃俞、足三里、三阴交,眩晕甚者加四神聪、阳陵泉,阴虚风动加肾俞、肝俞、太溪、曲泉、翳风,肝肾两亏加肾俞、肝俞、太冲、听宫、然谷。

■操作：常规操作,主、配穴各选2～3个,正极连主穴,负极连配穴,虚证行疏波1.5 Hz,实证行密波20 Hz,每次留针30 min。每日1次,10日为1个疗程,每疗程间隔为1日,一般治疗3～5个疗程。

3. 按语

(1)患者要避免生气、焦虑；注意饮食清淡,多食蔬菜水果,忌食辛辣、油腻的食物和酒、浓茶、咖啡等；坚持体育锻炼,但不宜做那些过分弯腰、低头、屏气、负重的活动,以免使腹压增加而引起眼压升高,加重病情。

(2)积极参加青光眼普查,一经确诊就应接受系统正规治疗,遵照医嘱执行,要定期检查视力、视野、眼底变化和测试24 h眼压变化等。

(3)青光眼家族及危险因素者,必须定期复查,一旦有发病征象者,必须积极配合治疗,防止视功能突然丧失。做到及早发现青光眼,及早治疗。

# 白内障

白内障是指凡由各种原因如老化、遗传、局部营养障碍、免疫与代谢异常、外伤、中毒、辐射等,引起晶状体代谢紊乱,导致晶状体蛋白质变性而发生混浊者。典型症状为单侧或双侧性视力进行性减退,两眼发病可有先后。由于晶体皮质混浊导致晶状体不同部位屈光力不同,可有眩光感,或单眼复视,近视度数增加。归属于中医学"晶珠内障"的范畴。

1. 腧穴注射疗法

■取穴：合谷、曲池、养老、足三里、光明。

■操作：取维生素C注射液2 ml(0.5 g),选穴1～2个,常规操作,每次注射1～2 ml。每日1次,10日为1个疗程,无特殊不适,可连注3～5个疗程。

2. 腧穴电针疗法

■取穴：合谷、太冲。

■ 操作：采用韩氏穴位神经刺激仪，常规操作，用疏密波刺激，选择适中的强度，治疗 30 min。每日 1 次，10 日为 1 个疗程。

### 3. 腧穴激光照射疗法

■ 取穴：球后、睛明，配风池、四白。

■ 操作：采用 He - Ne 激光腧穴治疗仪，常规操作，功率为 4.8 mW，先照主穴，后照配穴，一次最多取 3～4 个穴位，每次每穴照射 5 min。每日 1 次，10 次为 1 个疗程，每疗程间隔 2～3 日。

### 4. 按语

（1）患者注意精神调摄，保持情绪舒畅；注意饮食调养，忌食辛燥煎炸食品。

（2）发现本病应积极治疗，包括糖尿病、高血压等全身疾病。

# 急性结膜炎

急性结膜炎俗称红眼病，是指细菌或病毒感染引起的急性结膜炎。多发于春季，为季节性传染病。临床表现为目热灼痛，结膜充血、水肿，眼睛红肿，产生大量脓性或黏性分泌物，热泪频流，羞明难睁。归属于中医学"天行赤眼""暴风客热""红眼"的范畴。

### 1. 腧穴激光照射疗法

■ 取穴：合谷、太冲、太阳、上星、耳门。

■ 操作：采用 He - Ne 激光腧穴治疗仪，常规操作，功率为 7 mW，每次每穴照射 3～5 min。每日治疗 2 次（上下午各 1 次），5 次为 1 个疗程。

### 2. 腧穴注射疗法

（1）处方一

■ 取穴：太阳、臂臑。

■ 操作：取维丁胶性钙 2 ml，常规操作，每次每穴注射 0.5～1 ml。隔日 1 次，5 次为 1 个疗程。

（2）处方二

■ 取穴：太阳、印堂。

■ 操作：取黄连素加普鲁卡因的混合液，用 5 ml 注射器、5 号针头，常规操作，分别注入双侧太阳穴及印堂穴，每穴注射 1～1.5 ml（单眼患者只注射患侧太阳及印堂穴）。注意太阳穴向眼斜刺约 0.5 cm，印堂穴由上向鼻方刺入约 1 cm 注射药物。隔日 1 次，5 次为 1 个疗程。

（3）处方三

■ 取穴：肝俞。

■ 操作：两侧穴位各常规消毒，用 5 ml 注射器、5 号针头，抽取板蓝根注射液 2 ml 刺入穴位得气后，注入药液 1 ml。每日 1 次，3 次为 1 个疗程，未愈者可续行第 2 个疗程。

### 3. 拔罐疗法

（1）处方一

■ 取穴：睛明、太冲、大椎。

■ 操作：常规操作，先针刺两侧睛明穴，得气后留针 5～10 min；再针刺两侧太冲穴，得气后，用泻法，捻针 1～2 min。大椎穴用三棱针点刺后拔罐 5～10 min，出血为 3～4 ml。取罐后，同时取针，每日治疗 1 次。

（2）处方二

■ 取穴：肺俞、肝俞、胆俞、脾俞、胃俞、三焦俞。

■ 操作：用闪火法常规操作，将中号火罐吸附在相应穴位的皮肤上。小儿或老年患者留罐 3～5 min，其余患者留罐 5～10 min。病情重者每日 1 次，病情轻者 2～4 日 1 次。

### 4. 腧穴敷贴疗法

（1）处方一

■ 取穴：攒竹、丝竹空、太阳、风池、合谷、肝俞、肾俞。

■ 操作：选白芥子、檀香、草决明、石菖蒲、夏枯草、郁金、桂枝、细辛等研成粉末，用新鲜生姜汁调制成糊状。根据病情选用上述诸穴，将糊状中药以药丸形状敷贴在穴位处，用敷贴胶布固定，敷贴时间 2～4 h。每日 1 次，10 次为 1 个疗程，治疗 2 个疗程。

（2）处方二

■ 取穴：肺俞、脾俞、肾俞。

■ 操作：取白芥子、甘遂、细辛等，研磨成粉，以姜汁调和，制成适当大小药饼敷于两侧肺俞、脾俞、肾俞，敷 2 h 后取下。5 日 1 次，5 次为 1 个疗程。

### 5. 按语

（1）应注意眼部卫生，避免到公共场所；接触过患眼的手和其他物品，应严加消毒处理。

（2）保持眼周清洁，严禁包扎患眼。

# 眼肌麻痹

眼肌麻痹又称周围性眼肌麻痹,表现为眼睑下垂、复视、眼球活动障碍及瞳孔改变。其病变可位于大脑皮层、脑干、海绵窦、眶上裂到眶内的任何部位,分为核下周围性、核性、核间性和核上性。归属于中医学"目偏视"的范畴。

1. 腧穴注射疗法

(1) 处方一

▣ 取穴:睛明、球后。

▣ 操作:取肌苷注射液、维生素 $B_{12}$ 注射液、丹参注射液的混合液,常规操作,每次每穴 0.3~0.5 ml,每日 1 次。

(2) 处方二

▣ 取穴:足三里。

▣ 操作:常规操作,取两侧足三里,每穴注射复方樟柳碱 2 ml。10 日为 1 个疗程,连续 2~3 疗程,每疗程间隔 3 日。

(3) 处方三

▣ 取穴:阳白、瞳子髎。

▣ 操作:用 2 ml 注射器、5 号针头取维生素 $B_{12}$ 0.5 ml,常规操作,每次每穴 0.3~0.5 ml,使整个眼球有胀感。每周 2 次。

2. 腧穴电针疗法

(1) 处方一

▣ 取穴:眼位内斜取太阳、瞳子髎、丝竹空,眼位外斜取攒竹、鱼腰、印堂;配风池,合谷、太冲、光明、球后。

▣ 操作:根据眼位偏斜方向取眼周 2 穴接电针治疗仪,采用快频率连续波通电,常规操作,留针 30 min。每日 1 次,7 日为 1 个疗程。

(2) 处方二

▣ 取穴:攒竹、阳白、鱼腰、丝竹空、四白、合谷、足三里。

▣ 操作:常规操作,采用连续波,频率为 20 Hz,留针 30 min。每日 1 次,每周 6 日,3 周为 1 个疗程。

(3) 处方三

▣ 取穴:攒竹、阳白、鱼腰。

▣ 操作:常规操作,采用起伏波,以患者能耐受为度,留针 20 min。可远道取风池,合谷,太冲,光明,针刺得气后留针 30 min,中途行针 1 次。7 日为 1 个疗程。

(4) 处方四

▣ 取穴:眼周穴位。

▣ 操作:根据不同类型的眼肌麻痹选用穴位,外展神经麻痹电针选太阳和鱼腰、攒竹和瞳子髎 2 组;动眼神经麻痹电针选阳白和太阳、风池和鱼腰两组;滑车神经麻痹电针选风池和丝竹空、鱼腰和太阳 2 组。常规操作,采用连续波,频率 10 Hz,强度以患者感觉舒适能耐受为度,留针 25 min。每日 1 次。

3. 腧穴敷贴疗法

▣ 取穴:攒竹、阳白、鱼腰、丝竹空、四白。

▣ 操作:取细辛、吴茱萸、公丁香、肉桂各 20 g,将药物加入 500 g 食盐放入铁锅中加热焙炒后,用纱布包好待用。药包在适宜温度(30~40℃)时直接置于上眶及前额部穴位热敷,注意防止烫伤,直至冷却,每次热敷 15~20 min。每日 1 次,21 日为 1 个疗程。

4. 按语

(1) 注意增强体质,预防面部及上呼吸道感染。

(2) 注意调情态,慎起居。

# 溢泪症

溢泪症是指因泪道发生功能障碍,导致泪液外溢。西医学认为,泪小点异常、泪道异常、眼睑位置异常等均能导致溢泪。多见于冬季和春季,可单眼或双眼患病,常见于病后体弱的妇女、老年人。中医学针对流泪病因、程度和性质有不同命名,如迎风流泪、目泪不止、冷泪或热泪。

1. 腧穴埋线疗法

▣ 取穴:阳白、四白、下关、地仓、迎香、承浆、足三里。

■ 操作：每次取穴 4～6 个，取 2 号医用羊肠线（0.5 cm），埋线针埋线法常规操作。每 2 周 1 次，2 次为 1 个疗程。

2. 拔罐疗法

■ 取穴：太阳。

■ 操作：常规针刺操作后，在太阳穴区拔罐，由于有的患者发际较低，罐口大则不易拔住，且负压难以掌握，故可将青霉素瓶底磨去做罐，即做成以注射器抽气形成负压的抽气罐，留罐 20 min。起罐后，即在拔罐部位贴关节止痛膏。每日 1 次，5 日为 1 个疗程。

3. 按语

（1）可戴防护眼镜，减少风沙对眼部的刺激。

（2）出现异常流泪，应早诊断、早治疗。

# 第二十三章
# 耳鼻喉口腔科疾病

## 耳鸣、耳聋

耳鸣、耳聋都是听觉异常的症状。耳鸣是指患者自觉耳内鸣响或有异常声响，如闻蝉声，或如潮声，或细或暴，妨碍听觉。耳聋是指听力减退或听觉丧失。耳鸣、耳聋两者表现虽然不同，但常同时存在，其发病机制基本一致，故合并讨论。

### 1. 腧穴电针疗法

▣ 取穴：肾俞、翳风、外关、听会、听宫。

▣ 操作：单耳发病者取 4 个穴，双耳发病者各取 2 个穴。常规操作，通电 20～40 min。每周治疗 6 次，12 次为 1 个疗程，每疗程间隔 2 日。

### 2. 腧穴注射疗法

（1）处方一

▣ 取穴：翳风、耳门、外关、听会、听宫、中渚。

▣ 操作：用 2 ml 注射器、5 号针头抽取维生素 $B_1$ 或当归注射液，上述穴位分组轮流使用。常规操作，每穴注入 0.5～1.0 ml。隔日 1 次，7～10 次为 1 个疗程。

（2）处方二

▣ 取穴：听宫、翳风、肾俞。

▣ 操作：取山莨菪碱注射液 5 ml 或维生素 $B_{12}$ 0.5 ml，常规操作。每日 1 次或隔日 1 次，10 次为 1 个疗程。

### 3. 腧穴磁疗法

▣ 取穴：耳门、听宫、听会、翳风、哑门；配内关、外关、廉泉。

▣ 操作：每次取穴 2～4 个，常规消毒，将皮内针刺入腧穴上，针的尾部伏在皮肤外面，其上再放 1 000～2 000 GS 的磁片，然后胶布固定。每 3 日换 1 次，15 日为 1 个疗程。

### 4. 腧穴激光照射疗法

（1）处方一

▣ 取穴：耳门、翳风、听会、完骨、合谷、百会、足三里。

▣ 操作：采用 He‑Ne 激光腧穴治疗仪，常规操作，功率为 3～7 mW、波长为 6 328 Å，每穴照射 1 次，每次 5 min，10 次为 1 个疗程。

（2）处方二

▣ 取穴：耳门、听会、听宫、外关。

▣ 操作：常规治疗用药，甲钴胺片 0.5 mg、长春胺缓释胶囊 30 mg 口服，前列地尔 10 μg、舒血宁 20 ml 静脉输入。在此基础上加用激光穴位神经刺激方法治疗，采用治疗仪半导体激光辐射探头经皮电极分别置于患侧耳门、听会、听宫和双侧外关。选用 GaA/AS 半导体激光波长 630～780 nm，激光输出功率≤5 mW，每次 30 min，刺激强度以患者可耐受为宜。每日 1 次，10 次为 1 个疗程，均间隔 3 日继续用药治疗和激光。

5.腧穴敷贴疗法

■ 取穴：涌泉穴。

■ 操作：取吴茱萸200 g研成细末(不需过筛)，每包10 g，备用。每晚睡觉前，洗净双脚，取吴茱萸末1包，加食醋适量，调成较湿丸状，用防水胶布贴敷于涌泉穴(双耳同患敷双侧，单耳患病则敷对侧)，然后穿上较紧袜子，次晨取下。连续10次为1个疗程，每疗程间隔2～3日。最短治疗3个疗程，最长治疗8个疗程。

6.按语

(1) 耳鸣、耳聋患者多数情志不畅，应注意调摄，分散注意力。

(2) 耳鸣夜间尤甚者，注意睡前勿饮浓茶、咖啡等刺激性饮料。

(3) 可适当做耳部保健操，以促进耳部血液循环。

# 耳源性眩晕

耳源性眩晕又称内耳眩晕症、美尼埃综合征，是因内耳毛细血管渗透力增加，内淋巴产生过多或吸收障碍，导致迷路水肿及内淋巴系压力增高而引起。临床表现为发作性眩晕，通常患者自感周围景物旋转、移动等视觉效果，或感自身具有旋转、摇晃或倾倒，耳鸣、耳聋、头胀满、头重脚轻、头昏无力等。归属于中医学"眩晕"的范畴。

1.腧穴电针疗法

(1) 处方一

■ 取穴：① 头针晕听区或平衡区，耳门透听会，翳风；② 耳门、听宫、风池、合谷、足三里、翳风。

■ 操作：每次取其中一组，常规操作，采用密波、疏密波，由中度到较强刺激，每次5～10 min。每日1次，10次为1个疗程，每疗程间隔3～6日。

(2) 处方二

■ 取穴：晕听区、风池、百会、内关、丰隆、太溪、三阴交、头维。

■ 操作：常规操作，电针仪2组输出端分别接在晕听区和百会，频率为100次/min，强度以患者不痛、自觉舒适为度，其余腧穴每隔10 min行针1次，留针30 min。每日1次，10次为1个疗程，共治疗2个疗程。

2.腧穴注射疗法

(1) 处方一

■ 取穴：翳风、听宫。

■ 操作：用2 ml注射器、5号针头抽取，烟酰胺25～50 mg加维生素$B_{12}$ 1 ml(0.1 mg)，常规操作，隔日1次，两穴轮换施用。

(2) 处方二

■ 取穴：风池。

■ 操作：用5 ml注射器，抽取5%～10%的葡萄糖注射液或注射用水4 ml，常规操作，将药液缓慢推入两侧风池穴中。隔日1次。

3.腧穴割治疗法

■ 取穴：第1次：大椎、癫痫、腰奇；第2次：陶道、膈俞；第3次：身柱、肝俞、阳关。

■ 操作：常规消毒、局麻，用手术刀切开长约0.5 cm的切口，将皮下纤维组织挑净。然后，在每穴拔上火罐，留罐30 min，最后覆盖消毒敷料，包扎固定。

4.按语

(1) 本病发作时，除积极进行针灸治疗外，以清淡饮食为主，禁食膏粱、油腻厚味及动物内脏食品，以免滋湿生痰、酿热生风。

(2) 眩晕发作期，患者应自选体位卧床休息。卧室保持极度安静，光线尽量暗些，但空气要流动通畅。

# 鼻炎

鼻炎是指鼻腔黏膜的炎性病变，一般分为急性鼻炎、慢性鼻炎、萎缩性鼻炎和过敏性鼻炎。急性鼻炎是鼻腔黏膜的急性感染性炎症，归属于中医学"伤风"的范畴。慢性鼻炎是鼻腔黏膜和黏膜下层的慢性炎症，归属于中医学"鼻窒""鼻槁"的范畴。过敏性鼻炎又称变态反应性鼻炎，是由多种特异性过敏原引起的鼻黏膜变态反应性疾病,归属于中医学"鼻鼽"的范畴。萎缩性鼻炎是以鼻腔黏膜、骨膜和鼻甲骨萎缩为主的鼻腔疾患,女性多于男性,多在青春期发病,归属于中医学"鼻藁"的范畴,又称"臭鼻证"。

1.腧穴注射疗法

■取穴:合谷、迎香。

■操作:每次选用1穴,用2 ml注射器、5号针头抽取复合维生素B注射液,常规操作,每次注射0.2～0.5 ml。隔日1次。

2.腧穴敷贴疗法

(1)处方一

■取穴:初伏取百劳、肺俞、膏肓;中伏取大椎、风门、脾俞;末伏取大杼、肺俞、肾俞。

■操作:按白芥子50%、细辛20%、甘遂20%、元胡10%的比例配制,将药物烘干,研为细末,过筛,用鲜生姜汁或蜜糖调成药膏,药膏中心放麝香少许,密贮备用。在初伏、中伏、末伏分别按上述腧穴敷贴,常规操作。初伏贴4～6 h,中伏贴4～6 h,末伏贴3～4 h。用于过敏性鼻炎。药物对皮肤有刺激性,如起水疱则按常规处理。

(2)处方二

■取穴:肺俞、脾俞、肾俞、膏肓、大椎、风门、定喘穴。

■操作:按白芥子50%、细辛20%、甘遂10%、玄胡10%、当归5%、丹参5%的比例配制,将药物烘干,共研细末后过80目筛子,新鲜老生姜去皮后榨汁,将药末、姜汁按照1:1比例调和成直径0.8 cm的药丸,药丸以干湿适中为宜。准备2.5 cm×2.5 cm胶布备用。贴敷选择为三伏灸和三九灸,每年的夏至时定为初伏,往后为中伏、三伏;每年的冬至日为初九,往后二九、三九,三九灸为三伏灸的加强。贴药时间以7:00～17:00为宜,常规操作,成人保留4～6 h,儿童2～4 h。每年贴6次,连续3年为1个疗程。

3.腧穴电针疗法

(1)处方一

■取穴:迎香、四白、上星、百会、水沟、合谷、曲池、足三里。

■操作:上述穴位选4～6穴,交替选穴。常规操作,接SDZ-Ⅱ型电针仪,采用连续波,频率为120次/min,强度以患者适应为度,留针30 min。每周治疗3次,10次为1个疗程,共3疗程。用于慢性鼻炎。

(2)处方二

■取穴:印堂、迎香、风池、上星、合谷、列缺。

■操作:常规消毒,采用0.30 mm×40～60 mm针灸针针刺,印堂针尖斜刺达鼻根处,迎香向鼻中心浅刺,余穴常规取穴,采用平补平泻手法。得气后,迎香、风池、上星、印堂连接BT701-1A电针仪,采用连续波,频率为10～15 Hz,以局部酸胀明显、患者可耐受为度,留针30 min。隔日1次。

4.腧穴激光照射疗法

(1)处方一

■取穴:鼻黏膜、印堂、迎香、合谷。

■操作:采用He-Ne激光腧穴治疗仪,常规操作,功率为3～7 mW、波长为6 328 Å,照射仪直接照射异常黏膜5 min,并同时照射印堂、迎香、合谷等穴。间日1次,不拘疗程。

(2)处方二

■取穴:迎香穴。

■操作:治疗使用超激光治疗仪。取迎香穴,常规消毒后,嘱患者去枕平卧,面部向正前方,颏部前抬,用SG型探头压紧迎香穴,每次10 min。10日为1个疗程。

(3)处方三

■取穴:鼻黏膜、内迎香穴。

■操作:采用激光治疗仪进行治疗,激光波长650 nm,激光照射功率为4 mW,照射所取穴位,每次连续照射20 min。每日1次,15日为1个疗程,每疗程间隔2日,治疗2个疗程。

5.腧穴红外线照射疗法

■取穴:迎香、上迎香、列缺、肺俞、风门、神阙。

■操作:利用半导体激光的近红外线光束照射迎香、上迎香、列缺、肺俞和风门穴,并配合神阙穴拔罐。采用半导体激光治疗机用移动探头,输出的光为近红外光,波长810 nm,输出功率连续可调,光管直径2 mm,分别将探头置于迎香、上迎香,指向鼻内侧方向,功率20～40 mW;肺俞、风门,垂直方向,功率200～300 mW;列缺,斜上方向,功率90～120 mW。探头距皮肤2～5 mm,每穴照射3 min。拔罐法操作,让患者仰卧位,常规消毒,用大号玻璃罐采用闪火法迅速使罐具吸附在神阙穴上,5 min后取下,间隔5 min,进行第2次拔罐,如此反复,每日连续闪扣10次。5日为1个疗程,每疗程间隔2日。

6.腧穴埋线疗法

（1）处方一

▪ 取穴：气海、中脘、肺俞、脾俞、肾俞、风门。

▪ 操作：选穴 2～3 个，将 3-0 号铬制羊肠线剪至 0.6 cm，穴位埋线常规操作，胶布固定 4 h，2 周 1 次；并配合针刺治疗，针刺取足三里、上迎香、通天、迎香、印堂、肺俞、大椎、上星、风门；清涕量多加阴陵泉、丰隆穴，头痛加太阳、风池穴，流泪、眼痒加阳白、四白、太阳穴，快速捻转或提插，每次 30 min/次，后悬灸，每穴 20 min，每日 1 次，10 日为 1 个疗程，每疗程间隔 10 日。

（2）处方二

▪ 取穴：印堂、迎香或鼻通、风池、大椎、合谷。

▪ 操作：将 3-0 号羊肠线剪成 1～1.5 cm 长的线段 5～6 段备用，每次选取 2～3 个穴位，穴位埋线常规操作，1 日后取下。15～20 日埋线 1 次，4 次为 1 个疗程。

7.按语

（1）急性鼻炎症状虽然轻微，但如因感染蔓延或不适当擤鼻常可引起急性鼻窦炎、中耳炎、咽炎、喉炎、肺炎等多种并发病，不可忽视。

（2）萎缩性鼻炎应察明病因，根据病因治疗，针灸只能改善临床症状。

（3）过敏性鼻炎应注意避免与过敏原接触。少去公园、草地等花粉聚集的地方，外出必须戴口罩，要多注意生活细节，常清理房间，勤晒被褥，保持房间适当的湿度。

# 咽喉炎

咽喉炎为临床常见疾病和多发病，急性发作时，轻症者常常自觉咽喉疼痛，咽部不爽，发音欠畅，咽干思饮，或有咽部异物感等症状；重症者常有寒战高热、头痛。急性咽喉炎是咽部的急性炎症，多数为上呼吸道感染的一部分，归属于中医学"风热喉痹"的范畴。慢性咽喉炎主要是咽黏膜及淋巴组织的慢性炎症，多发于中年人，归属于中医学"虚火喉痹""帘珠喉痹"的范畴。

1.腧穴注射疗法

（1）处方一

▪ 取穴：合谷、曲池、天突、孔最。

▪ 操作：每次取一侧穴，左右交替使用。用 5 ml 注射器抽取 10% 葡萄糖溶液或板蓝根注射液，常规操作，每次每穴注射 2 ml。隔日 1 次，7 次为 1 个疗程。

（2）处方二

▪ 取穴：天突。

▪ 操作：用 5 ml 注射器抽取维生素 $B_{12}$ 1 ml，常规操作。隔日 1 次，10 次为 1 个疗程，适于治疗慢性咽喉炎。

（3）处方三

▪ 取穴：合谷、曲池。

▪ 操作：用 5 ml 注射器抽取银黄注射液 2 ml，常规操作，每次每穴注射 1～2 ml。每日 1 次，5 日为 1 个疗程。适于治疗急性咽喉炎。

2.腧穴激光照射疗法

▪ 取穴：合谷、廉泉。

▪ 操作：采用 He-Ne 激光腧穴治疗仪，常规操作，每穴 1 min。每日 1 次，10 次为 1 个疗程。

3.腧穴敷贴疗法

▪ 取穴：合谷。

▪ 操作：取朱砂、冰片、轻粉等量研细末，独头蒜 1 个捣烂如泥，共装入半个核桃壳内。常规操作，一昼夜取下。穴位上必起黑紫色水疱，消毒后刺破，令水流出，外涂龙胆紫并防止感染。

4.腧穴直流电药物导入疗法

▪ 取穴：天容、廉泉。

▪ 操作：取山豆根、威灵仙各 50 g，煎煮 30 min，过滤，将 5 cm×3 cm 和 4 cm×3 cm 垫子浸泡 2 min，温度控制在 45～50℃，分别置天容和廉泉穴区，双侧天容可轮换使用，然后接电疗机，选择直流电，电流量以整个咽喉部有麻木感及紧缩感和舒适感为宜，每次 25 min。每日 1 次，5～10 次为 1 个疗程。

5.腧穴磁疗法

▪ 取穴：天突、太溪。

▪ 操作：选用直径为 6 mm、厚 2 mm、800 GS 的磁片，用标准磁极分出 N、S 极，先将备好的 15 mm×15 mm 的胶布贴于 S 极面，再用 15 mm×15 mm 的单层纱布置于 N 极面，使磁片边缘的胶布与纱布粘紧;将磁片的 N 极面对准穴位,再用 60 mm×6 mm 胶布 2 条交叉固定磁片,每日更换 1 次胶布粘贴皮肤的位置,以减轻胶布对皮肤的刺激(磁片不必更换),连续 15 日为 1 个疗程。对胶布敏者改用他法。

### 6.腧穴埋线疗法

▣ 取穴:天突、廉泉、大椎、风门、列缺、合谷;配膻中、关元、足三里、丰隆、肺俞、太溪、照海。

▣ 操作:剪制 3 号羊肠线,胸腹部腧穴采用长 2 cm 羊肠线,咽喉、腰背部腧穴采用长 1 cm 羊肠线。常规操作,选穴 2~3 个。2 周埋线 1 次,2 次为 1 个疗程。

### 7.腧穴敷贴疗法

▣ 取穴:大椎、天突、肺俞、中府、膻中、涌泉、肝俞、脾俞、胃俞、肾俞、太溪、列缺。

▣ 操作:根据中医辨证每次取穴 4~5 个,使用咽咳舒穴位贴,对准所选穴位贴紧即可。每次贴敷 2~4 h,感到局部灼热时即揭除,每日更换。再用超短波治疗,超短波治疗采用 CD-1A-CII 型五官科超短波治疗仪,功率 40 W,频率 40.6 MHz±1.5%。波长 6 m,电极直径 40 mm,空气间隙 1 cm,微热量 30 min 置于咽喉两侧,每日 1 次。15 日为 1 个疗程,治疗 2 个疗程。

### 8.按语

(1)禁烟、酒,忌食过冷、过烫及辛辣之品,少食油炸腌制食品。

(2)患者平时须注意休息,每日保持足够的睡眠;减少或避免过度讲话,合理发声;注意个人口腔的卫生,养成早晚刷牙、饭后漱口的良好习惯;加强体育锻炼,增强体质,防止外邪入侵。

(3)居住环境要安静清洁温暖、空气流通、明暗适中。装饰不久的新居每日要通风换气,不要长期待在空调开启的房间。工作中要减少粉尘、有害气体的刺激,经常接触者应戴口罩、面罩等防护。

# 牙痛

牙痛是口腔科临床上最常见的症状,无论是牙齿本身的疾病,或牙周组织以及颌骨的某些疾病,甚至神经疾患等都可表现为牙痛,这些不同原因引起的牙痛,其程度、性质、持续时间、病程以及与外界刺激的关系等均有所不同。中医学也称为"牙痛""牙齿痛""齿痛"。

### 1.腧穴激光照射疗法

▣ 取穴:下关、颊车;上牙痛加四白、内庭,下牙痛加夹承浆、合谷,虚火者加复溜、太溪。

▣ 操作:采用 He-Ne 激光腧穴治疗仪,功率为 3~25 mW,波长为 6 328 Å,照射以上穴位,每穴 5 min。

### 2.腧穴敷贴疗法

(1)处方一

▣ 取穴:鼻腔。

▣ 操作:取芒硝 3 g、冰片 0.3 g 共研为细末,装瓶内。每次用少许放入鼻中,适用于胃火牙痛。

(2)处方二

▣ 取穴:合谷。

▣ 操作:取大蒜或加轻粉少许,捣烂,备用。常规操作,取少许敷合谷穴,上扣杏仁壳,外用胶布固定。局部有烧灼感时去掉。

(3)处方三

▣ 取穴:养老。

▣ 操作:取 7 个食用大蒜瓣,取出中间芽心。捣烂如泥,常规操作,10 h 去掉敷料,将穴位上的水疱刺破,放出液体,擦干,涂上紫药水,再包扎 3 日,局部皮肤即平复。一般治疗 1 次,牙痛即止。

(4)处方四

▣ 取穴:对侧涌泉。

▣ 操作:取吴茱萸颗粒剂,用适量醋调制成糊状。常规操作,每次贴敷 2 h。每日 1 次,连用 3 日为 1 个疗程。若患者局部皮肤出现红疹、瘙痒、水疱等不适症状应立即停止。

### 3.腧穴磁疗法

▣ 取穴:合谷、颊车、下关、阿是穴、内庭、太溪。

▣ 操作:选 2~4 穴,用磁电法或电磁法,每日治疗 20~30 min。对顽固难治者,每日治疗后再贴敷 1 500 GS 的磁片 2~4 片。

### 4.腧穴电针疗法

(1)处方一

▣ 取穴:合谷、颊车、下关、内关、承浆、迎香。

■操作：上述穴位交替使用，常规操作，根据体质情况，选用强或中等刺激。年迈体弱者可用疏波，用弱刺激。每次 10 min，必要时可重复 1～2 次，一般 7 日为 1 个疗程。

（2）处方二

■取穴：大杼。

■操作：常规操作，每间隔 5 min 停电 1 次，留针 30 min。在无针或患者畏针时，可用双手拇指尖压迫两侧穴位，使患者有酸麻胀重感。

5. 腧穴注射疗法

■取穴：大迎、颊车、足三里。

■操作：常规消毒，取复方丹参注射液 1 支，每次每穴 1 ml。每日 1 次，10 次为 1 个疗程。

6. 腧穴埋线配合针刺疗法

■取穴：足三里、上巨虚、下巨虚。

■操作：常规消毒，选用 28 号 2 寸针灸针直刺得气后，留针 20 min，每 5 min 行针 1 次，出针后施埋线术。将 2 cm 长 1 号羊肠线装入无菌的 9 号注射针头内，埋线法常规操作。每 3 日 1 次，3 次为 1 个疗程。

7. 刮痧疗法

■取穴：实火牙痛选穴颊车、下关、合谷、内庭、二间；虚火牙痛选穴合谷、太溪、颊车、下关、行间。

■操作：先点揉颊车、下关穴，用力宜重。实火牙痛重刮手部合谷、二间和内庭，虚火牙痛重刮手部合谷、太溪和行间，至皮肤发红，皮下紫色疮斑疮痕形成为止。

8. 按语

（1）防治牙痛关键在于保持口腔卫生，坚持早晚刷牙、饭后漱口。

（2）刷牙时应用"横颤加竖刷牙法"，刷牙时要求运动的方向与牙缝方向一致。这样既可达到按摩牙龈的目的，又可改善周围组织的血液循环，减少牙病带来的痛苦。

# 副鼻窦炎

副鼻窦炎为耳鼻咽喉科的多发病，是指副鼻窦黏膜的炎症性病变，临床上以鼻塞、流黄脓鼻涕、头痛、嗅觉减退为主症。严重时不仅影响鼻窦黏膜，累及骨质，还可引起骨髓炎以及眶内和颅内的并发病，有急慢性之分。归属于中医学"鼻渊"的范畴。

1. 腧穴埋线疗法

■取穴：迎香、太阳、尺泽、肺俞等。

■操作：常规消毒，迎香穴向上鼻根方向斜刺入，太阳穴向上斜刺入，在迎香、太阳、尺泽、肺俞穴处进行埋线法常规操作。每周 1 次，4 周为 1 个疗程。

2. 腧穴敷贴疗法

（1）处方一

■取穴：风池、完骨、足窍阴、肩井，脾胃湿热加外关、阳陵泉，鼻塞甚加上星、迎香，头痛加合谷、内关，复发者加足三里、阳陵泉。

■操作：取黄芩、柴胡、白芷各 20 g，鹅不食草 12 g，按硬贴膏的制法加入棉籽油、红丹制成贴敷膏。常规操作，每日 1 次，4 周为 1 个疗程。

（2）处方二

■取穴：印堂。

■操作：将斑蝥去翅，研末备用。用时取适量食用醋调成糊状。用 75% 乙醇擦拭印堂穴进行常规消毒后，胶布中间留 0.5 cm×0.5 cm 的圆孔，取斑蝥糊敷于小孔内，外用胶布贴盖，贴敷 24 h 揭去，每周 1 次。注意观察贴敷时间和患者皮肤反应。

3. 腧穴注射疗法

（1）处方一

■取穴：① 印堂、阳白、攒竹、鱼腰；② 四白、迎香。

■操作：用 5 ml 注射器抽取强的松龙 4 ml，常规操作，每穴 1 ml，两组穴交替施治。然后用艾条施灸，以皮肤透热发红为度，以助药物吸收。隔日 1 次，3 次为 1 个疗程。

（2）处方二

■取穴：迎香。

■操作：用 5 ml 注射器抽取 2% 利多卡因注射液 2 ml，加转移因子注射液 2 ml，常规操作，每侧各注射 1 ml，然后局部轻轻按摩数次。每周 1 次，3～4 次为 1 个疗程。

4. 腧穴激光照射疗法

■取穴：风池、印堂、合谷、内迎香、阳白。

■操作：常规消毒，针刺双侧风池穴，用 1.5 寸针向对侧颧骨方向针刺，以出现酸胀感或从风池穴传到同侧阳白穴时为最佳针感，立即出针不留针。针刺印堂穴，用 1 寸针向鼻骨方向平刺，轻快捻进得气后留针 30 min。用 1 寸针快速针刺合谷，得气后用泻法摇大针孔出针。然后，采用 He-Ne 激光腧穴治疗仪，激光光管插入鼻腔内照射内迎香（内迎香在鼻腔内鼻翼软骨与鼻甲交界的黏膜上，与上迎香相对应），然后照射阳白穴，每次为 15 min。每日 1 次，10 次为 1 个疗程。

5. 腧穴磁疗法

（1）处方一

■取穴：合谷、迎香、鼻通。

■操作：常规操作，每日治疗 20～30 min。如转为慢性，每日治疗后，再贴敷 2 000 GS 的磁片 2～4 片。

（2）处方二

■取穴：印堂。

■操作：取斑蝥研为细末，用蜜调成药膏。常规消毒，取绿豆大小 1 粒贴印堂穴，外套塑料小圆圈，并用胶布固定，局部有烧灼疼痛感时去掉，一般可敷 8～24 h。局部可起一小水疱，但不要弄破，待水疱自行吸收后，再做第 2 次治疗。3 次为 1 个疗程，必要时隔 1 周再进行第 2 次治疗。

6. 按语

（1）注意经常锻炼身体，增强体质。每日早晨可用冷水洗脸，以增强鼻腔黏膜的适应能力及抗病能力；可多吸收负氧离子，以加强巨噬细胞功能，使血中抗体含量增加，提高机体的非特异性免疫功能。

（2）注意气候变化，及时增减衣服。采用正确的擤鼻方法，不宜强行不正确的擤鼻，以免引起急、慢性鼻旁窦炎。

# 鼻出血

鼻出血又称鼻衄，多因鼻腔病变引起，也可由全身疾病所引起，偶有因鼻腔邻近病变出血经鼻腔流出者。鼻出血多为单侧，亦可为双侧；可间歇反复出血，亦可持续出血；出血量多少不一，反复出血则可导致贫血，多数出血可自止。单纯性鼻出血主要表现为长期、反复、少量的鼻出血，一般不伴其他症状，可见于各个年龄时期，但以青少年为多见。

1. 腧穴敷贴疗法

（1）处方一

■取穴：涌泉。

■操作：取洁净大蒜瓣 3～6 g，压碎捣烂成泥，涂于纱布上。常规消毒，交叉敷在涌泉穴，即左侧鼻孔出血敷右涌泉穴，右侧出血敷左涌泉穴，双侧出血则数双侧穴位，并用纱布固定。每次敷贴 6～8 h，一般 1 次可愈。

（2）处方二

■取穴：涌泉。

■操作：取栀子（去皮）7 个，鲜葱白适量（3 个左右），共捣烂，每晚敷双足底涌泉穴，绢布包扎至第二日早晨。10 日为 1 个疗程。

2. 腧穴激光照射疗法

■取穴：上星、鼻孔黏膜、迎香、合谷。

■操作：采用 He-Ne 激光腧穴治疗仪，常规操作，每穴 5 min。每日 1 次，10 次为 1 个疗程。

3. 腧穴注射疗法

（1）处方一

■取穴：内鼻、肺、额、肾上腺；肺热加大肠，肝火盛加肝阳，肝肾虚加肝、肾、交感，脾不统血加脾、耳中。

■操作：患者正在鼻出血时，首先采用冷敷，鼻填充法止血，以加强疗效。若无出血则取一侧耳用 75% 乙醇常规消毒，然后抽取维生素 $K_3$ 注射液 2 ml，加生理盐水 2 ml 稀释后，每次每穴注入 0.5 ml，出针后即刻以消毒棉棒按压片刻。每次取一侧耳穴，两侧交替，隔日 1 次，6 次为 1 个疗程，连续治疗 2 个疗程。

（2）处方二

■取穴：合谷。

■操作：患者就诊后若有活动性出血的先予简易油纱布填充治疗，酌情给予冷湿毛巾敷前额，坐位休息，但鼻腔填充物须 48 h 内取除。用 75% 乙醇常规消毒双侧合谷穴，给予酚磺乙胺 2 ml(0.25 g) 各注射 1 次。同时口服维生素 $K_4$ 片 4 mg，每日 3 次；口服维生素 C 片 0.1～0.2 g，每日 3 次；口服利君沙片 0.25～

0.5 g,每日 3 次。

4．按语

（1）鼻出血患者禁食辛辣刺激的食物,戒除烟酒,以免滋生火热之邪。天气干燥时可预防性地往鼻腔里滴入油剂滴鼻液。

（2）去除挖鼻的习惯,避免鼻部损伤;有全身性疾病的患者要积极治疗,以免鼻出血的发生。

（3）鼻出血量多的患者及顽固性鼻出血患者多有精神紧张、恐惧的心理,从而引起血压增高,加重出血。因此,心理护理对于鼻出血患者的治疗尤其重要,要耐心做好思想工作,安慰患者,消除其紧张恐惧情绪。

# 急性扁桃体炎

急性扁桃体炎为临床小儿常见病、多发病,是发生于腭扁桃体的急性非特异性炎性病变。以发热,喉核红肿疼痛,扁桃体肿大和体温升高,甚则表面有黄白色脓样分泌物为特征。归属于中医学"乳蛾"的范畴,并有"喉蛾""蛾风""肉蛾""石蛾""蛾结"等名称。

1．腧穴注射疗法

■ 取穴:太冲。

■ 操作:持 10 ml 注射器、6 号针头吸取生理盐水 6 ml,避开太冲穴表面血管,针头对准太冲穴垂直刺入 0.5～0.8 cm。常规操作,每次每侧 3 ml。小儿酌减,一般每穴 2 ml 即可。治疗 5 次为 1 个疗程,一般 1～2 个疗程。

2．腧穴埋线疗法

■ 取穴:肺俞、曲池、足三里、扁桃体穴(下颌角下缘,颈动脉前方处)。

■ 操作:取 8 号穿刺针,3-0 的羊肠线剪成 0.5 cm 长段若干,穿刺针埋线法常规操作。每周 1 次,4 次为 1 个疗程。

3．腧穴敷贴疗法

（1）处方一

■ 取穴:颌(耳穴)。

■ 操作:取全蝎 1 条(研碎)、六神丸 10 粒,用米醋调和,放在伤湿解痛膏正中,常规操作。双侧肿大者可同时敷用,一般 12 h 内见效。

（2）处方二

■ 取穴:涌泉。

■ 操作:取吴茱萸、大黄、黄连、胆南星各 3 g,研成细末,用食醋调成糊状,并用干净纱布包好,睡前用温开水洗脚后,将药物敷于双足涌泉穴,并用纱布包扎固定,贴敷时间不低于 8 h,连续治疗 5 日。

（3）处方三

■ 取穴:天突穴。

■ 操作:取青黛、射干、蒲公英、牛蒡子、冰片等按一定比例共研为末,和以温水或蜂蜜调成糊状,用自制成型器做成直径 1.5～2 cm 小药饼,置于 6 cm× 7 cm 自粘无菌敷贴上。常规操作,每次贴 2～4 h。急性期每日 1 次,连用 7 日。

4．按语

（1）患者应适当进行体育锻炼,增强体质。

（2）适当休息,多饮开水,饮食宜清淡富于营养,禁食辛辣烧烤之物,戒烟酒,忌鱼虾羊肉。

（3）吞咽困难者,宜进流质或半流质饮食,以利吞咽,减轻疼痛。高热难咽者,应适当补充液体。

# 口腔溃疡

口腔溃疡是以口腔黏膜出现单个或数个直径3～5 mm 的溃疡,呈椭圆形,周围红晕,表面凹陷,局部疼痛,伴灼热疼痛的疾病。进食遇酸、咸、辣等刺激可使疼痛加重,造成进食和吞咽困难,严重可影响患者身体健康。一般 1～2 周可以自愈,溃疡具有周期性、复发性及自限性等特点,好发于唇、颊、舌缘等部位。中医学称为"口疮""口疳""口舌生疮""口糜""口破"。

1．腧穴敷贴疗法

（1）处方一

■ 取穴:涌泉。

■操作：取肉桂 1.5 g、细辛 3～5 g、吴茱萸 5 g，共研细成末，用陈醋调成糊状。常规操作，每晚睡前贴敷涌泉穴上，3 次为 1 个疗程。

（2）处方二

■取穴：神阙。

■操作：取细辛研为细末，用甘油或麻油调成膏。常规操作，取适量药膏敷于神阙穴，并以胶布固定。

（3）处方三

■取穴：印堂。

■操作：取明矾 1 克，巴豆 1 克，明雄 0.2 克，捣融如膏状，治成 17 丸。取药 1 丸，放于圆形胶布中央，常规操作，24 h 取掉，一般 2～3 日自愈。使用本法，会引起局部发疱，应及时注意，并防止药汁流入目内。

2. 腧穴注射疗法

（1）处方一

■取穴：心俞、足三里、三阴交。

■操作：用 2 ml 注射器，5 号针头抽取胸腺肽，常规操作，缓慢注射药液，每次每穴 2 ml，局部敷无菌敷料。

（2）处方二

■取穴：三阴交、极泉。

■操作：用 2 ml 注射器，5 号针头抽取转移因子，常规操作，缓慢注射药液，每次每穴 2 ml，局部敷无菌敷料。每周治疗 1～2 次，3 周为 1 个疗程。

（3）处方三

■取穴：足三里、三阴交。

■操作：常规操作，用灭菌注射用水 4 ml 溶解胸腺五肽 1 mg 两支，分别在左侧足三里穴位处注射 2 ml 和右侧三阴交穴位处注射 2 ml。注射时进针缓慢至患者感觉明显发胀、发麻时开始慢慢注药，1 周后注射右侧足三里和左侧三阴交穴位，4 次为 1 个疗程（即每边小腿各 2 次）。

（4）处方四

■取穴：心俞、脾俞、足三里。

■操作：用 10 ml 注射器抽取双黄连注射液 6 ml，常规操作，每次每穴 1 ml，两侧进行。每周 3 次，共治疗 2 周。

（5）处方五

■取穴：曲池、足三里。

■操作：在常规采用口服西地碘含片、复合维生素 B 片、维生素 C 片治疗的同时，选取一侧曲池、足三里穴位，用 5 号注射器，7 号针头抽取维生素 $B_1$ 注射液 2 ml(0.1 g)，维生素 $B_6$ 注射液 1 ml(50 mg)，常规操作，每次每穴 1.5 ml。隔日 1 次，7 次为 1 个疗程，一般需 1～2 个疗程。

3. 腧穴激光照射疗法

（1）处方一

■取穴：廉泉、颊车；实证加合谷、内庭，虚证加足三里、三阴交、照海。

■操作：采用 He - Ne 激光腧穴治疗仪，常规操作，每穴 5 min。每日 1 次。

（2）处方二

■取穴：耳甲腔（内有心、肺、三焦、口）。

■操作：采用 He - Ne 激光腧穴治疗仪，常规操作，每耳照射 5 min，双侧皆照。每日 1 次，5 次为 1 个疗程，每疗程间隔 3 日。

4. 腧穴埋线疗法

■取穴：胃俞、脾俞、足三里、三阴交、曲池。

■操作：选穴 2～3 个，取配制好的羊肠线 0.5 cm，埋线法常规操作。15 日 1 次，3 次为 1 个疗程，一般治疗 1～3 个疗程。

5. 刮痧疗法

■取穴：攒竹、鱼腰、丝竹空、睛明、四白、承泣、颧髎、耳门、迎香、听会、水沟、地仓、承浆、下关、颊车、大迎、巨髎。

■操作：将面部用专业清面乳清洁，皮肤涂上刮痧乳，用 S 型美容砭石板。双手握板，从前发际线边缘，由神庭向两边刮，一板压一板地刮，从中间向两边，分五条横线一直到印堂为最后一条线；按眼部穴位，如攒竹、鱼腰、丝竹空、睛明、四白、承泣。然后，依次从颧髎刮至耳门，从迎香刮至听会，从水沟刮至听会，从地仓刮至听会，从承浆刮至听会；重刮下关、颊车、大迎、巨髎。最后，用刮痧板疏通一下颈部和胃经、大肠经、小肠经。

6. 按语

（1）患者应保持心情舒畅，保证充足睡眠，避免过度疲劳。

（2）注意生活规律性和营养均衡性，养成一定排便习惯，防止便秘。

（3）注意口腔卫生，避免损伤口腔黏膜，少食辛辣、生冷、油腻、甜食等食物。

# 参考书目

临床腧穴特种疗法备要·参考书目

［1］王富春,王之虹.腧穴特种疗法大全[M].北京:科学技术文献出版社,1998.

［2］王启才.针灸治疗学[M].北京:中国中医药出版社,2007.

［3］王华,杜元灏.针灸学[M].北京:中国中医药出版社,2012.

［4］王富春,王朝辉.腧穴特种疗法手册[M].北京:人民卫生出版社,2017.

［5］尹远平.中国特种针法临症全书[M].沈阳:辽宁科学技术出版社,2000.

［6］崔瑾,杨孝芳.穴位埋线疗法[M].北京:中国中医药出版社,2002.

［7］伦新.实用针灸手法学[M].北京:人民卫生出版社,2004.

［8］孔垂成.中医现代刮痧教程[M].北京:中国医药科技出版社,2010.

［9］北京中医药大学针灸学院.中国特种针法[M].北京:北京科学技术出版社,2007.

［10］邱茂良.中国针灸治疗学[M].南京:江苏科学技术出版社,1988.

［11］侯升魁.穴位磁场疗法[M].北京:中国宇航出版社,1989.

［12］温木生,魏光祥.实用穴位埋线疗法[M].北京:中国医药科技出版社,1991.

［13］裘沛然,陈汉平.新编中国针灸学[M].上海:上海科学技术出版社,1992.

［14］刘炎.中华特种针疗法[M].上海:上海科学技术文献出版社,1995.

［15］李湘授,齐丽珍.特种刮痧疗法[M].上海:上海科技教育出版社,2002.

［16］甘笃,杨华元,曹炀.现代针灸器材与特种疗法[M].北京:中医古籍出版社,2004.

［17］王富春.实用针灸技术[M].北京:人民卫生出版社,2006.

［18］刘炎.中华特种针临床发挥[M].北京:上海科学技术文献出版社,2010.

［19］王富春.刺法灸法学[M].上海:上海科学技术出版社,2013.

［20］王富春,李铁.跟名师学穴位敷贴[M].北京:人民军医出版社,2014.

［21］陈秀华.中国传统特色疗法[M].北京:人民卫生出版社,2010.

［22］吴汉卿,吴军瑞.筋骨三针疗法[M].北京:人民军医出版社,2011.

［23］吴汉卿,吴军瑞.水针刀微创疗法[M].北京:人民卫生出版社,2014.

［24］王永钦.中医耳鼻咽喉口腔科学[M].北京:人民卫生出版社,2011.

［25］肖国士.中医眼科全书[M].北京:人民卫生出版社,2011.

［26］廖品正.中医眼科学[M].北京:人民卫生出版社,2011.

[27] 黄国英.儿科学[M].上海：复旦大学出版社,2006.

[28] 刘敏如.中医妇科学[M].北京：人民卫生出版社,2007.

[29] 李凤鸣.眼科全书[M].北京：人民卫生出版社,1996.

[30] 冯春祥.中国特种针法全书[M].北京：华夏技术出版社,1995.

[31] 陈佑邦,邓良月.当代中国针灸临证精要[M].天津：天津科学技术出版社,1987.

[32] 刘道清.中国民间疗法大典[M].郑州：中原农民出版社,1999.

[33] 田峻.实用水针注射技巧[M].武汉：湖北科学技术出版社,2001.

[34] 苗彦霞.水针疗法治百病[M].北京：人民军医出版社,2004.

[35] 刘颖.水针疗法——中医独特疗法[M].北京：人民卫生出版社,2004.

[36] 陆寿康主编.刺法灸法学[M].北京：中国中医药出版社,2004.

[37] 徐汝德.穴位埋藏疗法慢性病[M].北京：金盾出版社,2009.